儿科疾病中医诊治自学入门

主 编

彭伟明　谢英彪

副主编

史兰君　谢　秋

编著者

蒉志坚　刘欢团　周晓慧

虞丽相　李红萍　陈泓静

王弋然　陈大江　谢　春

朱梦甜　刘园园　宋　健

李　梅　代名涛

金盾出版社

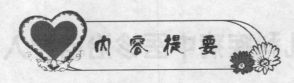

　　本书简要介绍了中医儿科学基础及病因、病理、诊法、治法概要。重点介绍了45种初生儿病症、肺系疾病、心系疾病、脾胃系疾病、肝系疾病、肾系病症、时行疾病、寄生虫病、小儿杂症的诊断要点(临床表现、辅助检查、鉴别诊断、中医辨证要点),辨证施治,单验方,中成药选用,其他疗法及预防调护方法。书中内容通俗易懂,科学实用,符合中医儿科自学的一般思路及要求,特别适合中医院校的学员和西医自学中医儿科的医护人员阅读参考。

图书在版编目(CIP)数据

　　儿科疾病中医诊治自学入门/彭伟明,谢英彪主编.— 北京:金盾出版社,2016.4
　　ISBN 978-7-5186-0677-1

　　Ⅰ.①儿… Ⅱ.①彭…②谢… Ⅲ.①小儿疾病—中医诊断学②小儿疾病—中医治疗法 Ⅳ.①R272

　　中国版本图书馆 CIP 数据核字(2015)第 290132 号

金盾出版社出版、总发行

北京太平路 5 号(地铁万寿路站往南)
邮政编码:100036　电话:68214039　83219215
传真:68276683　网址:www.jdcbs.cn
封面印刷:北京盛世双龙印刷有限公司
正文印刷:双峰印刷装订有限公司
装订:双峰印刷装订有限公司
各地新华书店经销
开本:850×1168 1/32　印张:14.25　字数:456 千字
2016 年 4 月第 1 版第 1 次印刷
印数:1～4 000 册　定价:43.00 元

前　言

　　自古至今的实践证明，中医儿科学是中医学的重要组成部分，在治疗非急症方面起着至关重要的作用。本书在编写中力求突出中医诊治特色，吸收近代儿科学研究成果，坚持以临床实用为主的原则，其中包含作者自身的临床实践经验。

　　本书为适应儿科临床与国际学术交流的需要，采用中医病名与西医病名并用的方法，书中前两章简要介绍了中医儿科学基础及病因、病理、诊法、治法概要，其后重点介绍了初生儿病症、肺系疾病、心系疾病、脾胃系疾病、肝系疾病、肾系病症、时行疾病、寄生虫病、小儿杂症的诊断要点（临床表现、辅助检查、鉴别诊断、中医辨证要点），辨证施治，单验方，中成药选用，其他疗法及预防调护方法等。书中内容通俗易懂，科学实用，切合临床实际，符合中医儿科自学的一般思路及要求。本书是一本提供给已有一定中西医医学基础的学员掌握中医儿科知识的临床参考书，特别适合中医院校的学员和西医自学中医儿科的医护人员参考。

由于中医、西医、中西医结合科研水平发展迅速，加之作者水平有限，书中不足之处殷切希望专家不吝指教。

作　者

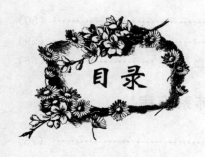

第一章　中医儿科学基础

第二章　儿科临证概要

第三章　初生儿病症

第四章　肺系疾病

第五章　心系疾病

第六章　脾胃系病症

第十章 寄生虫病

第十一章 小儿杂症

第一章　中医儿科学基础

第一节　小儿年龄分期

儿童生命活动的开始，起于阴阳两精相合而形成的胚胎。新生命产生之后，就不断生长发育，直至成年。小儿是处于不断生长发育过程之中，各个年龄阶段都有不同的机体特点，因此整个小儿时期可划分为若干阶段，以便更好地指导教养和防治疾病。根据小儿生长发育的特点，按小儿年龄可分为胎儿期、新生儿期（出生到 28 日）、婴儿期（28 日到 1 周岁）、幼儿期（1～3 周岁）、学龄前期（3～7 周岁）、学龄期（7～12 周岁）和青春期。

一、胎儿期

从受孕到分娩共 40 周，称为胎儿期。胎儿依赖母体而生存，孕妇的健康状况、饮食卫生、环境等都可影响胎儿的正常发育。

胎儿在孕育期间，寄生于母体之内，与其母通过胎盘、脐带相连，依靠母体的气血供养，在胞宫内生长发育，因而与母体休戚相关。胎儿的健康成长，依赖于孕母的调摄。

在整个孕期内，尤其在受孕的前 3 个月内，胎儿各系统、器官逐步分化形成，此时孕妇若受到各种感染、理化因素、营养缺乏、吸烟、酗酒、心理创伤等不利因素的影响，均可使胎儿生长发育出现障碍，导致死胎、流产、先天性畸形等，因此要做好孕期保健和胎儿保健工作。古代医家十分重视胎儿期保健，对此称之为"养胎""护胎""胎教"，并提出了精神调摄、饮食调养、用药宜忌、生活起居等许多方面切实可行的措施。当前，国际上将孕期 28 周到出生后 7

日,称之为围生期。围生期小儿死亡率也是反映一个国家卫生水平高低的指标之一,要降低围生期死亡率,必须努力改进分娩技术,切实加强胎儿期各项保健措施。

二、新生儿期

从出生后脐带结扎到出生后 28 日为新生儿期。新生儿刚离开母体,对外界环境的适应能力差,且各种生理功能尚未健全,所以发病率和死亡率较高。因此,要特别重视新生儿保健,加强护理、保暖、喂养等工作。

新生儿脏腑娇嫩、形气未充的生理特点在这一时期表现得最为突出。新生儿在短暂的时间内,经历了内外环境的突然变化,机体内部也发生了相应的巨大变化。但是,新生儿的脏腑功能未曾健全,精神发育未曾成熟,处于稚嫩状态,机体调节功能不足,对外界的适应能力和御邪能力都较差,加上胎内、分娩及出生后护理不当等原因,故新生儿的发病率和死亡率都很高,这一时期的保健护理工作也就特别重要。

三、婴儿期

从出生后 28 日至 12 个月为婴儿期。这阶段小儿喂养以乳汁为主,又称为乳儿期。该期小儿生长发育特别迅速,1 周岁体重为出生时的 3 倍,身长增加 50%;脑发育也很快,头围、胸围的发育亦以婴儿期为最快,周岁时头围达 46cm,已开始学走,并能听懂一些话和有意识地发几个音。由于生长发育迅速,小儿对营养素和能量的需要量相对增大,但小儿消化吸收功能尚不完善(即脾常不足),因此容易发生消化功能紊乱和营养不良。故此阶段保健重点为提倡母乳喂养,及时增加辅食,按时预防接种。此期以食积、呕吐、泄泻、疳证等脾胃疾病为多见。

四、幼儿期

1～3周岁为幼儿期。此期小儿生长发育稍减慢,生理功能日趋完善,乳牙出齐,活动范围增大,接触周围事物增多,故智能发育较快,语言、动作、思维活动增强,但对各种危险的识别能力差,应防止意外创伤和中毒。断奶后食物品种转换,并逐步向成年人饮食过渡,要防止营养不良和消化功能紊乱。由于活动范围的扩大及自身免疫能力的不足,易患时行疾病,应做好卫生保健工作。对于幼儿,要注意断奶后的喂养,培养良好的饮食和生活起居习惯,加强户外活动,促进体格生长。同时,还应根据这一时期儿童智能发育的特点,进行早期教育,以开发幼儿的智力。

五、学龄前期

3～7周岁为学龄前期,也称幼童期。这一阶段小儿生长速度较慢,每年体重约增加2 000g,身高约增加5cm,但智能发育更完善,具有好奇、好问、好模仿的特点。因此,要注意培养小儿良好的道德品质和生活习惯,开展适合他们特点的文娱活动,并重视口腔卫生工作,但因小儿接触面广,易患时行疾病及免疫性疾病(如风湿热、急性肾炎等),同时应避免各种意外事故发生。此外,还应继续做好预防保健工作。此期水肿、痹证、哮喘发病增多。并需注意眼睛、口腔的卫生和护理,并积极防治各种寄生虫病。

六、学龄期

7～12周岁为学龄期,因大多为6～7岁入学,故也称儿童期。此时小儿体格发育稳步增长,大脑思维、分析能力、体力活动均有进一步发展,已能适应学校、社会环境,对各种时行疾病抗病能力增强,疾病的种类及表现已基本接近成年人,是增长知识,接受教育的良好时期。儿童期的发病率虽较低,但要注意眼与口腔卫生,预防近视与龋齿,端正坐、立、行、写的姿势。仍应供给丰富的营养,安排有规律的生活,保证充足的睡眠和休息。还应注意加强体育锻炼,提高对疾病的抵御能力。

学龄期后阶段,女孩多在 12 岁左右,男孩在 13 岁左右,肾气盛,天癸至,性发育逐渐成熟,体格发育也突然加快,在心理及精神行为方面起了变化,加上近几十年小儿进入青春期的平均年龄已有提早的趋势,因此儿科医师不仅要具备这方面知识,还应及时做好这些儿童的教育与指导。对于进入青春期的儿童,要提供充分的食物营养,保证其生长发育需要,进行青春期生理卫生知识教育,使之从生理、心理方面适应这一生长的关键时期,保障身心健康。

七、青春期

青春期的个体差异较大,一般女孩自 11～12 岁到 17～18 岁,男孩自 13～14 岁到 18～20 岁,青春期开始阶段仍属于儿童范围。青春期是从儿童到成年人的过渡时期,显著特点是肾气盛,天癸至,生殖系统发育趋于成熟,女孩乳房发育,月经来潮,男孩精气溢泄,体格生长也出现第二次高峰,体重、身长增长显著,心理变化也较大。近几十年来,小儿进入青春期的平均年龄有提早的趋势。

第二节　小儿生长发育

小儿从成胎、初生到青春期,一直处于不断生长发育的过程中。"生长"一般表示形体的增长,主要反映为量的变化;"发育"表示各种功能的进步,主要反映为质的变化。生长和发育密切相关,"形"与"神"同步发展,因此两者通常相提并论。出生后小儿的发育主要包括体格生长和智能发育两方面。中医学变蒸学说是古代医家总结婴幼儿生长发育规律的一种学说。

一、体格生长

小儿体格生长具有一定的规律,某些指标可用生理常数表示,帮助衡量和判断儿童生长发育水平,并为某些疾病诊断和临床治疗用药提供依据。

(一)体重

体重是小儿机体量的总和,是代表体格生长,尤其是营养状况的重要指标。临床给药、输液也常依据体重计算。测量体重,应在空腹、排空大小便、仅穿单衣的状况下进行。

小儿体重的增长不是匀速的,一般年龄愈小,增长愈快。新生儿体重约为 3 000g。出生后前半年平均每月增长约 700g,后半年平均每月增长约 500g。1 周岁以后,平均每年增加约 2 000g。临床上常用以下公式推算小儿体重:≤6 个月体重(kg)=3+0.7×月龄;7~12 个月体重(kg)=7+0.5×(月龄-6);1 岁以上体重(kg)=8+2×年龄。

同一年龄小儿的体重可有一定的个体差异,波动范围不超过正常均值的 10%。体重增长过快常见于肥胖症、巨人症,体重低于均值 85% 以下者为营养不良。

(二)身长

身长是指从头顶至足底的垂直长度。3 岁以下小儿立位测量一般不易准确,应仰卧位以量床测量,称身长。立位与仰卧位测量值相差 1cm 左右。3 岁以上小儿测量身高时,应脱去鞋袜,摘帽,取立正姿势,枕、背、臀、足跟均紧贴测量尺。

身高的增长规律与体重相似,年龄越小增长越快。新生儿身长约为 50cm。1 周岁内以逐月减慢的速度共增加约 25cm,一般前 6 个月每月增长约 2.5cm,后 6 个月每月增长约 1.5cm。

第二年全年增长约 10cm。2 周岁后至青春期前身高（长）增长较平稳，每年约 7cm。进入青春期，身高增长出现第二个高峰，其增长速度约为学龄期的 2 倍，持续 2～3 年。临床上常用以下公式推算小儿身长：≤6 个月身长（cm）＝50＋2.5×月龄；7～12 个月身长（cm）＝65＋1.5×（月龄－6）；2 周岁以上身长（cm）＝85＋7×（年龄－2）。

身高增长与种族、遗传、体质、营养、运动、疾病等因素有关，身长主要反映机体骨骼发育状况。身高的显著异常是疾病的表现，如身高低于正常均值的 70%，应考虑侏儒症、克汀病、营养不良等。

此外，还有上部量和下部量的测定。上部量指从头顶至耻骨联合上缘的长度，下部量指从耻骨联合上缘至足底的长度。上部量与脊柱增长关系密切，下部量与下肢长骨的生长关系密切。12 岁前上部量大于下部量，12 岁时上部量与下部量相等，12 岁以后下部量大于上部量。

（三）囟门

囟门有前囟、后囟之分。前囟是额骨和顶骨之间的菱形间隙，后囟是顶骨和枕骨之间的三角形间隙。前囟的大小是指囟门对边中点间的连线距离。

约 1/2 儿童在初生时后囟已闭合，其余也应在出生后 2～4 个月闭合。前囟应在小儿出生后的 12～18 个月闭合。

囟门反映小儿颅骨间隙闭合情况，对诊断某些疾病有一定意义。囟门早闭且头围明显小于正常者，为小头畸形；囟门迟闭及头围大于正常者，常见于解颅（脑积水）、佝偻病等。囟门凹陷多见于阴伤液竭之失水；囟门凸出多见于热炽气营之脑炎、脑膜炎等。

（四）头围

自两侧眉弓上缘处,经过枕骨结节,绕头一周的长度为头围。

头围的大小与脑的发育有关。测量头围时用软尺,医生用左手拇指将软尺零点固定于头部右侧齐眉弓上缘处,软尺从头部右侧绕过枕骨粗隆最高处而回至零点,读取测量值。测量时小儿应脱帽,长发者应将头发在软尺经过处上下分开,软尺紧贴皮肤,左右对称,松紧适中。

足月儿出生时头围为 33～34cm,出生后前 3 个月和后 9 个月各增长 6cm,1 周岁时约为 46cm,2 周岁时约为 48cm,5 周岁时约增长至 50cm,15 岁时接近成年人,为 54～58cm。

（五）胸围

胸围的大小与肺和胸廓的发育有关。测量胸围时,3 岁以下小儿可取立位或卧位,3 岁以上取立位。被测者应处于安静状态,两手自然下垂或平放(卧位时),两眼平视;测量者立于被测者右侧或前方,用软尺由乳头向背后绕肩胛角下缘一周,取呼气和吸气时的平均值。测量时软尺应松紧适中、前后左右对称。

新生儿胸围比头围小 1～2cm,约 32cm。一般在 1 岁时,胸围与头围大致相等,2 岁后胸围渐大于头围。一般营养不良小儿由于胸部肌肉、脂肪发育差,胸围超过头围的时间较晚;反之,营养状况良好的小儿,胸围超过头围的时间较早。

（六）牙齿

人一生有两副牙齿,即乳牙和恒牙。新生儿一般无牙。通常出生后 5～10 个月开始出乳牙。出牙顺序是先下颌后上颌,自前向后依次萌出,唯尖牙例外。在 2～2.5 岁出齐 20 颗乳牙。出牙时间推迟或出牙顺序混乱,常见于佝偻病、呆小病、营养不良等。6

岁左右开始萌出第一颗恒牙,自 7～8 岁开始乳牙按萌出先后逐个脱落,代之以恒牙。最后一颗恒牙(第三磨牙)一般在 20～30 岁时长出,也有终生不出者,所以恒牙数量为 28～32 颗。

2 岁以内乳牙颗数可用以下公式推算:乳牙数＝月龄－4(或 6)。

(七)呼吸、脉搏、血压

小儿由于新陈代谢旺盛,年龄越小,呼吸、脉搏越快,而血压则随着年龄的增长而上升。小儿呼吸、脉搏、血压易受发热、运动、哭闹等影响,测量应在安静状态下进行。

对小儿呼吸频率的检测可观察其腹部的起伏状况,也可用少量棉花纤维放置于小儿的鼻孔边缘,观察棉花纤维的摆动次数;对小儿脉搏的检测可通过寸口脉或心脏听诊完成。

1. 呼吸频率　新生儿呼吸频率为平均每分钟 40～45 次,1 岁以内呼吸频率为每分钟 30～40 次,1～3 岁呼吸频率为每分钟 25～30 次,4～7 岁呼吸频率为每分钟 20～25 次,8～14 岁呼吸频率为每分钟 18～20 次。

2. 脉率　新生儿平均脉率为每分钟 120～140 次,1 岁以内平均脉率为每分钟 110～130 次,1～3 岁平均脉率为每分钟 100～120 次,4～7 岁平均脉率为每分钟 80～100 次,8～14 岁平均脉率为每分钟 70～90 次。

3. 血压　测量血压时,应根据不同年龄选择不同宽度的袖带,袖带宽度应为上臂长度的 2/3,袖带过宽测得的血压值较实际血压值为低,过窄测得的血压值较实际血压值为高。小儿年龄愈小血压愈低。4 岁以内小儿的血压为 86/60mmHg。4 岁以后的收缩压＝年龄×2＋80mmHg,舒张压约为收缩压的 2/3。

二、神经心理发育

小儿神经心理发育包括感知、运动、语言、性格、心理活动等方面,是反映小儿发育正常与否的重要指征。神经心理发育除与先天遗传因素有关外,还与后天所处环境及受到的教育等密切相关。了解小儿神经心理发育规律,可以适时开发智力,及早发现异常,有利于做好儿童保健和治疗。

（一）感知发育

1. 视觉 新生儿视觉不敏锐,在15～20cm距离处最清晰,可短暂地注视和反射性地跟随近距离内缓慢移动的物体;2个月起可协调地注视物体,初步有头眼协调;3个月时头眼协调好,可追寻活动的物体或人;4～5个月开始能认识母亲,见到奶瓶表示喜悦;6个月时能转动身体,协调视觉;9个月时出现视深度感觉,能看到小物体;18个月时能区别各种形状;2岁时能区别垂直线与横线,目光跟踪落地的物体;5岁时可区别各种颜色;6岁时视力才达1.0。视力在外界刺激不断作用下反复练习才得以发展。

2. 听觉 新生儿出生3～7日听觉已相当良好,3个月时可转头向声源,4个月时听到悦耳声音会有微笑,5个月时对母亲语声有反应,8个月时开始能区别简单语言的意义,9个月时能寻找来自不同方向的声源,12个月时听懂自己的名字,2岁时听懂简单的吩咐,4岁时听觉发育完善。听觉的发育对小儿语言的发展有重要影响。

3. 嗅觉和味觉 新生儿的嗅觉和味觉出生时已基本发育成熟,对母乳香味已有反应,对不同味道(如甜、酸、苦等)反应也不同;3～4个月时能区别好闻和难闻的气味;5个月时对食物味道的微小改变很敏感,应合理添加各类辅食,使之适应不同味道。

4. 皮肤感觉 新生儿的触觉已很敏感,尤其以嘴唇、手掌、脚掌、前额和眼睑等部位最敏感。痛觉在出生时已存在,疼痛可引起全身或局部的反应。温度感觉也很灵敏,尤其对冷的反应,如出生时离开母体,环境温度骤降就啼哭。2～3岁时小儿能通过皮肤感觉与手眼协调一致的活动区分物体的大小、软硬和冷热等。5岁时能分辨体积相同重量不同的物体。

5. 知觉　知觉是人对事物的综合反映，与上述各感觉能力的发育密切相关。小儿1岁末开始有空间和时间知觉，3岁能辨上下，4岁可辨前后，开始有时间概念，5岁能辨自身的左右。

（二）运动发育

运动功能的发育是以脑的发育为前提的。妊娠后期出现的胎动为小儿最初的运动形式。运动的发育既依赖于小儿视觉、知觉等的参与，又反过来影响其社会心理等功能的发展。小儿动作发育遵循一定的规律，小儿粗细运动发育的进程：2个月扶坐或侧卧时能勉强抬头；4个月扶着两手或髋骨时能坐，能握持玩具；7个月能独坐片刻，能将玩具从一手换至另一手；8个月扶栏能站立片刻，会爬，会拍手；10～11个月扶栏独脚站，搀扶或扶推车可走几步，能拇、食指对捏取物；12个月能独走，弯腰拾东西；18个月走得较稳，能倒退几步，能有目标地扔皮球；2岁能双足跳，能用杯子饮水，用勺子吃饭；3岁能跑，并能一脚跳过低的障碍，会骑小三轮车，会洗手；4岁能奔跑，会爬梯子，基本会穿衣；5岁能单脚跳，会系鞋带。

（三）语言发育

语言是表达思维、意识的一种方式，与智能有直接的联系。小儿语言发育除了与脑发育关系密切外，还需要有正常的发音器官，并与后天教养有关。小儿语言发育的进程：1个月能哭；2个月会笑，始发喉音；3个月能咿呀发音；4个月能发出笑声；7个月能发出"妈妈""爸爸"等复音，但无叫喊亲人之意；10个月"妈妈""爸爸"成为呼唤亲人之意，能开始用单词；12个月能叫出简单的物品名，如"灯"，能以"汪汪""咪咪"等代表狗、猫，能指出鼻子、耳朵；15

个月能说出几个词及自己的名字;18个月能指出身体各部分;2岁能用2～3个字组成的名词表达意思;3岁能说儿歌,能数几个数字;4岁能认识3种以上颜色;5岁能唱歌,并能认识简单的汉字;6～7岁能讲故事,学习写字,准备上学。

(四)性格发育

性格是指人在对事、对人的态度和行为方式上所表现出来的心理特点,如英勇、刚强、懦弱、粗暴等。从人的个体性格发展过程来看,小儿性格的形成、变化是在社会生活和教育条件的影响下,经过不断的量变和质变而发展起来的。

新生儿就已表现出不同的气质,在活动度、敏感、适应性、哺乳、睡眠等规律性方面表现出个人特点。婴儿的活动及面部表情很早就受外界刺激的影响,对于哺乳、搂抱、摇晃等具有愉快反应,不愉快则常表现为啼哭。随着月龄增长,不愉快逐渐减少。6个月以后已较能忍耐饥饿,9个月后能较久地离开母亲。真正的脾气发作见于3～4岁的幼儿。

婴儿与亲人相依感情的建立是社会性心理发育的最早表现。亲人在日常生活中对婴儿生理需要给予及时、适当的满足,可以促使相依感情的牢固建立。婴儿在5～6个月时有畏陌生表现,8～9个月拒让生人抱,10～18个月表现最为明显地与母亲分离时的焦虑情绪都与相依感情有关。

小儿性格在游戏中可以得到表现和发展。5～6个月时开始知道与别人玩"躲猫猫";9～10个月可玩拍手游戏;1岁小儿多独玩;2～3岁多各玩各的玩具;3岁以后多两人对玩;4岁以后开始找伙伴玩;3～4岁时开始参加竞赛性游戏;5～6岁时能自由地参加3人以上竞赛性游戏;学龄儿童中可出现以强凌弱的带头人和以理服人的带头人。

婴儿1岁前的生理需要完全依赖成年人予以满足;1.5～2岁

小儿已有一定程度的自立感,故 2 岁左右小儿常表现出明显的违拗性;3 岁后又可出现喜爱纠缠亲人;4 岁后依赖情绪逐渐减弱。正确认识小儿发育过程中的违拗性,对于小儿性格发育具有重要意义。

(五)心理活动发展

1. 注意力与记忆力的发展 注意可分为无意注意和有意注意。前者是没有预定目的,自然而然发生的;后者为自觉的有目的的,需付出意志努力的注意。新生儿已有非条件性的定向反射,如大声说话能引起新生儿停止活动。婴儿时期以无意注意为主,3 个月开始能短暂地集中注意人脸和声音。随年龄增长、活动范围扩大及动作语言的发展,小儿的有意注意逐渐增多。幼儿期和幼童期仍以无意注意为主,有意注意的稳定性差,易分散和转移。5～6 岁后才能较好地控制其注意力。

记忆是一个复杂的心理活动过程,包括识记(大脑中形成暂时联系)、保持(大脑中留下痕迹)和回忆(大脑中痕迹恢复)。回忆又可分为再认和重现。再认是指以前感知的事物在眼前再次出现时能认识;重现是指以前感知的事物虽不在眼前,但可在脑中重复出现。5～6 个月的婴儿能再认母亲和其他亲近的人,但不能重现,1 岁以后才有重现。幼儿期再认的能力进一步增强,幼儿末期能再认相隔几十日或几个月的事物。婴幼儿时期的记忆特点是时间短,内容少,对带有欢乐、愤怒、恐惧等情绪的事物容易记忆。小儿记忆的持久性与精确性随年龄而增长,学龄前期小儿对感兴趣的、能激起强烈情绪体验的事物较易记忆,并保持持久。学龄期儿童由于分析思维能力的发展以及学习任务的要求,有意注意能力增强,记忆的内容拓宽,复杂性增加。

2. 认知能力的发展 认知是指获得和使用知识。认知过程包括识别、解释、组织、储存和运用信息,以及应用知识解决问题等有关行为。想象是一种间接概括性的思维活动,受客观事物的影响,大脑创造出以往未遇到过的或将来可能实现的事物形象。1～2岁时想象处于萌芽状态,3岁后想象力发展,但内容多不完整,学龄前期和学龄期是想象力迅速发展的时期。

3. 情绪、情感的发展 情绪是人们从事某种活动时产生的兴奋心理状态,属原始、简单的感情,较短暂而外显。情感是人的需要是否得到满足时所产生的一种内心体验,属较高级、复杂的情绪,持续时间长而不甚外显。情感是在情绪的基础上形成和发展的。新生儿对饥饿、不舒适、寒冷等表现出不安、苦脸及啼哭等消极情绪。2个月时积极情绪增多,尤其是看到母亲时表现非常高兴。6个月后能辨认陌生人,明显地表现出对母亲的依恋及分离时的焦虑情绪。9～12个月时依恋情绪达到高峰。2岁开始,小儿的情感表现日渐丰富和复杂,如喜、怒,初步的爱、憎等,也会有一些不良的情绪、情感反应,如见人怕羞、怕黑、嫉妒、爱发脾气等。学龄前期小儿已能有意识地控制自己情感的外部表现,如故意不哭等。

三、变蒸学说

变蒸是古代医家阐述婴幼儿生长发育规律的一种学说。前人认为,2岁以内的小儿生长发育特别迅速,每隔一定的时间,即有一定的变化,就是智慧逐渐聪明,表情逐渐活泼,身体逐渐长高,筋骨逐渐坚强。在此期间有一个变化和蒸发的过程,针对这种过程,前人提出了"变蒸"学说。所谓"变蒸",变者,变其情智,发其聪明;蒸者,蒸其血脉,长其百骸。小儿生长发育旺盛,其形体、神智都在不断地变异,蒸蒸日上,故称变蒸。

变蒸之名,始见于西晋王叔和《脉经·平小儿杂病症第九》。《诸病源候论》等医籍关于变蒸的记载认为:小儿自初生起,32天一变,64天变且蒸,10变5蒸,历320天,小蒸完毕;小蒸以后是大蒸,大蒸共 3 次,第一、二次各 64 天,第三次为 128 天。合计 576 天,变蒸完毕。小儿变蒸时,机体脏腑功能逐步健全完善,也就反映为表现于外的形、神同步协调发展。

变蒸学说总结出婴幼儿生长发育具有这样一些规律:小儿生长发育是一个连续不断地变化过程,每经过一定的时间周期,显示出显著的生长发育变化;在小儿周期性生长发育显著变化中,形、神是相应发育、同步发展的;变蒸周期是逐步延长的,显示婴幼儿生长发育随着年龄增长而逐步减慢;一定天数(576 天)后,不再有变蒸,小儿生长发育趋于平缓。变蒸学说揭示的婴幼儿生长发育规律是符合实际的,对于我们认识小儿的生长发育特点、研究当代儿童的生长发育规律有重要的借鉴价值。但是,也曾有些古代医籍提出,变蒸时小儿会出现发热、呕吐等症状,属于正常表现,不需治疗,这种说法则应当扬弃。

第三节　小儿生理、病理特点

一、小儿生理特点

小儿自出生到成年,处于不断生长发育过程中,身体的各种组织器官、各种生理功能都处于尚未成熟状态,随年龄增长,才逐渐趋于完善。这种不成熟状态,年龄越小,表现越显著,因此不能简单地把小儿看成是成年人的缩影。中医归纳小儿生理病理特点:生理特点主要表现为脏腑娇嫩,形气未充,生机蓬勃,发育迅速;病理特点主要表现为易于发病,易于变化,易于康复。掌握这些特点,对了解小儿的生长发育,疾病防治,均有极其重要意义。

1. 脏腑娇嫩,形气未充　脏腑即指五脏六腑,形气是指形体结构、精血津液和气化功能。脏腑娇嫩,形气未充,说明小儿出生之后，五脏六腑均较娇嫩脆弱，其形体结构、精血津液和气化功能都是不够成熟和相对不足。具体表现为气血未充，经脉未盛，筋骨未坚，内脏精气不足，卫外功能未固，阴阳两气均属不足。脏腑娇嫩，虽五脏六腑形气皆属不足，但其中尤以肺、脾、肾三脏更为突出。小儿"肺常不足"，指肺主一身之气，外合皮毛腠理，肺脏娇嫩，则卫外不固，而易为外邪所侵，肺之气赖脾散发之精微充养，脾健肺卫则能自固，反之脾虚则肺气亦弱；小儿"脾常不足"，指脾为后天之本，主运化水谷精微，为气血生化之源，小儿生长发育迅速，生长旺盛，对气血精微需求较成年人相对为多，但小儿脾胃虚弱，运化未健，饮食稍有不节，便易损伤脾胃而患病；小儿"肾常虚"，指肾为先天之本，肾中元阴元阳为生命之根，关系到人的禀赋体质与成长，各脏之阴取之于肾阴的滋润，各脏之阳依赖于肾阳之温养。小儿生长发育，抗病能力及骨髓、脑髓、发、耳、齿等的正常发育与功能，均与肾有关。小儿初生正处生长发育之时，肾气未盛，气血未充，肾气随年龄增长而逐渐充盛，此即小儿"肾常虚"的含义。

2. 生机蓬勃，发育迅速 这主要是指小儿机体如萌土之幼芽，在正确的护养下，将得到迅速生长。在这个生长发育的过程中，从体格、智慧以至脏腑功能，均不断趋向完善和成熟，年龄越小，生长发育的速度也就越快。古代医家观察到小儿这种生机蓬勃，发育迅速的动态变化，提出了小儿为纯阳之体的观点。所谓"纯阳"，指的是阳气兴旺之意，生机属阳，阳生则阴长。当然"纯阳"并不等于是"盛阳"，也不是有阳无阴。

总之，"稚阴稚阳"和"纯阳"两个观点，是用来概括小儿机体生理功能的两个方面。前者是指小儿机体柔弱，阴和阳两气与成年人相较均属不足；后者则是指小儿机体在生长发育的过程中，由于生机蓬勃，往往阴液相对不足，水谷精微需求相对要多而言。两者代表了小儿生理特点的两个方面，这也是小儿不同于成年人的特殊性。

二、小儿病理特点

1. 易于发病　小儿由于脏腑娇嫩,形气未充,对某些疾病的抗病能力较差,加上小儿寒温不能自调,饮食不知自节,故外易为六淫之邪所侵,内易为饮食所伤,肺、脾两脏疾病发病率特别高。

2. 易于变化　小儿不仅容易发病,而且变化迅速,寒热虚实的变化比成年人更为迅速,更显复杂,具体表现为易虚易实,易寒易热的特点。若患病之后,调治不当,容易轻病变重,重病转危。在易寒易热的病理变化方面,其产生与小儿稚阴稚阳的生理特点有密切关系。"稚阴未长",故患病后,易呈阴伤阳亢,表现热的症候群。而"稚阳未充",机体脆弱,又有容易衰竭的一面,出现寒的症候群。

3. 易于康复　由于小儿生机蓬勃,处于蒸蒸日上,不断生长的阶段,脏气清灵,活力充沛,故即使患病,经过及时适当的治疗和护理,病情也比成年人更容易好转。正如《景岳全书·小儿则》中所言:"其脏气清灵,随拨随应,但能确得其本而撮取之,则一药可愈,若非男妇损伤积痼痴顽者之比。"这种易于康复的特点,除了生理上的因素外,与病因单纯、少七情影响等也有关。

第二章 儿科临证概要

第一节 儿科病因特点

　　小儿疾病的发病原因与成年人大致相同,但也有其自身的特点。一般以外感、食伤和先天因素居多,情志、意外和其他因素也值得注意。不同年龄儿童对不同病因的易感程度也不同,小儿外多伤于六淫及疫疠之邪,内多伤于乳食,先天因素致病是特有的病因,情志失调致病相对略少,意外性伤害和医源性伤害需要引起重视。

一、先天因素

　　先天因素即禀赋胎产因素,指小儿出生前已形成的病因。遗传因素是小儿先天因素中的主要病因,父母的基因缺陷可导致小儿先天畸形、生理缺陷或代谢异常等。妇女受孕以后,不注意养胎护胎,也是导致小儿出现先天性疾病的常见原因,如妊娠妇女感受外邪、饮食失节、情志不调、劳逸失度、房事不节、误用药物等,都可能损伤胎儿而为病。分娩时难产、窒息、感染、产伤等,也会成为许多疾病的病因。《格致余论·慈幼论》说:"儿之在胎,与母同体,得热则俱热,得寒则俱寒,病则俱病,安则俱安。"说明了胎养因素与小儿健康的密切关系。

二、外感因素

　　小儿因外感因素致病者最为多见,包括风、寒、暑、湿、燥、火六淫和疫疠之气。

由于小儿为稚阴稚阳之体,脏腑娇嫩,肌肤薄弱,寒温不知自调,因而与成年人相比,小儿更易被六淫邪气所伤。

小儿肺脏娇嫩,卫外功能薄弱,最易被风热、风寒邪气所伤,产生各种肺系疾病;小儿脾气虚弱,湿邪最易侵袭,而出现多种湿困中焦的脾胃病症;小儿脏腑娇嫩,气血津液尚不充盛,又易被燥邪、暑邪所伤,形成肺胃阴津不足、气阴两伤等病症;小儿为纯阳之体,六气易从火化,故小儿感邪之后,易从热化,临床表现以热证居多。

疫疠是一类有着强烈传染性的病邪,具有发病急骤、病情较重、症状相似、易于流行等特点。小儿形气未充,抗病力弱,加之气候反常、环境恶劣、食物污染,或没有做好预防隔离工作等原因,均可造成疫病的发生与流行。疫病一旦发生,严重影响儿童健康,甚至造成大批伤残。

三、乳食因素

小儿脾常不足,且乳食不知自节,常因喂养不当,而为乳食所伤。正如万全《幼科发挥·小儿正诀指南赋》所言:"肠胃脆薄兮,饮食易伤。"

乳食因素包括饮食不节、饮食不洁等。小儿乳贵有时,食贵有节。若家长缺乏喂养保健知识,或喂养不当,未按期添加辅食,或任意纵儿所好,嗜食、偏食,或暴饮暴食、饥饱不均等,皆可损伤脾胃,产生脾系疾病。

饮食不洁也是儿科常见病因。小儿缺乏卫生知识,脏手取食,或误进污染食物,常引起肠胃疾病,如吐泻、腹痛、肠道寄生虫,甚至细菌性痢疾、伤寒、病毒性肝炎等传染病。

四、情志因素

小儿对周围环境认识的角度不同于成年人,因而导致小儿为病的情志因素与成年人有着一定的区别。惊恐是幼儿最常见的情志致病因素,当小儿乍见异物或骤闻异声时,容易导致气机逆乱、神扰风动,出现夜啼、惊惕、惊吐、惊泻,甚或抽搐等病症;长时间所欲不遂,缺少关爱的小儿,易为忧思所伤,出现厌食、腹痛、孤独、忧郁等病症。

学习负担过重,家长期望值过高,儿童忧虑、恐惧,产生头痛、疲乏、失眠、厌食,或精神行为异常;家庭溺爱过度,社会适应能力差,造成心理障碍;父母离异、再婚、亲人丧亡,教师责罚,小朋友欺侮等,都可能使儿童精神受到打击而患病。近年来,儿童精神行为障碍性疾病发病率呈上升趋势,值得引起重视。

五、意外因素

小儿缺少生活经验和自理能力,对外界的危险事物和潜在的危险因素缺乏识别与防范,加之生性好奇,常轻举妄动,因而容易遭受意外伤害。例如,溺水、触电、堕楼、烫伤,以及跌仆损伤、误食毒物、不慎吸入异物等。

六、其他因素

目前,环境污染或食物残留农药、激素含量超标等,已成为当前人们普遍关心的致病因素。放射性物质损伤,包括对胎儿和儿童的伤害,引起了广泛的重视。医源性疾病,包括治疗、护理不当或药品的不良反应、院内感染等,有增多的趋势,需要特别引起儿科工作者的注意。对住院患儿要尽可能按病种类别安排病室,对传染病患儿更要做到隔离,防止交叉感染。儿科用药应当谨慎,因小儿气血未充,脏腑柔嫩,易为药物所伤。凡大苦、大寒、大辛、大热之品,以及攻伐、峻烈、毒性药物,皆应慎重使用,中病即止。某些西药的不良反应较多,要谨慎使用。

第二节 儿科病理特点

一、发病容易，传变迅速

小儿在生理方面脏腑娇嫩，形气未充，阴阳二气均属不足，因此机体的物质和功能均未发育完善，称之为"稚阴稚阳"。这一生理特点决定了他们体质嫩弱，御邪能力不强，不仅容易被外感、内伤诸种病因伤害而致病，而且一旦发病之后，病情变化多而迅速。

由于小儿稚阴稚阳的生理特点在年龄越幼小的儿童表现越突出，所以年龄越小，发病率也越高，病情变化也越多。从新生儿、婴幼儿，到学龄儿童，发病率及死亡率都呈逐渐下降的趋势。发病容易，传变迅速的病理特点也是在年龄越幼小的儿童表现越突出。

小儿发病容易，尤其突出表现在易于发生肺、脾、肾三系疾病及时行疾病方面。

小儿"肺常不足"，卫外功能不固，对外界的适应能力较差，寒温不能自调，六淫之邪无论从口鼻而入，或由皮毛侵袭，均能影响肺之宣肃功能，而出现肺系疾病。万全《育婴家秘·五脏证治总论》指出："天地之寒热伤人也，感则肺先受之。"所以，临床上感冒、咳嗽、肺炎喘嗽等肺系病症最为多见。

小儿"脾常不足"，消化能力薄弱，稍有乳食不节，喂养不当，饥饱不适，便易损伤脾胃而患病。万全《育婴家秘·五脏证治总论》言："水谷之寒热伤人也，感则脾先受之。"所以，临床上呕吐、泄泻、厌食、积滞、疳证等脾胃病症最为常见，严重者可影响小儿生长发育。

肾为后天之本，小儿生长发育，以及骨骼、脑髓、发、耳、齿等的形体和功能均与肾有着密切的关系。小儿先天禀受之肾精须赖后天脾胃生化之气血不断充养，才能逐步充盛；小儿未充之肾气又常与其迅速生长发育的需求显得不相适应,因而称"肾常虚"。儿科五迟、五软、解颅、遗尿、尿频、水肿等肾系疾病在临床上均属常见。

小儿腠理不密,皮毛疏松,肺脏娇嫩,脾脏薄弱,各种时邪易于感触。邪从鼻入,肺卫受邪,易于发生流行性感冒、麻疹、痄腮、水痘等时行疾病;邪从口入,脾胃受邪,易于发生痢疾、霍乱、肝炎、小儿麻痹症等时行疾病。时行疾病一旦发生,又易于在儿童中互相传染,造成流行。

小儿不仅易于发病,既病后又易于传变。小儿发病后传变迅速的病理特点,主要表现为寒热虚实的迅速转化,即易虚易实、易寒易热。

"易虚易实"是指小儿一旦患病,则正气易虚而邪气易实,所谓"邪气盛则实,精气夺则虚"。实证可以迅速转化为虚证,或者转为虚实夹杂;虚证亦可兼见实象,出现错综复杂的症候。有些感冒患儿,可迅速发展为肺炎,出现咳嗽、气急、鼻翼翕动等肺气郁闭之实证,若此时邪热炽盛或失治误治,正气不支,则又可迅速出现正虚邪陷、心阳虚衰的虚证,或见有气滞血瘀的虚实夹杂证。婴幼儿泄泻,起病多为外感时邪或内伤乳食的实证,但若失治误治,或邪毒枭张,正不敌邪,则易迅速出现阴伤液脱或阴竭阳衰的虚脱危证。

"易寒易热"是指小儿在疾病过程中,由于"稚阳未充",阳气易损而出现阴寒之证,所谓"阴胜则寒";又由于"稚阴未长",阴液易劫而表现为热的症候,所谓"阳胜则热"。清·叶天士《临证指南医案·幼科要略》言:"小儿热病最多者,以体属纯阳,六气着人,气血皆化为热也。"说明了小儿热病多,易从热化的道理。例如,小儿患风寒外束之表寒证,初起邪在卫分,若不及时疏解祛邪外出,则风寒之邪即可迅速化热传里,转为里热证。又如,急惊风在出现高热、抽搐等风火相搏的实热内闭证时,又可因正不敌邪,转瞬出现面色苍白、汗出肢冷、脉微欲绝等阳气外脱的虚寒症候。

认识小儿易虚易实、易寒易热的病理特点,要在临床上充分意识到小儿发病后证情易于转化和兼夹的特性,熟悉常见病症的演变转化规律,特别是早期预见和发现危重病症的出现,防患于未然,才能提高诊断的正确率与治疗的有效率。

二、脏气清灵,易趋康复

与成年人相比,小儿易于发病,既病后又易于传变,这是小儿病理特点的一个方面;另一方面,小儿患病之后,常常病情好转也比成年人快,治愈率也比成年人高。例如,儿科急性病(如感冒、咳嗽、泄泻、口疮等)多数好转比成年人要快;慢性病(如哮喘、癫痫、紫癜、阴水等)的预后也相对好于成年人;即使是心阳虚衰,阴伤液竭、惊风神昏、内闭外脱等危重症候,只要抢救及时,能够挽回危急,进而顺利康复的机会也大于成年人。

小儿患病后易趋康复的原因,一是小儿生机蓬勃,活力充沛,修复再生能力强;二是小儿痼疾顽症相对少于成年人,治疗反应敏捷,随拨随应;三是儿科疾病以外感六淫和内伤饮食居多,治法较多,疗效较好。

总之,小儿患病既有易于传变,易虚易实,易寒易热,易于恶化的一面;又有生机蓬勃,脏气清灵,易趋康复的另一面,这是小儿生理病理特点在疾病中的反应。因此,在临床诊疗、预防保健工作中掌握这些特点具有十分重要的意义。

第三节　儿科诊法概要

诊法,包括四诊诊查方法和症候辨别方法,是中医临证基础的重要内容。

一、儿科四诊应用

儿科疾病的诊察与临床其他各科一样,亦采用望、闻、问、切四种诊察方法进行诊断和辨证。因乳婴儿不会说话,较大儿童虽已会说话,但不能正确叙述自己的病情,所以古称儿科为"哑科",加上就诊时小儿常啼哭吵闹,影响气息脉象,造成诊断上的困难。所以,历代儿科医家诊察小儿病,既主张四诊合参,又特别重视望诊。

（一）望诊

望诊是医生运用视觉,通过对患儿全身或局部的观察,获得与疾病有关辨证资料的一种诊断方法。望诊的内容包括就全身状况诊察的整体望诊,如望神色、望形态;就局部状况诊察的分部望诊,如审苗窍、辨斑疹、察二便、看指纹。望诊诊察的结果一般比较客观可靠。但是也要注意,儿科望诊时要尽量使小儿安静,在光线充足的地方进行,诊察既全面又有重点,细心而又敏捷,才能提高诊察的效果。

1. 望神色　望神色,包括望精神状态和面部气色。神是指小儿的精神状态,色是指面部气色。望神色就是望小儿的精神气色。

神,是人体生命活动的总称,又指人的精神意识与思维活动。神是脏腑气血精津阴阳是否充足、协调的外在表现,在小儿尤为重要。望神包括望精神、意识、体态、面目等。目为五脏六腑精气之所主,目内通于脑,为肝之窍、心之使,故望神以察目最为重要。望神主要辨得神与失神。若形体壮实,动作灵活自如,活动、睡眠如常,表情活泼,反应灵敏,面色红润光泽,目睛明润灵动,呼吸平顺调匀,语声啼哭清亮,是为得神;表现正气尚充,脏腑功能未衰,无病或病轻;若形体羸弱,精神萎靡不振,反应迟钝,动作迟缓或不由自主,表情淡漠,哭笑反常,面色晦暗,目睛呆滞不活,呼吸浅弱或气促不匀,寡言声轻含糊或惊啼谵语,是为失神,表现正气不足,脏腑功能衰败,病重或病危。

望色主要望面部气色。我国小儿的常色为色微黄,透红润,显光泽。面部气色有五色之偏,所主症候各有区别。

（1）面色青：多为寒证、痛证、瘀证、惊痫。若面色白中带青，表情愁苦皱眉，多为里寒腹痛；面青而晦暗，神昏抽搐，常见于惊风和癫痫发作之时；面青唇紫，呼吸急促，为肺气闭塞，气滞血瘀。大凡小儿面呈青色，病情一般较重，应注意观察辨识。

（2）面色赤：多为热证。若面红耳赤，咽痛，脉浮为风热外感；午后颧红潮热，口唇红赤为阴虚内热，虚火上炎；若两颧艳红如妆，面白肢厥，冷汗淋漓为虚阳上越，是阳气欲脱的危重症候。新生儿面色嫩红，或小儿面色白里透红，为正常肤色。

（3）面色黄：多为脾虚证或有湿浊。若面色萎黄，形体消瘦为脾胃功能失调，常见于疳证；面黄无华，脐周阵痛，夜间磨牙多为肠寄生虫；面目色黄而鲜明，为湿热内蕴之阳黄；面目黄而晦暗，为寒湿阻滞之阴黄；新生儿出现的黄疸为胎黄，有生理性与病理性之分。

（4）面色白：多为虚证、寒证。若面白水肿为阳虚水泛，常见于阴水；面色淡白无华，四肢厥冷，多为滑泄吐利，阳气暴脱，可见于脱证；面白少华，唇色淡白，多为血虚。

（5）面色黑：多为寒证、痛证、瘀证、水饮证。若面色青黑，手足逆冷，多为阴寒里证；面色黑而晦暗，兼有腹痛呕吐，可为药物中毒或食物中毒；面色青黑晦暗为肾气衰竭，无论新病久病，皆属危重。若小儿肤色黑红润泽，体强无病，是先天肾气充沛的表现。

2. 望形态 形指形体，态指动态。望形态就是通过神、色、形、态的望诊，可以初步推断病症的性质。

望形体主要包括头囟、躯体、四肢、肌肤、毛发等，检查时应按顺序观察。凡发育正常、筋骨强健、肌丰肤润、毛发黑泽、姿态活泼者，是胎禀充足，营养良好，属健康表现；若生长迟缓、筋骨软弱、肌瘦形瘠、皮肤干枯、毛发萎黄、囟门逾期不合、姿态呆滞者，为胎禀不足，营养不良，多属有病。如头方发稀、囟门宽大、当闭不闭，可见于五迟证；头大颌缩、前囟宽大、头缝开解、目珠下垂，见于解颅；

前囟及眼窝凹陷、皮肤干燥,可见于婴幼儿泄泻阴伤津脱;胸廓高耸形如鸡胸,可见于佝偻病;肌肉松弛、皮色萎黄,多见于厌食、偏食、反复感冒;腹部膨大、肢体瘦弱、发稀、额上有青筋显现,多属疳积;毛发枯黄,或发竖稀疏,或容易脱落,均为气血虚亏的表现。

态,指动静姿态。动静姿态反映人体脏腑阴阳总体的平衡协调状态。多动少静为阴亏阳盛,多静少动为阴盛阳虚。通过动态观察,可以分析不同姿态显示的疾病。例如,小儿喜俯卧者,多为乳食内积;喜蜷卧者,多为腹痛;颈项强直,手指开合,四肢拘急抽搐,角弓反张,是为惊风;若翻滚不安,呼叫哭吵,两手捧腹,多为盘肠腹痛所致;端坐喘促,痰鸣哮吼,多为哮喘;咳逆、鼻翼翕动,胁肋凹陷如坑,呼吸急促,多为肺炎喘嗽。

3. 审苗窍　苗窍是指口、舌、目、鼻、耳及前后二阴。舌为心之苗,肝开窍于目,肺开窍于鼻,脾开窍于口,肾开窍于耳及前后二阴。脏腑病变,每能在苗窍上有所反映。审察苗窍可以测知脏腑病情。

(1)察舌:舌为心之苗,心开窍于舌。心主血,所以察舌可以了解营卫气血和脾胃消化功能的病变,同时可以了解病之表里、寒热、虚实。正常小儿舌体柔软,淡红润泽,伸缩自如,舌面有干湿适中的薄苔。新生儿舌红无苔和哺乳婴儿的乳白苔,均属正常舌象。临床上望舌,主要观察舌体、舌质、舌苔三方面的变化,这三个方面既要分开看,又要整体看,并结合其他诊法,才能做出正确判断。

小儿舌常伸出口外,久不回缩,称为吐舌;舌反复伸出舐唇,旋即回缩,称为弄舌。吐舌常因心脾有热,弄舌可为惊风先兆,两者又皆可见于先天禀赋异常、智能低下者。

正常舌质淡红。若舌质淡白为气血虚亏;舌质红多为热证;舌质绛红,舌有红刺,为温热病邪入营入血;舌质红少苔,甚则无苔而干,为阴虚火旺;舌质紫黯或紫红,为气血瘀滞;舌起粗大红刺,状如草莓者,常见于猩红热、川崎病。

舌苔由胃气所生。应注意观察有无舌苔及舌苔的厚薄和津液的多少,还要注意有无染苔等假象,以免误诊。苔白为寒;苔黄为热;苔白腻为寒湿内滞,或有寒痰食积;苔黄腻为湿热内蕴,或乳食内停。热性病见剥苔,多为阴伤津亏所致;舌苔花剥,状如地图,时隐时现,经久不愈,多为胃之气阴不足所致。若舌苔厚腻垢浊不化,状如霉酱,伴便秘、腹胀者,为宿食内积,中焦气机阻滞。当出现异常苔色时,要询问是否吃过某种食物或药品,注意是否为染苔。染苔一般比较浮浅而不均匀,如吃橄榄、乌梅、铁剂等可使苔色染黑,服青黛可使苔色染青,喝牛奶、豆浆可使苔色染白,吃橘子、蛋黄可使苔色染黄,吃有色糖果可染成糖果色,均不可误认为是病苔。

(2)察目:目为肝之窍。《灵枢·大惑论》说:"五脏六腑之精气皆上注于目。"眼的各部分分属各脏腑,故察目之各部,可知脏腑病变。黑睛等圆,目珠灵活,目光有神,眼睑张合自如,是为肝肾精血充沛。眼睑水肿,是风水相搏;眼睑开合无力,是元气虚惫;寐时睑开不闭,是脾虚之露睛;寤时睑不能闭,是肾虚之睑废。两目呆滞,转动迟钝,是肾精不足;两目直视,瞪目不活,是肝风内动。白睛发黄,是湿热熏蒸;目赤肿痛,是风热上攻。目眶凹陷,啼哭无泪,是阴津大伤;瞳孔散大,对光反射消失,是正气衰亡。

(3)察鼻:肺开窍于鼻而司呼吸。《灵枢·脉度篇》说:"肺气通于鼻,肺和则鼻能知香臭矣。"察鼻主要观察鼻内分泌物和鼻形的变化。鼻塞、流清涕,为外感风邪;鼻流黄浊涕,为风热客肺;长期鼻流浊涕,气味腥臭,为肺经郁热;鼻衄鲜血,为肺热迫血妄行;鼻孔干燥,为肺热伤阴;鼻翼翕动,气急喘促,为肺气闭郁。

(4)察口:口为脾之窍。《灵枢·脉度篇》说:"脾气通于口,脾和则口能知五味矣。"所以,察口与口味,可了解脾胃等脏腑病变。察口主要观察口唇、口腔、牙龈、咽喉的颜色、润燥及外形变化。

唇色淡白为气血亏虚;唇色淡青为风寒束表;唇色红赤为热;

唇色红紫为瘀热互结;环口发青为惊风先兆;面颊潮红,唯口唇周围苍白,是丹痧征象。

口腔内要全面诊察。黏膜色淡为虚为寒;黏膜色红为实为热;口腔破溃糜烂,为心脾积热;口内白屑成片,为鹅口疮毒。上下白齿间腮腺管口红肿如粟粒,按摩腮部无脓水流出者为疟腮;有脓水流出者为发颐。

齿为骨之余,龈为胃之络。牙齿萌出延迟,为肾气不足;齿龈龈痛,为胃火上炎;牙龈红肿,为胃热熏蒸。新生儿牙龈上有白色斑块斑点,称为马牙。

咽喉为肺胃之门户,呼吸之通道。外感时咽红为风热;色淡多风寒。咽部疱疹色红,为外感邪毒;咽部滤泡增生,为瘀热壅结。乳蛾红肿,是肺胃热结;乳蛾溢脓,是热壅肉腐;乳蛾大而不红,称为肥大,多为阴伤瘀热未尽或肺脾气虚不敛。咽喉部有灰白色伪膜,拭之不去,重擦出血,常为白喉。

(5)察耳:耳为肾窍,上通于脑,部位属少阳,为宗脉之所聚。《灵枢·脉度篇》说:"肾气通于耳,肾和则耳能闻五音矣。"前人将耳的各部分属五脏,即耳尖属心,耳垂属肾,耳轮属脾,耳外属肝,耳内属肺。小儿耳壳丰厚,颜色红润,是先天肾气充沛的表现;耳壳薄软,耳舟不清,是先天肾气未充的症候。耳内疼痛流脓,因风热犯咽传耳或肝胆火盛上炎;耳垂周围漫肿,乃风温邪毒传于少阳经络之疟腮。

(6)察二阴:肾开窍于二阴,前阴为清窍,后阴为浊窍,察二阴可知病情之寒热虚实。男孩阴囊紧致,颜色沉着,是先天肾气充足的表现;若阴囊松弛,颜色淡白,则是先天肾气不足之征象。在患病过程中,阴囊紧缩者多寒,弛纵不收者多热。阴囊肿大透亮,状如水晶,为水疝;阴囊中有物下坠,时大时小,上下可移,为小肠下坠之狐疝;腹痛啼哭而将睾丸引入腹者,俗称"走肾",多为厥阴受寒;阴囊、阴茎均现水肿,常见于阳虚阴水。女孩前阴部潮红、灼热、瘙痒,常见于湿热下注,亦须注意是否有蛲虫病。

肛门周围黏膜皮肤色红为热,色淡为虚。肛周灼热燥褐为阳明里热伤津;糜烂潮红为大肠湿热下注。肛口弛而不张为元气不足;直肠脱出肛外为中气下陷。肛门瘙痒,会阴部瘙痒潮湿,常是蛲虫病。

4. 辨斑疹　斑疹见于皮肤。一般地说,斑,点大成片,不高出皮肤,摸之不碍手,压之不褪色;疹,点小量多,高出皮肤,摸之碍手,压之褪色。斑疹在儿科多见于外感时行疾病,如麻疹、幼儿急疹、风疹、猩红热、水痘等;也见于紫癜等。

斑分阴阳。阳斑为湿热毒邪发斑,多见于温病热入营血,其斑大小不一,色泽鲜红或紫红,常伴发热等;阴斑多内伤或者伴有外感而发,色淡红者多为气不摄血,色淡紫者多系阴虚内热,色紫红者多属血热夹瘀,色青紫者多是瘀血停滞。

疹有疱疹、丘疹,以疹内是否有液体而区分。疱疹内液色清,见于水痘;疱疹内液混浊,见于脓疱疮。丘疹细小暗红,先稀后密,面部尤多,常见于麻疹;疹细稠密,色如玫瑰,热退出疹,常见于奶麻;疹点稀疏,色泽淡红,身热不甚,常见于风痧;肤红如锦,稠布疹点,身热舌绛,常见于丹痧;斑丘疹大小不一,如云出没,瘙痒难忍,常见于荨麻疹。

5. 察二便　初生儿胎粪呈暗绿色或赤褐色,黏稠无臭;母乳喂养儿,粪便呈卵黄色,稠而不成形;牛奶、羊奶喂养儿粪便呈淡黄白色,质地较硬,有臭气。一般而言,除新生儿及较小乳儿粪便可呈糊状,每日3次左右,正常小儿的粪便应该色黄而干湿适中,每日1～2次。粪便燥结,为内有实热或阴虚内热;粪便稀薄,夹有白色凝块,为内伤乳食;粪便稀薄,色黄秽臭,为肠腑湿热;下利清谷,洞泄不止,为脾肾阳虚;粪便赤白黏胨,为湿热积滞,常见于痢疾;婴幼儿粪便呈果酱色,伴阵发性哭闹,常为肠套叠;粪便色泽灰白不黄,多系胆管阻滞。

小便清澈量多为寒,包括外感寒邪或阳虚内寒;小便色黄量少为热,包括邪热伤津或阴虚内热。尿色深黄,为湿热内蕴;黄褐色如浓茶,见于湿热黄疸。尿色红或镜检红细胞增多为尿血,可由多种病症引起,大体鲜红为血热妄行,淡红为气不摄血,红褐为瘀热内结,暗红为阴虚血热。

6. 看指纹 指纹是指食指桡侧的浅表静脉。婴幼儿皮肤薄嫩,络脉易于显露,故儿科对于 3 岁以下小儿常以看指纹作为望诊内容之一。

指纹分三关,自虎口向指端,第一节为风关,第二节为气关,第三节为命关。正常小儿的指纹大多淡紫隐隐而不显于风关以上。若发生疾病,尤其是危重病症,指纹的浮沉、色泽、部位等可随之发生变化。因而,察指纹对疾病的诊断辨证有一定的参考价值。

看指纹时,要将小儿抱于向光处,检查者用左手食指、拇指握住小儿食指末端,用右手拇指在小儿食指桡侧从命关向风关轻轻按推几次,使指纹显露。

指纹的辨证纲要,可以归纳为"浮沉分表里,红紫辨寒热,淡滞定虚实,三关测轻重"。"浮"指指纹浮现,显露于外,主病邪在表;"沉"指指纹沉伏,深而不显,主病邪在里。纹色鲜红浮露,多为外感风寒;纹色紫红,多为邪热瘀滞;纹色淡红,多为内有虚寒;纹色青紫,多为瘀热内结;纹色深紫,多为瘀滞络闭,病情深重。指纹色淡,推之流畅,主气血亏虚;指纹色紫,推之滞涩,复盈缓慢,主实邪内滞,如瘀热、痰湿、积滞等。纹在风关,示病邪初入,病情轻浅;纹达气关,示病邪入里,病情较重;纹进命关,示病邪深入,病情加重;纹达指尖,称透关射甲,若非一向如此,则示病情重危。但需注意到,指纹诊应当结合患儿无病时的指纹状况,以及患病后的其他各种临床表现,全面加以分析,才能准确辨证。

（二）闻诊

闻诊是医者用听觉和嗅觉来辅助诊察疾病的方法。儿科听声音主要包括小儿的啼哭、呼吸、咳嗽、语言等声音的高亢低微，嗅气味包括小儿口中之气味及大小便、痰液、汗液、呕吐物等的气味。

1. 啼哭声 小儿的啼哭有属生理现象，有因某种不适，也有是各种病态的表现。新生儿刚离母腹，便会发出响亮的啼哭。若初生不啼，便属病态，需紧急抢救。婴儿也常有啼哭，正常小儿哭声清亮而长，并有泪液，无其他症状表现，属于生理现象。婴幼儿有各种不适时，也常以啼哭表示。病理性啼哭时，若声音洪亮有力者多为实证；细弱无力者多为虚证；哭声尖锐惊怖者多为剧烈头痛、腹痛等急重症；哭声低弱目干无泪者多为气阴衰竭危证。哭声尖锐，阵作阵缓，弯腰曲背，多为腹痛；哭声响亮，面色潮红，注意是否发热；哭而骤止，时作惊惕，须防惊风发作；吮乳进食时啼哭拒进，注意口疮；啼哭声嘶，呼吸不利，谨防咽喉急症；夜卧啼哭，睡卧不宁，为夜啼或积滞；哭声绵长，抽泣呻吟，为疳证体弱；哭声极低，或暗然无声，须防阴竭阳亡。

2. 呼吸声 正常小儿的呼吸均匀平稳。若乳儿呼吸稍促，用口呼吸者，常因鼻塞所致；若呼吸气粗有力，多为外感实证，肺蕴痰热；若呼吸急促，喉间哮鸣者，为邪壅气道，是为哮喘；呼吸急迫，甚则鼻翼翕动，咳嗽频作者，是为肺气郁闭；呼吸窘迫，面青不咳或呛咳，常为异物堵塞气道；呼吸微弱及吸气如哭泣样，为肺气欲绝之状。

3. 咳嗽声 有声无痰为咳，有痰无声为嗽，有痰有声为咳嗽。初咳、声咳、咳声不扬为肺气失宣；剧咳、连咳、咳兼喘憋为肺失肃降。咳嗽声重，鼻塞流涕，多为外感风邪，涕清多风寒，涕浊为风热；干咳无痰，咳声稍嘶，为燥热伤津；咳声重浊，痰多喉鸣，为痰浊阻肺；咳声嘶哑如犬吠，须防喉风、白喉类疫毒攻喉之症；久咳声哑,为肺阴耗伤;久咳声轻无力,为肺气虚弱;久咳而发作时连咳难止,面红目赤,气急呛咳,涕泪皆出,咳毕回声、作吐,日轻夜重,是为顿咳。

4. 言语声　小儿语言以清晰响亮为佳。语声低微,为气虚的表现;呻吟不休,多为身体不适;突然语声嘶哑,多为外感;高声尖叫,多为剧痛所致;谵语妄言,声高有力,兼神志不清,为热闭心包;语声謇涩,多为热病高热伤津,或痰湿蒙闭心包。

5. 嗅气味　正常小儿口中无臭气。口气臭秽,多属脾胃积热;口气酸腐,多属乳食积滞;口气腥臭,有血腥味,多系血证出血;口气腥臭,咳痰脓血,常为肺热肉腐。粪便臭秽为肠腑湿热,粪便酸臭为伤食积滞,便稀无臭为虚寒泄泻。小便臊臭短赤多为湿热下注膀胱;小便少臭清长多为脾肾二脏虚寒。矢气频作臭浊者,多为肠胃积滞。呕吐物气味酸臭,多因食滞化热;吐出黄色苦水,多为邪犯胆腑;吐物臭秽如粪,多因肠结气阻,秽粪上逆。

(三)问诊

问诊是医者通过询问病情诊察疾病的一种方法。由于婴幼儿不会说话,较大儿童也难以用语言正确表达自己的病情,因此除年长儿可由自己陈述外,儿科问诊主要靠询问家长或保育员。问诊中须注意问清主要痛苦、发病时间及经过、病因及治疗情况,即主诉现病史;以往曾患何种疾病、治疗效果,即既往史;家庭人员健康状况,即家族史。还要注意问年龄、问个人史等,并注意结合儿科病的特点询问。

1. 问一般情况　一般情况包括姓名、性别、年龄、民族、家长姓名、家庭住址、病史陈述者、节气等。其中年龄一项,要询问实足年龄,新生儿应问明出生天数,2岁以内的小儿应问明实足月龄,2岁以上的小儿应问明实足岁数及月数。了解患儿的实际年龄对于判断其生长发育状况,计算体重、饮食量、用药量等,以及某些疾病的诊断,均有重要价值。

2. 问个人史　个人史主要包括喂养史、生长发育史、预防接种史及出生时情况,出生体重等,必要时还要询问母亲生产史,孕期情况(包括胎次、产次、是否足月产、顺产还是难产),家族中遗传病史等。喂养史包括婴儿期喂养方法、添加辅食情况、平时饮食习惯、起病前有无进不洁饮食或其他特别饮食等。生长发育史包括小儿体格发育、智能发育方面的各项重要指标。预防接种史指接受预防接种的情况,与传染病诊断关系密切。

3. 问病情

(1)问寒热:主要问寒热的微甚进退、发作时辰与持续时间、温度高低,最好用体温计测量。为了辨别寒热性质,也需结合观察、触摸、询问等。如通过患儿头额、胸腹、四肢、手足心等部位的触摸,或哺乳时的感觉,呼吸时鼻气温度来测知小儿是否发热;通过观察其姿态,如依偎母怀、蜷缩而卧、喜暖避冷,测知有无畏寒存在。

(2)问出汗:小儿肌肤嫩薄,腠理疏松,较之成年人易于出汗。常见入睡之时,头额汗出,若汗出不多,又无其他症状者,不属病态。若因天气炎热、室温过高、穿衣盖被过多、快速进热食、剧烈运动后汗出过多,也属正常生理现象。问汗主要询问汗出的多少、部位、时间等。若在白天汗出较多,稍动尤甚,不发热者,为气虚卫外不固的自汗;入睡则汗出淋漓,醒后汗止,为阴虚或气阴两虚的盗汗。热病中汗出热不解者,为表邪入里;若口渴、烦躁、脉大、大汗者,为里热实证;若大汗淋漓,伴呼吸喘促,肢冷脉伏者,为阳气将绝、元气欲脱之危象。

(3)问头身:婴幼儿头痛常表现为反常哭闹,以手击首或摇头。年长儿可询问其头痛、头晕及部位、性质。头身疼痛,常为外邪束表;头痛剧烈须防邪毒犯脑。关节疼痛,屈伸不利,常见于痹证,肿胀而热多热痹,肿胀不热多寒痹。肢体瘫痪不用,强直屈伸不利为痉挛性瘫痪,多因风邪留络、瘀血阻络;痿软屈伸不能为软瘫,多因阴血亏虚、络脉失养。

(4)问胸腹:胸部窒闷,痰吼哮鸣,为痰阻肺络;胸痛咳嗽,咯吐脓血,为肺热肉腐。婴儿腹痛,常表现为阵发性反常哭闹,曲腰啼叫,或双手捧腹,辗转不安。脐周腹痛,无其他症状者,急性发作多因中寒,绵缓缓作多因虚寒。脘腹胀痛,嗳气酸馊,为伤食积滞;两胁作痛,呕恶发热,为热结少阳;右上腹痛,剧如钻顶,时急时缓,呕恶吐蛔,为蛔扰入膈;脘痛隐隐,绵绵发作,嗳气吐酸,食欲不振,为中虚气滞。各种腹痛伴有发热、呕吐、腹泻等症,腹部触痛、反跳痛、肌紧张明显,或可触及包块者,皆应全面检查,分辨急腹症。

(5)问二便:患儿大小便的数量、性状、颜色、气味及排便时的感觉等情况,有些可从望诊、闻诊中获悉,通常是通过问诊了解。若粪便酸臭,或如败卵,完谷不化,或腹痛则泻,泻后痛减,多属内伤乳食;若粪便溏薄不化,或先干后溏,次数较多,或食后欲便者,多为脾虚运化失职;若便泻日久,形瘦脱肛者,多为中气下陷;若粪便呈水样,澄澈清冷,泻下无度者,多属脾肾阳虚;便次多而量少,泻下黏胨,或见脓血,并伴里急后重者,多为痢疾;大便溏稀,颜色灰白者,多为黄疸;便时哭闹不安,多为腹痛。排便困难,几日不解,伴腹胀,有矢气者,为肠燥便秘;若粪便不通,腹部满硬,无矢气,伴见潮热、口渴者,为热结阳明。小便的多少与饮水量的多少和出汗的多少及粪便的干稀等因素有关。一般而言,小便频数而短赤者,多是下焦湿热,或心热移于小肠;小便清长量多,甚或遗尿者,多是肾气不足,下元虚冷;小便淋漓,伴尿急、尿痛,多为湿热下注膀胱之热淋;排尿不畅或突然中断,或见尿血鲜红,或排出砂石者,为湿热煎熬之石淋;小便过多,兼多饮多食者,是消渴;小便短少,兼一身水肿者,是水肿。

(6)问饮食:饮食包括纳食和饮水两方面。小儿能按时饮食,食量正常,不吐不泻者,为脾胃功能良好的表现。若不思饮食,或所食不多，兼见面白神疲，为脾胃虚弱；不思饮食，脘腹胀满，或兼吐泻者，为乳食积滞；善食而不充形骸，嗜食异物，多为疳证、虫证。渴喜冷饮，多为热证；渴喜热饮，或口不渴，多为寒证；渴欲饮水，口舌干燥，为胃热津伤；渴不欲饮，或饮亦不多，多为湿热内蕴。多饮多食，形瘦尿多，为阴虚燥热之消渴；多饮少食，舌干便秘，为胃阴不足之厌食。

(7)问睡眠：要询问小儿每天睡眠时间，睡中是否安宁，有无惊惕、惊叫、啼哭、磨牙等。少寐多啼，常为心火上炎；多寐难醒，常为气虚痰盛；寐中露睛，多为久病脾虚；睡中磨牙，多为肝火内盛；寐不安宁，多汗惊惕，常见于心脾气虚之佝偻病。

(四)切诊

切诊是医生用手指切按患儿体表以诊察疾病的方法。切诊包括按诊和脉诊两部分，是诊断儿科疾病的重要手段。由于小儿就诊时每多啼哭叫嚷，往往影响气息脉象，所以为了使切诊准确，脉诊与按诊均应在尽可能使患儿安静的状态下进行。

1. 按诊 按诊的部位，包括头囟、颈腋、胸腹、四肢与皮肤，一般按自上而下的顺序进行。通过对这些部位的触摸，察其大、小、冷、热、硬、实、凸、凹等程度，以了解患儿生长发育和疾病的寒热虚实等证情。

(1)按头囟：小儿囟门逾期不闭或颅骨按之不坚而有弹性感者，为肾气不足、发育欠佳的表现，常见于佝偻病等；囟门下陷成坑者为囟陷，多因严重吐泻、亡津液所致；囟门隆凸，按之紧张，为囟填，多为风火痰热上攻，肝火上亢，热盛生风。颅骨开解，头缝未合，头大额缩，囟门宽大者，为解颅，多属先天肾气不足、脑髓膨胀之故。

(2)按颈腋颏下：颈项腋部触及小结节，质稍硬不粘连，是为骨核。若头面口咽有炎症感染，骨核触痛，属痰热壅结之骨核肿痛；

连珠成串,质地较硬,推之不易移动者,可能为痰核内结之瘰疬。

(3)按四肢:平时手足冷者,多阳虚;手足心热者,多属阴虚内热或内伤乳食;手背、全身俱热者,多属外感表证;高热时四肢厥冷,为热深厥深;四肢厥冷,面白唇淡者,多属虚寒;四肢厥冷,唇舌红赤者,多是真热假寒之象。

(4)按皮肤:肤冷汗多,为阳气不足;肤热无汗,为热闭于内;肤热汗出,为热蒸于外;皮肤干燥,失去弹性,为吐泻伤津耗液之证。肌肤肿胀,按之随手而起,属阳水水肿;肌肤肿胀,按之凹陷难起,属阴水水肿。

(5)按胸腹:胸骨前突为鸡胸,胸椎后突为龟背,胸骨两侧肋骨前端突出称串珠,胸廓在膈部内凹肋缘处外翻称胸肋沟,均因先天不足、后天调养失宜产生。

小儿腹部应当柔软温和,不胀不痛。左胁肋下按及痞块,属脾大;右胁肋下按及痞块,明显增大,属肝大。腹痛喜按,按之痛减者,多属虚属寒;腹痛拒按,按之痛剧者,多属实属热。腹部触及包块,在左下腹如腊肠状者常为粪块;在右下腹如圆团状者常为肠痈;大腹触及包块推之不散者常为肠结;大腹触及包块按摩可散者常为虫瘕。腹部胀满,叩之如鼓者为气胀;叩之音浊,随体位移动者为水臌。

2. 脉诊 小儿脉诊与成年人有所不同。因小儿寸口部位较短,容不下成年人三指,故对7岁以下儿童采用"一指定三关"的方法。即医者用食指或拇指同时按压寸、关、尺三部,并取轻、中、重三种不同指力,即浮、中、沉三候来体会脉象变化。7岁以上儿童可采用成年人三指定寸、关、尺三部的切脉方法,视患儿寸、关、尺脉位的长短以调节三指的距离。医者先调息呼吸,然后集中思想切脉。

正常小儿脉象平和,较成年人细软而快。年龄越小,脉搏越快。若按成年人正常呼吸定息计算,初生婴儿一息7～8至,1～3岁一息6～7至,4～7岁一息约6至,8～13岁一息约5至。若因活动、啼哭等而使脉搏加快，不可认作病态。

小儿病理脉象，主要分浮、沉、迟、数、有力、无力6种，所谓"六纲脉"，即以浮、沉、迟、数4种脉象辨别表、里、寒、热，以无力、有力分虚实，比较切合临床实际。同时，也应注意滑、弦、结、代等病脉。

凡轻按即得者为浮脉，浮主表证，浮而有力者为表实，浮而无力者为表虚；重按始得者为沉脉，沉主里证，沉而有力者为里实，沉而无力者为里虚；脉搏迟缓，来去比正常脉次数慢者，即是迟脉，迟脉主寒，迟而有力者为实寒，迟而无力者为虚寒；脉搏快速，来去比正常脉次数多者，即是数脉，数脉主热，数而有力者为实热，数而无力者为虚热。此外，如脉象来去流利，如盘走珠者为滑脉，为痰食中阻；脉象如按琴弦者为弦脉，为肝旺或为痛、为惊；脉缓时止者为结脉，为心气伤；脉迟数不定，止有常数者为代脉，为心气大伤、脏器虚损。

二、常用辨证方法

辨证论治是中医学临证的核心。辨证，就是在综合分析四诊资料的基础上，分析疾病的病因、病机，明确病变的部位，判断邪正消长，观察疾病动态变化等，并加以归纳概括。中医的辨证方法在儿科常用的有八纲辨证和脏腑辨证。由于儿科急性传染病较多，在临床实践中又根据卫气营血辨证和三焦辨证的特点，综合成为温病辨证。所谓辨病，就是根据某种疾病自身生理病理变化的特点和规律，结合主要临床表现，诊断为某一种疾病。辨病与辨证相结合，就是在明确诊断某种疾病的同时，分析中医症候特点及演变规律，将两者有机结合，是指导中西医结合治疗的基础和关键环节。

（一）八纲辨证

各种疾病都具有错综复杂的病史、症状和体征。通过四诊收集的资料，再归纳、分析而概括为表、里、寒、热、虚、实、阴、阳8类症候，用以表示疾病的部位、性质及小儿体质强弱和病势的盛衰,这种分析疾病的方法就称为八纲辨证。表里是辨别疾病病位的纲领;寒热是辨别疾病性质的纲领;虚实是辨别人体正气强弱和病邪盛衰的纲领;而阴阳是辨别疾病性质的总纲领。八纲辨证的前列六纲,都可以分别归入阴阳,表、热、实证属于阳证范畴;里、寒、虚证属于阴证范畴。由于小儿生长发育快,新陈代谢旺盛,故患病后病情发展变化均较迅速,传变也较复杂。因此,必须结合症候仔细辨别。

(二)脏腑辨证

脏腑辨证是运用藏象学说的理论,对患儿的病症加以归纳,以辨明病变所在脏腑及其性质的辨证方法。脏腑辨证以五脏、六腑、奇恒之腑的生理功能、病理特点为临床分析辨证的依据。脏腑辨证主要用于内伤杂病辨证,也常用于外感病中作为辅助辨证方法。

儿科常用脏腑辨证分类方法如下:肺与大肠病辨证分风寒束肺证、风热犯肺证、痰热壅肺证、痰湿阻肺证、肺气虚弱证、肺阴亏虚证、大肠湿热证、大肠虚寒证;脾与胃病辨证分脾气虚证、脾血虚证、脾阴虚证、脾阳虚证、寒湿困脾证、热盛动风证、胃虚寒证、胃阴虚证、胃热炽盛证、食积胃肠证;肝与胆病辨证分热盛动风证、肝胆湿热证、肝气郁结证、肝火上炎证、肝阴虚证、肝血虚证;心与小肠病辨证分心气虚证、心血虚证、心阴虚证、心阳虚证、心火炽盛证、心血瘀阻证、痰迷心窍证、痰火扰心证、小肠虚寒证、小肠实热证;肾与膀胱病辨证分肾阴虚证、肾阳虚证、肾阴阳两虚证、肾精不足证、肾虚水泛证、膀胱湿热证、膀胱虚寒证等。现代对脑、髓、骨、脉等奇恒之腑辨证的应用也逐渐增多。

(三)卫气营血辨证

卫气营血辨证是清代温病学家叶天士在《内经》《伤寒论》有关论述的基础上,创造性地提出的温病辨证方法,属于病机辨证的范畴。小儿为稚阴稚阳之体，易受温热病邪侵袭，故各种温病在儿科发病率高。卫气营血辨证广泛地适用于多种温病，是小儿温病病机辨证的基本方法。

卫分证是温热病邪侵袭肌表，卫气功能失常所表现的症候。气分证是温热病邪内传脏腑，邪实正盛，正邪剧争，阳热亢盛的里热证。营分证是温热病邪内陷的严重阶段，病位多涉及心与心包络。血分证是温热病由营分进一步发展至血分的深重阶段。

（四）辨病与辨证相结合

辨证论治是中医药治疗疾病的核心理论和方法。其中，辨证是关键环节，辨证准确与否将直接影响治法和方药选择的科学性。近十几年来，随着科技的进步，中医儿科学术界在坚持中医辨证论治的同时，对辨病与辨证进行了重新审视，与现代医学相交融的辨病与辨证相结合，提高了临床辨证的准确性及用药的针对性。辨病与辨证相结合论治的表现形式有两种。

病与证是中医基础理论中两个最基本的概念，辨证与辨病均为中医学的重要组成部分。辨病有助于提高辨证的准确性，重点在全过程；辨证又有助于辨病的具体化，重点在现阶段，故辨病与辨证相互补充。只有通过辨病认识到疾病的整体特征，才能逐步分析了解疾病在某个阶段的特异性。例如，一个泄泻的患儿，我们只有先知道他患的是泄泻，然后根据他的临床表现，才能辨证出是风寒泻或者是湿热泻，在此基础上立法处方，获取疗效。这种辨证方法不依赖现代医学，独立自主地按着中医理法方药处理临床上遇到的实际问题，可谓保持了中医学的特色。但是，其认知手段仅靠望、闻、问、切，四诊合参，其清晰度和能见度仅限于宏观范围，微观上却是模糊不清的。因此，中医辨病辨证存在一定的弊端，有发生误诊和漏诊的可能，疗效的判定有时也不够确切。

疾病的发生与发展都具有阶段性，不同的阶段各有主要的矛盾,针对不同的矛盾应该采取不同的方法解决,故辨病与辨证必须根据具体情况加以运用,立足中医,有机结合西医,辨证不忘辨病,辨病不离辨证,切实做到病、证、治相统一。只有这样,才能促进临床医学的发展,提高中西医临床研究的质量和水平。

第四节　儿科治法概要

一、治法特点

(一)治法选用

各种治法在儿科应用时,都要注意到其临床应用的特点。中药内服是儿科应用最多的治法,其中汤剂因吸收迅速、生物利用度高、药物加减运用灵活等优点而最为常用;中成药,尤其是新型中成药制剂,储存、运输方便,便于小儿服用,研制和应用越来越受到重视。药物外治使用简便,易为患儿接受,用于辅治或主治部分病症有良好的效果。推拿疗法、艾灸疗法不受条件限制,无痛苦无损伤,受到患儿欢迎。针刺疗法用于儿科,应用适合小儿的针刺手法,推广腕踝针、头针、激光穴位照射等方法,增加了治疗手段。临床应根据病症特点及患儿的个体情况选择合适的治法。

(二)治疗原则

小儿体属稚阴稚阳,发病容易,变化迅速,故小儿一旦患病,必须做到及时诊断、正确治疗、用药适当、剂量准确,若是失治、误治,极易造成轻病转重、重病转危。儿科用药,一定要随时注意到小儿的体质特点,使祛邪而不伤正,扶正而不腻滞,洞悉病情发展变化规律,勿留邪,不损正,固护胃气,维护生机。对大苦、大寒、大辛、大热,特别是有毒之药物、有损伤之治法,一定要审慎应用,必须使用时也当中病即止。就是说,儿科治疗与成年人相比,更要强调及时、正确和谨慎。

(三)中药应用原则

儿科应用中药,要因人、因病、因时,选择内服汤剂、不同剂型中成药、药物外治法,或单用,或合用,择优选用。例如,发热患儿的治疗,一般以汤剂疗效最好,若患儿呕吐而无法服药可改为直肠给药,如需应急或当同时补液可用静脉给药,伴昏迷者可鼻饲给药等。

1. 治疗要及时、正确和审慎 由于小儿生理病理上具有脏腑娇嫩,形气未充,发病容易,变化迅速的特点,因此要及时采取有效措施,争取主动,尽快控制病情的发展变化。例如,小儿感冒初起只有发热咳嗽之表证,若治不及时或治不恰当,邪气内侵,可演变为肺炎喘嗽。因此,当病邪在表,且有外解之机时,应因势利导,引邪外出,从表而解。不可寒凉太过,卫阳被遏,使表邪留恋;不可发汗太过,耗损卫阳;也不可骤然固涩而闭门留寇。《温病条辨·解儿难》中指出:"其用药也,稍呆则滞,稍重则伤,稍不对证,则莫知其乡,捉风捕影,转救转剧,转去转远。"因此,儿科用药不仅要及时、正确,还应审慎。对于危急患儿可根据病情选用相应的急症必备中成药,如治疗高热惊厥的清开灵注射液。

2. 处方用药精简灵活 小儿脏气清灵,随拨随应,病症比较单纯,因此在治疗时处方用药应力求精简灵活。无论正治或反治,或寒或热,或寒温并用,或补或泻,或补泻兼施,总宜轻巧活泼,不可重浊呆滞,要寒不伤阳,热不伤阴,补不碍邪,泻不伤正。尤应注意不得妄用攻伐,对于大苦、大寒、大辛、大热、峻下、毒烈之品,均当慎用。即使有是证而用是药,也应中病即止,或衰其大半而止,不可过剂,以免耗伤小儿正气。

3. 注意顾护脾胃 脾胃为后天之本,小儿生长发育全靠脾胃化生精微之气以充养,疾病的恢复赖脾胃健运生化,先天不足的小儿也要靠后天来调补。儿科医师应十分重视小儿脾胃的特点，处处顾及脾胃之气，切勿使之损伤。正如万全所言："五脏有病，或泄或补，慎勿犯胃气。"

4. 重视先证而治　小儿发病容易，传变迅速，易虚易实，易寒易热，治疗时应见微知著，先证而治，挫病势于萌芽之时，挽病机于欲成未成之际。尤其是外感热病或时行疾病，病情发展迅速，在医者诊察之时，要根据病情发展的规律和趋势，考虑到病情下一步有可能转化的病症，提前一步用药，先证而治，顿挫病势，防止传变。《金匮要略·脏腑经络先后病脉证第一》"夫治未病者，见肝之病，知肝传脾，当先实脾"即是此意。

5. 掌握用药剂量　小儿用药剂量常随年龄大小、个体差异、病情轻重、方剂的组合、药味多少、医者的经验而异。由于小儿服药时常有浪费，所以中药汤剂的用量相对较大，尤其是益气健脾、养阴补血、消食和中一类药性平和之剂更是如此，但一般不应超过成年人的常用剂量。对一些辛热有毒、苦寒攻伐和药性猛烈的药物，如麻黄、附子、细辛、乌头、大黄、芒硝等，应用时则需要注意剂量，不可用量过大。为方便计算，可采用下列比例用药，新生儿用成年人量的1/6，乳婴儿用成年人量的1/3，幼儿用成年人量的1/2，学龄儿童用成年人量的2/3或接近成年人用量。一般病例可按上述比例拟定药物剂量，但若病情急重则不受此限制。例如，治疗流行性乙型脑炎所用清热解毒药中，生石膏、板蓝根的用量也有超过成年人一般剂量的。此外，尚可按处方中药味的多少、方剂配伍要求决定其剂量。

二、中药内治

（一）中药内治法

1. 疏风解表法　具有发汗解肌，疏风透疹，透邪外出作用的治法,适用于外邪犯表的症候。辛温解表常用荆防败毒散、葱豉汤,辛凉解表常用银翘散、桑菊饮,解暑透表常用新加香薷饮,透疹解表常用宣毒发表汤等。

2. 宣肃肺气法 具有宣发、肃降肺气,恢复肺气正常呼吸功能的治法,适用于肺失宣肃的症候。宣肺止咳常用杏苏散、桑菊饮,肃肺止咳常用桑白皮汤、三拗汤,泄肺平喘常用苏子降气汤、麻杏石甘汤,宣肺利水常用麻黄连翘赤小豆汤等。

3. 燥湿化痰法 具有调脾化湿,祛除痰饮,分清别浊作用的治法,适用于湿浊痰饮的症候。温燥化湿常用平胃散,清热祛湿常用连朴饮,温化痰饮常用小青龙汤,清化痰热常用清金化痰汤等。

4. 清热解毒法 具有清热泄火,凉血解毒,清解里热作用的治法,适用于里热实证的症候。清气分热常用白虎汤,清营凉血常用清营汤、犀角地黄汤,泄火解毒常用黄连解毒汤,清脏腑热分别采用龙胆泻肝汤、导赤散、泻白散、泻黄散、葛根黄芩黄连汤等。

5. 通腑泄下法 具有通便下积,攻逐水饮,荡涤实热作用的治法,适用于里实积聚的症候。通腑泄热常用大承气汤,润肠通便常用麻子仁丸,泻下逐水常用舟车丸,驱虫攻下常用万应丸等。

6. 消食导滞法 具有消乳化食,消痞化积,通导积滞作用的治法,适用于乳食积滞的症候。消乳化积常用消乳丸,消食化积常用保和丸,通导积滞常用枳实导滞丸,健脾消食常用健脾丸等。

7. 活血化瘀法 具有疏通血脉,畅达血流,消除瘀积作用的治法,主要适用于各种血瘀之证。例如,肺炎喘嗽、哮喘口唇青紫,肌肤有瘀斑瘀点,以及腹痛如针刺、痛有定处、按之有痞块等。基于“气为血之帅,气行则血行”的原则,活血化瘀方中常辅以行气的药物。

8. 安神开窍法 具有安神定志,镇惊宁心,通窍开闭作用的治法,适用于神志不宁、窍闭神昏的症候。养心安神常用归脾汤,镇惊安神常用磁朱丸,清热开窍常用清宫汤、安宫牛黄丸,温通开窍常用苏合香丸等。

9. 祛风息风法 具有祛风通络,平肝息风作用的治法,适用于风邪留络、肝风内动的症候。祛风逐湿常用蠲痹汤,祛风清热常用白虎桂枝汤,凉肝息风常用羚角钩藤汤,养阴息风常用大定风珠等。

10. 收敛固涩法 具有止汗敛肺,涩肠缩尿,固摄精津作用的治法,适用于气血精津外泄的症候。固表敛汗常用牡蛎散,敛肺止咳常用九仙散,涩肠固脱常用真人养脏汤,固脬止遗常用桑螵蛸散等。

11. 补益健脾法 具有补益脾气,养脾阴血,温补脾阳作用的治法,适用于脾虚的症候。健脾益气常用异功散,滋脾养血常用四物汤,补脾养阴常用益胃汤,温补脾阳常用理中汤等。

12. 扶元补肾法 具有滋阴填精,温壮元阳,补肾固本作用的治法,适用于肾虚的症候。补益肾阴常用六味地黄丸,滋肾填精常用河车大造丸,温肾壮阳常用右归丸,阴阳并补常用龟鹿二仙胶等。

13. 挽阴救阳法 具有增液挽阴,益气回阳,救逆固脱作用的治法,适用于气阳阴津衰竭的症候。增液生津常用增液汤,益气救阴常用生脉散、生脉饮注射液,益气回阳常用回阳救急汤,回阳救逆常用参附龙牡救逆汤等。

（二）内治给药方法

1. 口服给药法 本法包括汤剂及各种口服中成药的给药。汤剂的煎煮,药汁不宜太多,婴儿煎取 60～100ml,幼儿及幼童150～200ml,学龄期儿童 200～250ml。并可采取少量多次喂服的方法。对抗拒服药的小儿,可固定其头部,喂药者以两手指紧按两腮上、下牙间使其开口,然后用小匙将药汁送至舌后部,将小匙竖起,使之自然吞入。切勿捏鼻灌服,以防呛入气管。另外,可在药汁内稍加食糖矫味,使之便于服下。丸剂、片剂研碎,加糖水服;颗粒及浸膏可用温开水溶解稀释后喂服。对幼童,服药时最好还是做好说服教育工作,争取主动配合治疗。

2. 鼻饲给药法 本法取消毒鼻饲管轻轻由鼻腔插入食管至胃中,用针筒吸取药液,徐徐注入鼻饲管内。此法适用于昏迷或吞咽困难的患儿。

3. 雾化吸入法 本法是利用雾化吸入器,将含有药物的液体变化为气雾由患儿口鼻吸入,直接作用于呼吸道局部,常用于治疗肺炎喘嗽、哮喘、感冒、咳嗽等。使用中药作雾化吸入,注意不可直接用汤剂、口服液类药剂,只能用注射液类药剂,如清开灵注射液、炎琥宁注射液等。

4. 吹鼻法 本法用药末吹入鼻腔内取嚏,或将药物滴入鼻腔内,治疗惊风高热神昏等病症。

5. 直肠给药法 本法取导尿管常规消毒后,轻轻插入肛门直肠中,用针筒吸入药液缓缓注入直肠;或将药液倒入点滴瓶中,接上输液管,使药液徐徐滴入直肠中,从直肠吸收以达到治疗病症的目的。此法对于外感发热、胃肠疾病、水毒内闭等有较好的疗效,且在一定程度上避免了小儿服药难的问题。

6. 注射给药法 本法将中药制剂按要求给予肌内注射、静脉注射或静脉滴注。注射给药,使用便捷,作用迅速,是儿科比较理想的一种给药方法。例如,用清开灵注射液,10%葡萄糖注射液,静脉滴注,以治疗外感发热。

三、中药外治

(一)外治法的优点

外治法作用迅速,小儿肌肤柔嫩,脏气清灵,尤为有效。加之小儿大多害怕打针,不愿服药或喂服困难,因此自古有"良医不废外治"之说。临床实践证明,采用各种外治法治疗小儿常见病、多发病,易为小儿所接受,应用得当,有较好的疗效。可以单用或与内治法配合应用。

外治诸法,其机制与内治诸法相通,也需视病情之寒热虚实进行辨证论治。外治法通常按经络腧穴选择施治部位。《理瀹骈文·略言》说:"外治之理,即内治之理;外治之药,即内治之药,所异者法耳。"可见外治与内治的取效机制是一致的。

(二)外治给药方法

目前,儿科临床上的外治法主要使用一些药物进行敷、贴、熏、洗、吹、点、灌、嗅等。这些方法药简效捷,是未来儿科医学的发展方向之一。

1. 滴药疗法　滴药疗法是将药液或新鲜药汁点滴于耳、鼻、眼等患处治疗疾病的方法,常使用具有清热解毒、消肿散结、活血定痛、明目退翳功效的药物,用于脓耳、耳疔、鼻渊、鼻窒、天行赤眼、乳蛾等五官疾病。例如,黄连西瓜霜眼药水滴眼治天行赤眼、鲜虎耳草捣汁滴耳治脓耳等。

2. 吹药疗法　吹药疗法是将药物研成粉末,用喷粉器或自制工具(细竹管、纸筒等),将药末吹入孔窍等处治疗疾病的方法。吹药疗法常使用具有清热解毒、凉血消肿、燥湿豁痰、利气通窍、息风解痉功效的药物,用于鹅口疮、乳蛾喉风、耳疮脓耳、鼻渊鼻窒,以及白喉、丹痧、黄疸、惊风、癫痫、昏迷痰壅等病症。例如,红棉散吹耳治慢性脓耳,西瓜霜喷剂喷咽治急喉痹等。

3. 药袋疗法　药袋疗法是将药物研成粉末装入袋内,给小儿佩戴在胸前、腹部或放在枕头内的一种外治法。药袋疗法常选用山奈、苍术、白芷、砂仁、丁香、肉桂、甘松、白豆蔻、沉香、檀香、艾叶等芳香药物,根据病情,选药配方,制成香袋、肚兜、香枕等。经常使用,具有辟秽解毒、增进食欲、防病治病的作用。

4. 熏洗疗法 熏洗疗法是利用中药的药液及蒸气熏洗人体外表的一种治法。夏天高热无汗,可用香薷煎汤熏洗,发汗退热;麻疹发疹初期,为助透疹,用生麻黄、浮萍、芫荽子、西河柳煎汤后,加黄酒擦洗头部和四肢,并将药液放在室内煮沸,使空气湿润,体表亦能接触药气。

5. 热熨疗法 热熨疗法是将药物、器械或适用的材料经加热处理后,对机体局部进行熨敷的治疗方法。热熨疗法常使用具有温中驱寒、理气止痛、通阳利尿、温经通络功效的药物,用于腹痛、泄泻、积滞、癃闭、痹证、痿证、哮喘等疾病。例如,用食盐炒热,装入布袋,熨腹部治疗腹痛。

6. 涂敷疗法 涂敷疗法是将新鲜的中草药捣烂,或用药物研末加入水或醋调匀后,涂敷于体表的一种外治法。例如,用鲜马齿苋、仙人掌、青黛、金黄散、紫金锭等,任选一种,调敷于腮部,治疗痄腮;用吴茱萸粉 3 份、胆南星粉 1 份,用米醋调成膏状,涂敷于足底涌泉穴,治疗滞颐。

7. 贴敷疗法 贴敷疗法是将药物制成软膏、药饼,或研粉撒于普通膏药上,敷贴于局部的一种外治法。例如,用丁香、肉桂等药粉,撒于普通膏药上贴于脐部,治疗寒证泄泻;在夏季三伏天,用延胡索、白芥子、甘遂、细辛研末,以生姜汁调成药饼,敷于肺俞、膏肓、百劳穴上,预防和治疗哮喘等。

四、其他治法

儿科常用其他治法很多,包括推拿疗法、针灸疗法、拔罐疗法等治法,严格说来,也属于外治法,但与前面所述之药物外治法有所不同,大多不使用药物。

(一)推拿疗法

小儿推拿古称小儿按摩,是专以手法对小儿疾病治疗的一种方法。推拿疗法有促进气血循行、经络通畅、神气安定、脏腑调和的作用,能达到祛邪治病的目的。儿科临床常用于学龄前小儿泄泻、腹痛、厌食、斜颈、痿证等,年龄越小,效果越好。其手法应轻快柔和。取穴和操作方法与成年人有所不同,常用推、拿、揉、运、掐等手法,常取上肢的六腑、天河水、三关,掌部的大肠、脾土、板门,下肢的足三里、三阴交,背部的大椎、脾俞、肾俞、大肠俞、七节、龟尾,腹部的脐中、天枢、丹田、气海等穴位。

捏脊是小儿推拿疗法中常用的一种方法,通过对督脉和膀胱经的捏拿,达到调整阴阳、通理经络、调和气血、恢复脏腑功能的目的。常用治疳证、泄泻、遗尿及脾胃虚弱的患儿。操作方法:患儿俯卧。医生两手半握拳,两食指抵于背脊之上,自尾椎两旁开始,以两手拇指伸向食指前方,合力夹住肌肉提起,而后食指向前,拇指向后退,做翻卷动作,两手同时向前移动,自长强穴起,一直捏到大椎穴,如此反复 5 次,从第三次起,每捏 3 把将皮肤提起 1 回。每日 1 次,连续 6 日为 1 个疗程,休息 1 日,再做下一个疗程。对脊背皮肤感染、出血的患儿禁用此法。

(二)针灸疗法

针灸疗法包括针法与灸法。儿科针灸疗法常用于治疗遗尿、哮喘、泄泻、惊风、痹证、乙型脑炎后遗症等。小儿针灸所用的经穴基本与成年人相同。但是,由于小儿接受针刺的依从性较差,故一般采用浅刺、速刺的针法,又常用腕踝针、耳针、激光穴位照射治疗;小儿灸法常用艾条间接灸法,与皮肤有适当距离,以皮肤微热微红为宜,并要注意防止皮肤灼伤。

刺四缝疗法是小儿针法中常用的一种。四缝是经外奇穴,位于食指、中指、无名指、小指四指中节正中点,是手三阴经所过之处。针刺四缝有解热除烦、通畅百脉、调和脏腑的功效,常用于治疗疳证、厌食。操作方法:皮肤局部消毒后,用三棱针或粗毫针针刺约 0.1 寸深,刺后用手挤出黄白色黏液少许,每日 1 次。

(三)拔罐疗法

儿科拔罐疗法是运用罐具,造成罐内负压,使之吸附于患处或穴位上,产生局部充血,从而达到治疗目的的一种治法。拔罐疗法具有促进气血流畅、营卫运行,祛风散寒,舒筋止痛等作用。常用于肺炎喘嗽、哮喘、腹痛、遗尿等疾病。儿科拔罐采用口径较小的竹罐或玻璃罐,留罐时间要短,取罐时注意先以拇指或食指按压罐边皮肤,使空气进入罐内,火罐自行脱落,不可垂直用力硬拔。现也常用橡胶或塑料罐具,使用时只需用力将罐挤压排气(挤压程度随所需吸力大小而定),再将罐口紧扣在所选部位,放松挤压,罐即吸住局部皮肤;起罐时,再次挤压罐具,罐内负压消失则自行脱落。对高热惊风、水肿、出血、严重消瘦、皮肤过敏、皮肤感染的小儿,不可使用此法。

(四)割治疗法

儿科割治疗法常取两手大鱼际处割治。本法有调和气血、促进脾胃运化功能等功效,常用于疳证、哮喘等。操作方法:将两手掌局部消毒后,用拇指撳住刀口旁约 1cm 处,用 0.4cm 宽的平口手术刀直戳割治部位,创口长约 0.5cm,然后挤出赤豆大小黄白色脂状物,并迅速剪去,再用红汞棉球覆盖其上,绷带包扎,5 日后可解除包扎。术中、术后防止感染。

(五)饮食疗法

饮食疗法简称"食疗",是在中医药学理论指导下,运用食物的性味和所含成分,作用于有关脏腑,以调节机体功能、防治疾病、养生康复的一种方法。

中医饮食疗法主要有两大类:一类是单独用食物,凡米、面、果、菜、禽、畜、蛋、鱼等皆可用于食疗,如生姜红糖茶能够解表散寒,适用于小儿风寒感冒;苹果泥能止泻,适用于小儿泄泻;萝卜粥能祛痰止咳、降气宽中、消食行滞,适用于小儿咳嗽、厌食;羊肝能养血补肝明目,适用于小儿雀盲等。另一类是食物加药物,经过加工制成食疗食品,如八珍糕能健脾助运,适用于小儿厌食、疳证;马齿苋粥能清肠利湿止泻,适用于小儿脾虚夹湿泄泻;金银花露能清热解毒,适用于小儿暑热痱子;雪梨膏能润肺止咳,适用于小儿肺燥咳嗽。后一类食疗中的药物,常选择那些既是食品又是药品的品种,如甘草、乌梅、陈皮、砂仁、酸枣仁、决明子、莱菔子、青果、罗汉果、白果、香橼、肉豆蔻、肉桂、菊花、薄荷、藿香、茯苓、鸡内金、马齿苋、乌梢蛇等。食物加药物的食疗,一般不宜给正常的小儿服用,更不可长期服用。

　　饮食疗法要根据小儿特点,因人而异,辨证施用,择食调养,同时要注意饮食禁忌。饮食疗法中小儿常用的饮食种类有粥、汤、饮、汁、羹、露、茶、糕、饼、膏、糖等,其中尤以粥类用途最广。饮食疗法用途虽广,但作用比较平和,临床上一般只作为主要治疗方法之外的一种辅助疗法。

　　总之,儿科疾病无论采用内治法、外治法或其他治法,必须因病、因时、因地制宜,不可偏废。一般疾病,多以口服给药为主;急危重症,则以注射、鼻饲给药为主,尤其是急救时或中西医结合或内外兼治,应灵活运用。

第三章 初生儿病症

第一节 胎 黄

胎黄病以婴儿出生后皮肤面目出现黄疸为特征,因与胎禀因素有关,故称"胎黄"或"胎疸"。我国早在隋代对胎黄的病因、症状已有论述。新中国成立以来,对各种不同原因引起的胎黄进行了系统的临床观察与研究,在应用中药治疗与预防病理性胎黄方面均取得重要的进展。胎黄分为生理性与病理性两类。生理性胎黄大多在出生后 2~3 日出现,4~6 日达高峰,7~10 日消退,早产儿持续时间较长,除有轻微食欲不振外,一般无其他临床症状。若出生后 24 小时内即出现黄疸,3 周后仍不消退,甚或持续加深,或消退后复现,均为病理性黄疸。

形成新生儿病理性黄疸的原因很多,主要有湿热蕴结、寒湿阻滞、久则气滞血瘀。胎黄的病变脏腑在肝胆、脾胃。其发病机制主要为脾胃湿热或寒湿内蕴,肝失疏泄,胆汁外溢而致发黄,日久则气滞血瘀。

西医学称胎黄为新生儿黄疸,包括了新生儿生理性黄疸和血清胆红素增高的一系列疾病,如溶血性黄疸、胆管畸形、胆汁淤阻、肝细胞性黄疸等。

一、诊断要点

1. 临床表现　胎黄病是由胎儿时期感受湿热,或瘀热内阻,出生后全身皮肤、巩膜发黄为主要症状的疾病。黄疸出现早(出生24 小时内),发展快,黄色明显,可消退后再次出现,或黄疸出现迟,持续不退。常见肝脾大,精神倦怠,不欲吮乳,粪便或呈灰白色。

2. 辅助检查

(1)血清胆红素测定:可明确是否有黄疸及严重程度。多数病例以间接胆红素升高为主,伴胆管梗阻或肝细胞损害时直接胆红素也升高。

(2)尿胆红素阳性及尿胆原试验阳性或阴性。

(3)母子血型测定,以排除 ABO 或 Rh 血型不合引起的溶血性黄疸。

(4)肝功能可正常。

(5)肝炎综合征做肝炎相关抗原抗体系统检查。

(6)下列检查有助于病因诊断:血红蛋白、红细胞形态及网织红细胞计数;血型及 Coombs 试验;血培养或其他病原学检查;肝功能检查。

3. 鉴别诊断 胎黄要区别属于生理性黄疸还是病理性黄疸。

(1)生理性黄疸:一般出生后 2～3 日出黄疸,4～5 日达高峰,足月儿血清胆红素<221μmol/L,在 2 周内消退,早产儿血清胆红素<257μmol/L,结合胆红素<25μmol/L。足月儿在出生后 2 周消退,早产儿在出生后 3～4 周消退。在生理性黄疸期间,一般情况良好,不伴有其他症状。大部分新生儿在出生后 2～3 日出现,4～6 日达高峰,7～10 日消退,早产儿持续时间较长,除有轻微食欲不振外,一般无其他临床症状。在此期间,小儿一般情况良好,不伴有其他临床症状。

(2)病理性黄疸:黄疸出现过早,出现在 24 小时以内;血胆红素程度过重,足月儿>221μmol/L,早产儿>257μmol/L,或每日升高>85μmol/L;黄疸持续过长,足月儿>2 周,早产儿>4 周;血清结合胆红素为 25.6～34μmol/L;黄疸退而复现或进行性加重。出现以上任何一条均为病理性黄疸。黄疸出现早,发展快,黄色明显，也可消退后再次出现，或黄疸出现迟，持续不退，日渐加重。黄疸伴贫血，网织红细胞增高，为溶血性黄疸。黄疸伴中毒症状，如精神萎顿、体温不升或有波动，多为败血症。黄疸伴有消化道症状，血清胆红素有波动，多考虑新生儿肝炎。黄疸伴肝脏进行性肿大，粪便灰白，黄疸逐渐加深，多为先天性胆道闭锁。

4. 中医辨证要点 胎黄以皮肤、面目发黄为主症，辨证首先要区别其性质，以黄疸出现的时间、程度、消退情况，结合全身症状以区别属生理性胎黄还是病理性胎黄。其次辨别胎黄的阴阳属性，凡黄疸色泽鲜明如橘，烦躁多啼，口渴喜饮，舌红苔黄腻，属阳黄；黄疸色泽晦暗，久久不退，神疲肢凉，腹胀食少，大便溏稀，舌淡苔薄，则属阴黄。

二、治疗

生理性黄疸可自行消退，不用治疗。病理性黄疸治疗以利湿退黄为基本法则。根据阳黄与阴黄的不同，分别治以清热利湿退黄和温中化湿退黄。气滞瘀积证以化瘀消积为主。由于初生儿脾胃薄弱，故治疗过程中尚须顾护后天脾胃之气，不可过用苦寒之剂，以防苦寒败胃，克伐正气。

(一)辨证治疗

1. 湿热内蕴

症候：面目皮肤发黄，颜色鲜明，状如橘色，烦躁啼哭，口渴唇干，小便黄赤，大便秘结或灰白，舌红，苔黄厚腻，指纹滞。

病机：此为阳黄证。湿热之邪蕴阻脾胃，肝胆疏泄失常，胆汁外溢，故面目皆黄；热为阳邪，故黄疸色泽鲜明；热甚于内，故口渴唇干，大便秘结；舌红苔黄腻为湿热之象。

治法：清热祛湿，利胆退黄。

方药：茵陈蒿汤加减。茵陈 6g，淡竹叶 6g，陈皮 9g，生大黄

（后下）3g,生栀子 6g,生甘草 3g。

用法:每日 1 剂,水煎服。

方解:方中茵陈为君,清利湿热,退黄疸;栀子为臣,通利三焦,导湿热下行,引湿热从小便而下;大黄为佐,泄热逐瘀,通利粪便。三药合用,共奏清热利湿、以利胆退黄功效,为治湿热黄疸要方。

加减:热重者,加黄芩、金钱草,清热泄火;湿重者,酌加茯苓、滑石、泽泻、车前子,以利水化湿;呕吐者,加半夏、竹茹,以和中止呕;腹胀,加厚朴、枳实,以行气消痞。

2. 寒湿阻滞

症候:面目、皮肤发黄,颜色晦暗,精神倦怠,不欲吮乳,时时啼哭,腹胀便溏,或粪便灰白,小便黄少,唇舌偏淡,苔白腻,指纹淡。

病机:寒属阴邪,湿性黏滞,寒湿内阻,肝胆疏泄失常,故黄疸晦暗,持久不退;寒湿中阻,脾阳不振,故纳呆、便溏;舌淡、苔白腻为寒湿之象。

治法:祛湿健脾,利胆化瘀。

方药:茵陈理中汤加减。茵陈 6g,党参 9g,茯苓 6g,薏苡仁 9g,干姜 3g,白术 9g,生麦芽 6g,车前草 6g,甘草 3g。

用法:每日 1 剂,水煎服。

方解:茵陈利湿退黄为君药;干姜、白术、甘草温中燥湿,党参益气健脾,均为臣药;生麦芽、车前草、甘草为佐使药。

加减:寒盛者,加附片,以温阳;湿盛者,加茯苓、薏苡仁,以健脾渗湿;肝脾大、络脉瘀阻者,加三棱、莪术,以活血化瘀;食少纳呆者,加神曲、砂仁,以行气醒脾;粪便溏薄者,加白术、山药;四肢不温者,加桂枝。

3. 气血瘀滞

症候:面目、皮肤发黄,颜色晦滞,日益加重,腹部胀满,青筋暴露,肝脾大、质硬,小便短黄,大便秘结或灰白,唇色暗红,或衄血,舌见瘀点,指纹紫。

病机:气滞血瘀,肝胆疏泄不畅,故黄色晦暗无华;瘀血内阻故右胁下结成痞块,质硬;血瘀内阻,血不循经,故见衄血、瘀斑。

治法:化瘀消积,疏肝退黄。

方药:血府逐瘀汤加减。柴胡6g,郁金6g,枳壳6g,甘草3g,桃仁3g,当归6g,川芎6g,赤芍6g,生地黄6g,红花6g,桔梗6g,牛膝6g。

用法:每日1剂,水煎服。

方解:本方由桃红四物汤合四逆散加桔梗、牛膝而成。桃红四物汤活血化瘀而养血;四逆散行气和血而疏肝;桔梗开肺气,载药上行,合枳壳升降上焦之气;牛膝通利血脉,引血下行。诸药合用,气行血活,瘀化热消,肝郁亦解。

加减:瘀血明显者,加桃仁、当归、赤芍、丹参,以活血化瘀;粪便干结者,加大黄,以通腑;皮肤瘀斑、便血者,加牡丹皮、仙鹤草,以活血止血;腹胀者,加木香、香橼皮,以理气;胁下痞块、质硬者,加穿山甲、水蛭,以活血化瘀。

(二)单方验方

(1)砂仁3g,陈皮3g,乳汁100ml。水煎取汁,加入乳汁和匀,分2～4次服。具有温中化湿的功效。适用于新生儿黄疸。

(2)雪梨1个,酸醋适量。将雪梨洗净,连皮切成片,置酸醋中浸泡8小时后取出晾干,然后捣烂,榨取汁液。每次取3～5ml灌服,每日3～5次,疗程不限,以愈为度。具有清热化湿的功效。适用于新生儿黄疸。

(3)茵陈3g,白术3g,干姜2g,乳汁100ml。前3味水煎取汁50ml,加入乳汁中和匀。每次灌服20～30ml,每日3～4次。具有温中化湿的功效。适用于新生儿黄疸。

(4)茵陈10g,大枣3枚,党参10g,白糖适量。前3味中药水煎取汁,加入白糖调匀,频服。具有温中化湿的功效。适用于寒湿胎黄。

(5)茵陈 3g,干姜 1g,茯苓 2g,乳汁适量。水煎取汁,加入乳汁和匀,分 2 次服。具有温中化湿的功效。适用于新生儿黄疸。

(6)金钱草 15g,鸡内金 5g,红花 1g。每日 1 剂,水煎分 2 次服。具有化瘀消积的功效。适用于新生儿黄疸。

(7)茵陈 3g,栀子 1g,母乳 100ml。以上前 2 味水煎 3 次,取 50ml 药液,加入乳汁中和匀。每次服 30～50ml,每日 3 次。具有利湿退黄的功效。适用于新生儿黄疸。

(三)中成药

(1)茵栀黄口服液:每次 3～5ml,每日 1～2 次,口服。适用于湿热郁蒸证。

(2)紫雪丹:每次 0.1～0.2g,每日 1 次,温开水调服。适用于胎黄动风证。

(3)生脉注射液:每次 5ml,加入 5%葡萄糖注射液 30ml 中,缓慢静脉滴注,每日 1 次。适用于胎黄虚脱证。

(四)食疗方

(1)玉米须 10g,冰糖 3g。将玉米须洗净,加水煎取浓汁约 20ml,冲入冰糖调化。分 1～2 次代茶饮,每日 1 剂,连服 3～5 日。如无玉米须,可取剥去玉米的心轴 20～30g 替代,效果亦佳。具有清热退黄的功效。适用于新生儿黄疸。

(2)薏苡仁 10g,山楂 2g。以上 2 味加水煎,代茶饮,每日 2 次。具有化瘀消积的功效。适用于新生儿黄疸。

(3)桃仁 6g,金钱草 10g,大米 50g。将金钱草煎取汁,桃仁捣烂如泥,加水研汁去渣。然后将金钱草煎与桃仁研汁同大米煮为稀粥,分 2 次食,每日 1 剂。具有化瘀消积的功效。适用于新生儿黄疸。

(4)鲜车前叶 15g,红花 1g,葱白 1 茎,大米 30g。车前叶、葱白洗净,切碎,同红花煮汁去渣,然后与大米煮粥,分 2 次食。具有化瘀消积的功效。适用于新生儿黄疸。

(5)羊胆 2～3 个。取鲜羊胆洗净,刺穿留取胆汁,置冰箱内保存待用,或用少许冰糖调味。每次饮 1～3ml,每日 2～3 次,连用 2～3 日。具有退黄的功效。适用于新生儿黄疸。

(五)其他疗法

1. 西医治疗 生理性黄疸不需治疗,而病理性黄疸则需要积极治疗。

(1)一般治疗:积极去除病因,低温者采取保暖措施,生后尽早喂奶;热量不足者静脉滴注葡萄糖液补充,防止低血糖,缺氧酸中毒者应及时纠正。避免使用与胆红素竞争葡萄糖醛酸转移酶或白蛋白联结位点的药物,如磺胺类、氯霉素、红霉素、利福平、吲哚美辛、维生素 K_3、维生素 K_4 等。

(2)药物治疗

①糖皮质激素。可提高肝酶活力,抑制抗原抗体反应,一般只用于重症新生儿溶血病,不需常规使用。地塞米松每日 0.3～0.5mg/kg,静脉滴注 3 日。

②酶诱导剂。能诱导肝细胞增加葡萄糖醛酸转移酶的生成,能增加肝细胞 γ 蛋白含量及肝细胞膜的通透性,增加肝细胞摄取未结合胆红素的能力,出生后第一周服用有效,对 32 周以下的早产儿效果差。首选苯巴比妥,每日 5mg/kg,分 2～3 次服,连服 4 日,服后 2～3 日显效。

(3)其他治疗

①光照疗法。用蓝光、绿光或白光照射,可使未结合胆红素经过光氧化及异构化作用产生胆绿色、无毒的水溶性双吡咯,而经胆汁和尿液排出,是降低血清未结合胆红素简单而有效的方法。血清胆红素>205μmol/L 时即可用光疗,持续光照 24～72 小时不

等,黄退为止。但光疗可引起发热、腹泻和皮疹,多不严重,可以继续治疗。光疗可以使血钙降低,皮肤呈青铜色即青铜症,此时应停止光疗,青铜症可以自行消退。光照时,婴儿双眼应用黑色眼罩保护,以免损伤视网膜,除会阴、肛门部用尿布遮盖外,其余均裸露,照射时间以不超过 4 日为宜。光疗设备有光疗箱、光疗灯和光疗毯等,现多用光疗毯,可减少不良反应。

②换血疗法。对少数患儿使用上述方法不能控制的严重溶血性高胆红素血症、胎儿水肿伴严重贫血,以及出现胆红素脑病的前兆时,换血疗法是有效的抢救治疗方法。

2. 针灸疗法　胆红素脑病后遗症患儿可配合针刺疗法,每日 1 次,补法为主,捻转提插后不留针,3 个月为 1 个疗程。取穴如下:

(1)百会、风池、四神聪、通里。适用于智力低下。

(2)哑门、廉泉、涌泉、神门。适用于语言障碍。

(3)肩髃、曲池、外关、合谷。适用于上肢瘫痪。

(4)环跳、足三里、解溪、昆仑。适用于下肢瘫痪。

(5)手三里、支正。适用于肘关节拘急。

(6)合谷透后溪。适用于指关节屈伸不利。

(7)大椎、间使、手三里、阳陵泉。适用于手足抽动。

3. 贴敷疗法　赤小豆 7 粒,甜瓜蒂 7 粒,丝瓜蒂 7 粒,鲜茵陈汁,白矾各适量。赤小豆、甜瓜蒂、丝瓜蒂、白矾共研为末,过筛后,与茵陈汁调拌成糊填满脐孔,外加纱布覆盖,胶布固定。每日换药 1~3 次,勤贴频换,直至黄疸退尽。具有利湿退黄的功效。适用于新生儿黄疸。

4. 药浴疗法

(1)黄柏 30g。煎水去渣,每日 1~2 次。适用于湿热内蕴证黄疸。水温适宜时,将药液倒入盆内,待温时给患儿擦洗全身。每次洗 10~15 分钟,每日 1 剂,5 日为 1 个疗程。

(2)大黄 10g,芒硝 10g,黄柏 10g,栀子 10g。以上 4 味中药加水煎汤 1 000ml,去渣,擦洗患儿全身,每日 2 次,3 日为 1 个疗程。具有泄火解毒,清热燥湿,凉血散瘀的功效。适用于新生儿黄疸。

5. 灌肠疗法　茵陈 20g,栀子 10g,大黄 2g,生甘草 3g。煎汤 20ml,保留灌肠,每日或隔日 1 次。

6. 推拿疗法　胆红素脑病后遗症,表现为肢体瘫痪、肌肉萎缩者,可用推拿疗法,每日或隔日 1 次。方法:在瘫痪肢体上以擦法来回擦 5～10 分钟,按揉松弛关节 3～5 分钟,局部可用搓法搓热,并在相应的脊柱部位搓擦 5～10 分钟。

7. 抚触疗法

(1)背部抚触:中医学认为,人体体表的特定部位与其内脏器官系统存在着密切的对应关系,通过指揉华佗夹脊穴,振奋人体阳气;气满则泻,促进肠道蠕动。

(2)腹部抚触:抚触应在喂奶后 1 小时安静状态下进行,室温保持在 26℃～28℃。腹部抚触时反射性地引起副交感神经的兴奋,使胃泌素和胰岛素水平明显升高,增进食欲,并且通过吮吸-结肠反射间接增加肠蠕动,加快胎粪的排出,减少胆红素重吸收。

三、预防调护

1. 预防

(1)母亲妊娠期注意饮食卫生,忌饮酒和进食辛热之物。不可滥用药物。如孕母有肝炎病史,或曾产育病理性胎黄婴儿者,产前宜测定血中抗体及其动态,并采取相应预防性服药措施。

(2)注意保护新生儿脐部、臀部和皮肤,避免损伤,防止感染。

2. 调护

(1)中医学认为,新生儿黄疸常因孕妇遭受湿热侵袭而累及胎儿,致使胎儿出生后出现胎黄,故妊娠期间孕母应注意饮食有节,不过食生冷,不过饥过饱以防损伤脾胃。保持病室环境清洁、安静、舒适、温湿度适宜,加强新生儿皮肤护理,防止破损感染。

（2）密切观察患儿皮肤颜色的变化,及时了解黄疸加重或消退时间。

（3）提倡新生儿早期开奶,增加哺乳次数,以增强肠蠕动,减少胆红素的吸收。

（4）孕妇如曾生过有胎黄的患儿,再妊娠时应做好预防,按时服用中药。

（5）注意观察患儿的全身症状,如有无精神萎靡、嗜睡、吮吸困难、惊惕不安、两目直视、四肢强直或抽搐等,以便对重症患儿及早发现及时处理。

（6）密切观察患儿心率、心音、贫血程度及肝脏大小变化,早期预防和治疗心力衰竭。

（7）需进行换血疗法时,应及时做好病室空气消毒,备齐血液及各种药品、物品,严格操作规程。

第二节　硬肿症

硬肿症是新生儿时期特有的一种严重疾病,是由于受寒、早产、感染、窒息等多种原因引起的局部,甚至全身皮肤和皮下脂肪硬化及水肿,常伴有低体温及多器官功能低下的综合征。本病在寒冷的冬春季节多见,若由于早产或感染所引起,夏季亦可发病。初生小儿,稚阴稚阳之体,尤其双胎儿、早产儿先天禀赋不足,阳气虚弱为发病之内因,小儿出生之后护理、保暖不当,感受寒邪为主要发病之外因,亦有部分患儿由于感受温热之邪而发病。硬肿症病变脏腑在脾、肾。硬肿症多发生在出生后 7～10 日的新生儿,以早产儿、低出生体重儿多见。本病预后较差,病变过程中可并发肺炎和败血症,严重者常合并肺出血而引起死亡。古代医籍中没有硬肿症专门记载,据其临床表现可归属于"胎寒""五硬"中。20 世纪 80 年代以来,对硬肿症的认识更加深入,认为其病机除阳气虚衰、寒凝血涩外,与血瘀密切相关,治疗中运用温阳活血药取得效。中西医结合治疗降低了硬肿症的死亡率。

一、诊断要点

1. 临床表现

(1)病史:发病于寒冷季节,有环境温度过低或保温不当史,或严重感染史;为早产儿或足月小样儿,有产伤窒息史;摄入不足或能量供给低下。

(2)症状与体征:早期哺乳差,哭声低,反应低下。病情加重后体温<35℃,严重者体温<30℃,肛温-腋温差由正值变为负值,感染或夏季发病者不出现低体温。硬肿为对称性,依次为双下肢、臀、面颊、两上肢、背、腹、脚部等,严重时肢体僵硬,不能活动。多器官功能损害,早期心率慢,微循环障碍,严重时伴休克、心力衰竭、弥散性血管内凝血(DIC)、肺出血、肾衰竭等。

(3)病情分度:见表 1。

表 1　新生儿硬肿症诊断分度标准

分　度	体温(℃)	腋-肛温差	硬肿范围	器官功能改变
轻　度	≥35	正值	<20%	无或轻度功能低下
中　度	30~35	正值或 0	20%~50%	功能损害明显
重　度	<30	负值	>50%	功能衰竭,DIC,肺出血

注:硬肿范围估算:头颈部 20%,双上肢 18%,前胸及腹部 14%,背部及腰骶部 14%,臀部 8%,双下肢 26%

2. 辅助检查

(1)心电图:部分病例可有改变,表现为 P-R 间期延长、Q-T 间期延长、低电压、T 波低平、ST 段改变。

(2)胸部 X 线检查:可有炎症、淤血、肺水肿及肺出血等改变。

(3)实验室检查:血小板<$100×10^9$/L;凝血酶原时间延长

（日龄在 4 日内者≥20 秒，日龄在 5 日及以上者≥15 秒）；部分凝血活酶时间延长（>45 秒）；纤维蛋白原降低（≤1.6g/L）；凝血酶时间延长（>25 秒）；3p 实验阳性。上述指标中≥4 项阳性者可确诊为弥散性血管内凝血，符合 3 项者高度怀疑。

（4）血液检查：一般白细胞总数无变化，合并感染时白细胞总数及中性粒细胞有不同程度的增高；低温时因拒乳，糖原及能量消耗增加，出现低血糖；由于缺氧和酸中毒，血 pH 值下降，血氧分压降低，血二氧化碳分压升高。

3. 鉴别诊断

（1）新生儿水肿：皮肤发硬、体温下降均不明显。初生女婴会阴部局限性水肿，数日可自愈。早产儿水肿，多见为下肢凹陷性水肿，可自行消退。新生儿溶血病或先天性肾病水肿较严重，另有各自临床特点。

（2）新生儿皮下坏疽：常有难产或产钳分娩史。多发生于身体受压部位（枕、背、臀），以及受损部位。病变局部皮肤发硬，略红肿，迅速蔓延。病变中央初期较硬后转软化，先呈暗红渐转黑色，重者可有出血和形成溃疡，亦可融合成大片坏疽。

4. 中医辨证要点

（1）辨虚实：实证以外感寒邪为主，有保温不当病史，体温下降较少，硬肿范围较小；虚证以阳气虚衰为主，常伴胆怯，体温常不升，硬肿范围大。

（2）辨寒瘀：寒证全身欠温，僵卧少动，肌肤硬肿；血瘀证为肌肤质硬色紫暗。硬肿症患儿多具有寒证瘀证的特点。

（3）辨轻重：寒凝血涩证多属轻症，阳气虚衰证多为重症。

二、治疗

硬肿症的治疗原则是益气温阳，活血化瘀，其中阳虚者温补脾肾，寒甚者散寒通阳，血瘀者行气活血。同时，配合复温、中药外敷等法,可增强疗效。

(一)辨证治疗

1. 阳气虚衰

症候:肌肤冷硬、水肿,按之凹陷,肤色暗红或苍白,患儿僵卧少动,反应迟钝,气息微弱,哭声低怯,吸吮无力,面色灰暗,唇舌色淡,指纹浅红不显。

病机:本证多属重症,阳气衰弱则全身冰冷,嗜卧少动;阳气虚衰,经脉不利则面色苍白,肌肤板硬而肿。

治法:补肾温阳,调和气血。

方药:四逆汤加人参汤加味。白参1g,制附子(先煎30分钟)2g,干姜、桂枝、巴戟天、丹参、黄芪、当归各3g。

用法:浓煎,分服。

方解:方中白参为君,大补元气;附子为臣,回阳救逆,助白参温中逐寒。

加减:肾阳衰者,加鹿茸(另吞服)0.2g,以补肾壮阳;口吐白沫,呼吸不匀者,加僵蚕、石菖蒲、胆南星,化痰开窍;血瘀明显者,加桃仁、红花、赤芍,以活血化瘀;小便不利者,加茯苓、猪苓、生姜皮,以利水消肿。

2. 寒凝血涩

症候:全身发凉,肌肤青紫、硬肿,多局限于下肢,严重者波及全身,面色紫暗,唇舌暗红,指纹红滞不显。

病机:本证为轻症,系体弱小儿中寒而致,阳气不足,复感外寒故全身欠温,四肢发凉;寒凝则气滞血瘀而见皮肤暗红,青紫。

治法:温阳散寒,活血通络.

方药:当归四逆汤加减。当归、赤芍、桃仁、红花、丹参、桂枝、党参各3g,细辛0.5g,甘草3g,大枣5枚。

用法:浓煎,分服。

方解：方中桂枝、细辛为君，温经散寒；当归、赤芍为臣，调畅气血；甘草、大枣为佐使，调和诸药。

加减：血瘀严重者，加红花、川芎、桃仁、丹参，以活血化瘀；硬肿甚者，加郁金、鸡血藤，以活血行瘀；虚甚者，加白参、黄芪，以补气；寒甚者，加制附子、干姜，以温阳散寒。

（二）单方验方

黄连、黄柏、栀子各 2g，黄芩、川芎、丹参、赤芍各 3g。浓煎，分服。适用于热毒蕴结的硬肿症。

（三）中成药

（1）复方丹参注射液：每次 2ml，加入 10% 葡萄糖注射液 20ml，静脉滴注，每日 1 次，7～15 日为 1 个疗程。活血化瘀。适用于血瘀证，肤色紫暗。

（2）盐酸川芎嗪注射液：每日 6 ～ 10mg/kg，最大不超过 20mg，加入 10% 葡萄糖注射液 80～100ml 中，静脉滴注，每日 1 次，10 日为 1 个疗程。活血行气。适用于血瘀证。

（3）生脉注射液：每次 5ml，加入 10% 葡萄糖注射液 50ml 中，静脉滴注，每日 1 次。益气养阴复脉。适用于气阴亏虚证。

（四）其他疗法

1. 西医治疗

（1）一般治疗：注意合理保温，合理供应热能和液体。

（2）抗生素治疗：如有感染可酌情选用青霉素、氨苄西林等。

（3）复温：是治疗的首要措施。

①轻症患儿在温水浴后用预暖的棉被包裹，置 24℃～26℃的暖室中，外加热水袋，水温从 40℃ 渐增至 60℃，体温可较快上升至正常。

②中度和重度患儿可先安放在远红外线开放型保暖床上,将温度调节到高于小儿体温 1.5℃～2℃处,约每 30 分钟能使体温升高 1℃,随患儿体温的上升继续提高保暖床的温度,当体温达 34℃时可移至封闭式保暖箱中,保持箱内温度在 35℃左右。为减少辐射失热,在稍离小儿身体的周围罩一透明塑料布,将头面部露出塑料布外,头上戴一小帽保暖。

③复温除上述方法外,还可采用温水浴、温盐水灌肠等各种方法。

④如正在用静脉补充液体或高营养液时,可在瓶的周围用热毛巾包裹,使进入体内的液体有一定温度。

⑤供给的氧也要预热。

(4)支持疗法:保证足够能量营养和液体量。

(5)对症治疗:出现出血倾向者,适当应用维生素 K、卡巴克络(安络血)等止血药物。

2. 针灸疗法

(1)体针:针刺关元、气海、足三里穴,针后加灸。

(2)艾灸:艾条、韭菜、白酒各适量。艾条温灸,再用韭菜、白酒搽患处,每日 2 次。具有祛瘀活血,散寒消肿的功效。适用于新生儿皮脂硬化症。

3. 贴敷疗法

(1)生葱 30g,生姜 30g,淡豆豉 30g。生葱、生姜、淡豆豉捣碎,混匀,酒炒,热敷于局部。适用于寒凝血涩型硬肿症。

(2)当归 15g,红花 15g,川芎 15g,赤芍 15g,透骨草 15g,丁香 9g,川乌 5g,草乌 5g,乳香 5g,没药 5g,肉桂 6g,羊毛脂 100g,凡士林 900g。将前 11 味中药研末,加入羊毛脂和凡士林拌匀成膏。油膏均匀涂于纱布上,加温后,敷于患处,每日 1 次。适用于阳气虚衰型硬肿症。

(3)大葱 50g,生姜 30g,红花 15g,艾叶 15g,麻黄 10g。上药

炒热,布包,热熨硬肿部位,然后敷 10 分钟,每日 3～4 次。适用于各种证型硬肿症。

(4)肉桂 12g,丁香 6g,川乌、草乌各 15g,乳香、没药、生姜各 15g,红花、当归各 30g,羊毛脂、凡士林各适量。以上前 10 味共研细末,用羊毛脂及凡士林搅拌成 50％软膏,涂抹硬肿部位,用纱布包裹,每日 1 次。具有活血化瘀,温阳通络的功效。适用于新生儿硬肿症。

4. 药浴疗法

(1)肉桂、川乌、草乌各 6g,当归、赤芍、川芎、红花、透骨草、艾叶各 15g。以上 9 味中药加水 700ml 煎浓汁,连渣倒入盆内,将硬肿处对准盆口热熏,同时用薄被覆盖其上以免散热。待温时,再洗或浸泡 15～25 分钟,每日熏洗 1 次。具有温经散寒,活血化瘀,软坚散结的功效。适用于新生儿硬肿症。

(2)伸筋草、艾叶、桑枝各 15g,透骨草、刘寄奴、官桂各 8g,苏木、红花各 5g。以上 8 味中药共研末,装纱布袋内,用桑木架在水锅上蒸,或加水煮沸后备用。用时浸洗患处,每日或隔日 1 次。具有活血温经,通络软坚的功效。适用于新生儿硬肿症。

(3)韭菜 250g。韭菜加水 2 500ml,煎煮 25 分钟,凉至 30℃左右,淋洗患处。具有祛瘀活血,散寒消肿的功效。适用于新生儿硬肿症。

5. 推拿疗法 施术者手涂万花油推拿硬肿部位治疗。双下肢硬肿明显者,用抚、摩法;整个双下肢似硬橡皮状伴有水肿者,用抚、搓两法。万花油含红花、独活、三棱等 20 味药,功效为消肿散瘀,舒筋活络。

三、预防调护

1. 预防

(1)本病的发生主要是由于产程延长,窒息所致。故应做好孕期保健,分娩前准备,减少窒息的发生率,可以减少本病的发生。并要注意预防感染。做好孕妇保健,尽量避免早产,减少低出生体重儿的发生。

(2)冬季出生的新生儿要做好保暖,调节产房内温度为 20℃左右,尤其注意早产儿及低体重儿的保暖工作。

(3)出生后 1 周内的新生儿,应经常检查皮肤及皮下脂肪的软硬情况。加强消毒隔离,防止或减少新生儿感染的发生。

2. 调护

(1)首要措施积极复温,有条件者用暖箱复温。将患儿放入高于体温 1℃~2℃的暖箱内复温,复温过程不宜过快,以每小时提高 0.5℃~1℃为宜,使患儿体温在 12~24 小时恢复正常。复温过程中,应有专人守护,在暖箱内各项护理操作应轻快,以免降低箱温。如无条件者,可采用母体怀抱复温或热水袋保暖。

(2)应合理喂养,保证热能供给。吸吮无力者,用滴管喂养或鼻饲,每次 5~10ml,每 2 小时 1 次,灌注速度不宜太快。重症者,需静脉补充营养。

(3)皮肤硬肿部位涂以维生素 E 溶液或红花油,使用柔软干燥的棉被、尿布,尽量保持患儿皮肤的完整性。

(4)配合医生对患儿实行保护性隔离制度,减少探视,防止其他感染。

(5)观察患儿面色、哭声、吸吮力及有无呕吐,出现异常情况应及时报告医生。

第三节　脐部疾患(脐湿、脐疮、脐血、脐突)

脐部疾患是指小儿出生后断脐结扎护理不善,或先天性异常而发生的脐部病症。其中脐部湿润不干者称为脐湿;脐部红、肿、热、痛,流出脓水者称为脐疮,血从脐中溢出者称为脐血,脐部突起者称为脐突。古代医籍对脐部疾患记载甚多,认为脐湿、脐疮、脐血发病与接生断脐不当有密切关系,脐突的发生与体质因素有关。脐湿、脐疮西医学泛指新生儿脐炎,脐血西医学称脐带出血,脐突包括西医学所称脐疝、脐膨出。

产生脐湿、脐疮的原因主要是由于断脐后护理不当,感受外邪所致。婴儿洗浴时,脐部为水湿所浸,或为尿液浸渍;或脐带未干,脱落过早;或为衣服摩擦损伤等,使湿浊浸淫皮肤,久而不干者,则为脐湿。若湿郁化热,或污秽化毒,则湿热之邪蕴郁,致营卫失和、气滞血瘀,而致脐部红、肿、热、痛,进而湿热酿毒化火,毒聚成疮,致脐部溃烂化腐,则为脐疮。

导致脐血的病因可为断脐结扎失宜所致,亦有因胎热内盛或中气不足所致。断脐时,脐带结扎过松,可致血渗于外;结扎过紧,伤及血脉,亦可致血渗于外。或因胎热内盛,迫血妄行,以致断脐不久,血从脐溢。部分患儿先天禀赋不足,中气虚弱,脾不统血,亦可致脐血不止。

引起脐突的原因有内因与外因两大类。内因是由于初生儿腹壁肌肉嫩薄松弛,或先天发育不全,脐孔未全闭合,留有脐环,或腹壁部分缺损。外因为啼哭叫扰,屏气所致。啼哭叫扰过多,小肠脂膜突入脐中,成为脐突,若肿物突起久不回纳,致外邪侵入,可因邪毒化热化火,致高热,腹胀、腹痛等症。

脐部疾患发生在新生儿期,一般预后良好。但是,脐疮处置不当亦可酿成败血症等重症;若脐血与全身血液疾病有关,则病情较重。脐突患儿大多数预后良好,可治愈。

一、诊断要点

1. 临床表现

(1)脐湿为脐部渗出脂水,病情较轻。

(2)脐疮应辨常症与变症,仅见脐部发红,创面肿胀,有脓水渗出,无全身症状为常症;若脐部红肿,有脓液或脓血渗出,伴烦躁不宁,甚则昏迷抽搐者为变症。

(3)脐血应辨轻症、重症。轻症出血量少,患儿精神,吮乳俱佳,无全身症状;重症则出血量较多,烦躁不安或萎靡不振,拒乳,甚而同时见吐血、便血等。

(4)脐突包括西医学所称的脐疝与脐膨出。脐疝是肠管自脐部凸出至皮下,形成球形软囊,易于压回。脐膨出是部分腹腔脏器通过前腹壁正中的先天性皮肤缺损,突入脐带的基部,上覆薄而透明的囊膜,是较少见的先天性畸形。

2. 鉴别诊断　脐部疾患与脐肉芽肿(脐茸)相鉴别。脐肉芽肿因出生时断脐后脐部创面受感染或异常刺激,局部组织异常增生,形成肉芽组织,表面有少许黏液或脓性分泌物。

二、治疗

脐湿治以收敛燥湿。脐疮以清热解毒为治则。若热毒炽盛,邪陷心肝则应凉血清营,息风镇惊。轻症单用外治法便有效,重症需用内治法配合外治法治疗。治疗脐血应分清原因,不能见血止血。因脐带结扎失宜所致者,应重新结扎;因胎热内蕴,迫血妄行者宜凉血止血;中气不足,气不摄血者应益气摄血。脐突宜采用外治或手术疗法。

(一)辨证治疗

1. 脐湿

症候:脐带脱落以后,脐部创面渗出脂水,浸渍不干,或微见发红。

病机:脐部为水湿或尿液浸渍,或为秽毒之邪所侵袭,壅于肌表,故局部渗出脂水,浸淫不干,苔黄腻,脉滑。

治法:祛湿清热,收敛固涩。

方药:龙骨散。龙骨 2g,枯矾 1g,麝香 0.1g。

方解:龙骨、枯矾收敛燥湿。

用法:研为细末,撒脐部。

加减:若局部红、肿、热、痛者,按脐疮处理。

2. 脐疮

症候:脐部红肿热痛,甚则糜烂,脓水流溢,恶寒发热,啼哭烦躁,口干欲饮,唇红舌燥,舌质红,苔黄腻,指纹紫。

病机:秽毒之邪侵入脐部,壅于肌肤,经络受阻,气血凝滞,发为脐疮。局部红、肿、热、痛,渐为糜烂化脓,溃则脓血流溢。风火交织,邪毒内攻,则见恶寒发热,啼哭烦躁。

治法:解毒清疮,消肿护脐。

方药:五味消毒饮加减:金银花 5g,野菊花 3g,蒲公英 5g,紫花地丁 5g,紫背天葵 2g,黄芪 6g,生甘草 2g。

用法:上药水煎取汁 50ml,每次服 10ml,每日 1 剂,5 日为 1 个疗程。局部外用如意金黄散。

方解:方中金银花清热解毒,消散痈肿为君;紫花地丁、紫背天葵、蒲公英、野菊花清热解毒,均属消疮要药为臣;黄芪益气托毒以助药势,通血脉为佐;生甘草解毒和中为使。

加减:大便秘结、舌苔黄燥者,加大黄,以通腑泄热;脐部渗出、混有血液者,加红景天、三七、紫草,以凉血止血;伴神昏、抽搐者,加安宫牛黄丸或紫雪丹,以清心开窍,平肝息风。

3. 脐血

症候:断脐后,脐部有血渗出,经久不止,或见发热,面赤唇焦,舌红口干,甚则吐衄、便血,肌肤紫斑,或见精神萎靡,手足欠温,舌淡苔薄,指纹淡。

病机:断脐后,如脐带结扎过松,可致血溢外出,啼哭时出血加重,静止时稍止。如胎热内蕴,逼血妄行,血循脐带创口外溢,可见脐血鲜红渗泄。脾虚气不摄血,可见脐血色淡,缓渗不止。

治法：胎热内盛者凉血止血，气不摄血者益气摄血。

方药：胎热内盛者，用茜根散加减（茜草根 6g，黄芩 5g，侧柏叶 6g，生地黄 6g，阿胶 5g，甘草 1g）；气不摄血者，用归脾汤加减（黄芪 6g，白参 1g，白术、茯苓各 6g，甘草 1g，当归 5g，酸枣仁 5g，桂圆肉 5g，远志 3g，木香 5g，生姜 2g，大枣 2 枚）。

用法：每日 1 剂，水煎服。

方解：茜草根散方中茜草根为君，凉血止血；黄芩、侧柏叶清热凉血为臣；生地黄、阿胶凉血滋阴为佐；甘草调和诸药并清热解毒为使。归脾汤方中黄芪、白参、白术、茯苓、甘草为君，健脾益气；当归、酸枣仁、桂圆肉、远志为臣，养血补血；木香为佐，理气醒脾助运化；生姜、大枣为使，调和诸药。

加减：热重者，可加用水牛角、牡丹皮，以清热凉血；出血明显者，加赤芍、紫草、仙鹤草，以活血止血；尿血者，加大蓟、小蓟；便血者，加槐花、地榆；形寒肢冷者，加炮姜炭。

4. 脐突

症候：脐部呈半球状或囊状突起，虚大光浮，大如核桃，以指按之肿物可推回腹内，啼哭叫闹时又可重复突出；一般脐部皮色如常，精神、食欲无明显改变，亦无其他症状表现。但脐膨出可并发其他先天性畸形，如肛门闭锁、膀胱外翻等。

病机：腹壁肌肉嫩薄松弛，脐孔未全闭合，留有脐环，啼哭叫闹，压力过高，致小肠脂膜突入脐中，故脐部光浮胀突。

治法：压脐法外治。先将突出脐部的小肠脂膜推回腹内，再以纱布棉花包裹光滑质硬的薄片，垫压脐部，外用纱布扎紧。若脂膜突出过大，或不能回纳，并见哭闹不安，或年龄已逾 2 岁仍未痊愈者，应考虑手术治疗。脐膨出的囊膜薄而透明，应及早手术治疗。

（二）单方验方

（1）马齿苋 5g。水煎，每日分 3～4 次服。适用于脐疮。

(2)鱼腥草 5g,野菊花 5g。水煎,每日分 3～4 次服。适用于脐疮。

(三)中成药

(1)小儿化毒散:每次 0.3～0.5g,每日 2 次。清热解毒,活血消肿。适用于脐疮。

(2)云南白药:每次 0.5g,每日 2 次。止血活血,消肿止痛。适用于脐血。

(3)三七片:每次 1～2 片,每日 2 次。活血止血,散瘀消肿。适用于脐血。

(四)其他疗法

1. 西医治疗

(1)脐疮:局部炎症较重,或有全身感染中毒症状者,可选用适当的抗生素治疗。有脓肿形成者,应及时切开引流;慢性肉芽肿者,手术切除。

(2)脐血:维生素 K_1 注射液 0.5～1mg,肌内注射;必要时用维生素 K_1 注射液 1～2mg,静脉滴注。

(3)脐疝:脂膜突出过大,或不能回纳,并见哭闹不安,或年龄已逾 2 岁仍未痊愈者,应考虑手术治疗。脐膨出的囊膜薄而透明,应及早手术治疗。

2. 针灸疗法 独头蒜 1 个,艾条 1 支。独头蒜切片,将蒜片置于脐上,再将艾条点燃灸之,口中有蒜气即止。具有解毒消肿,宣通气血的功效。适用于新生儿脐风。

三、预防调护

1. 预防

(1)新生儿断脐后,应注意脐部残端的保护,防止尿便及洗浴时浸渍,保持清洁干燥。

(2)脐部残端让其自然脱落。保持内衣和尿布的清洁、干燥、柔软,如有污染,及时更换。

2. 调护

(1)脐部换药时要注意局部的消毒,若有干痂形成,切不可强剥,以免发生出血和伤及肉芽。防止脐疮脓液外溢污染健康皮肤,造成其他感染。

(2)减少婴儿啼哭叫扰。若啼哭频频,肿物久不回复,应注意检查其原因,及时予以相应处理。

第四章　肺系疾病

肺系疾病病位主要在肺。肺居胸中,为娇脏,其位最高,为五脏之华盖,主呼吸,外合皮毛,开窍于鼻,喉为其门户,通过气管与肺相连。小儿具有肺常不足的生理特点,肌肤嫩弱,卫外功能薄弱,而且寒温不知自调。一旦气候骤变,调护失宜,则易受外邪所侵而发生肺系疾病。邪气无论从口鼻吸入或由皮肤侵袭,皆内侵于肺,影响肺的各种功能正常运行。因此,肺系疾病的病位主要在肺。但是由于肺系感受邪气侵犯的部位不同,所以不同肺系疾病的病位也有一定的差异,患儿所出现的临床症候也不相同。由于小儿呼吸道生理解剖上的特点,加之小儿缺乏自我防护意识,所以小儿呼吸系统疾病发病率一直较高,无论在门诊,还是住院患儿人数上均占首位。由于小儿局限感染的能力弱,肺部感染后易于泛化而小叶性肺炎多见。

第一节　感　冒

感冒是小儿时期常见的外感性疾病之一,临床以发热恶寒、头痛鼻塞、流涕咳嗽、喷嚏为特征。感冒又称伤风,可分为两种:普通感冒为冒受风邪所致,一般病邪轻浅,以肺系症状为主,不造成流行;时行感冒为感受时邪病毒所致,病邪较重,具有流行特征。西医称普通感冒为急性上呼吸道感染,90%以上是由病毒感染引起;称时行感冒为流行性感冒。急性上呼吸道感染有两种特殊类型:疱疹性咽峡炎为柯萨奇 A 组病毒所致;咽结合膜热,为腺病毒所致。本病临床表现轻重不一,病程长短不同。轻者仅有流涕、鼻塞、打喷嚏、咳嗽、咽部不适等表证;重者高热不退、恶寒或寒战,咽部红肿、疼痛、溃疡及疱疹，频咳，或脘腹胀满，不思饮食，甚至发生抽搐、惊厥。

一、诊断要点

1. 临床表现

(1)气候突变，或有感受外邪，或有与感冒患儿密切接触史。

(2)本病起病急，以发热、恶寒、鼻塞、流涕、咳嗽、咽红为主要症状。

(3)感冒伴有兼夹证者，可有咳嗽加剧、喉间痰鸣、脘腹胀满、呕吐酸腐、纳呆不食、惊搐不安、粪便不调等。

(4)流行性感冒：系流感病毒、副流感病毒所致，有明显流行病史。全身症状重，如发热、头痛、咽痛、肌肉酸痛等；上呼吸道卡他症状可不明显。

2. 辅助检查

(1)血常规检查：病毒感染者，白细胞总数正常或偏低；继发细菌感染者，白细胞总数及中性粒细胞均增高。

(2)病原学检查：鼻咽或气管分泌物病毒分离或桥联酶标法检测，可作为病毒学诊断依据。咽拭子培养可有病原菌生长；链球菌引起者血中抗链球菌溶血素"O"(ASO)滴度增高。

3. 鉴别诊断 许多传染病早期均表现为类感冒症状，应根据流行病史，并抓住每个传染病的特点及实验室资料等综合分析，并观察病情演变加以鉴别。

4. 中医辨证要点

(1)辨风寒、风热：一般咽痒、咽红肿痛、鼻流浊涕、舌淡红、苔白或黄而干，多为风热证。若见恶寒、鼻塞、流清涕、口干渴、唇舌咽红为寒包热郁或寒热夹杂证；若咽斥红或稍红、流清涕、舌淡红、苔薄白为风寒证。

(2)辨暑热、暑湿：暑邪感冒，暑热偏盛者，发热较高，无汗或少汗,口渴烦躁引饮;湿较盛者,胸闷泛恶,体倦神疲,身热不甚,小便混浊,食少,舌苔腻。

（3）辨虚实:风寒证、风热证感冒均为实证;若反复感冒,每月至少2次以上,平时体质较差,容易出汗畏寒,则为虚证。

二、治疗

感冒的基本治疗原则为疏风解表。因小儿为稚阴稚阳之体,发汗不宜太过,以免耗损津液。小儿感冒容易寒从热化,或热为寒闭,形成寒热夹杂之证,单用辛凉汗出不透,单用辛温恐助热化火,常取辛凉辛温并用。感冒若单用解表法易汗出后复热,应据证情合用清热解毒、清暑化湿、化痰消食、镇惊息风等治法。体质虚弱者不宜过于发表,或采用扶正解表法。反复呼吸道感染患儿应在感冒之后及时调理,改善体质,增强免疫力。

（一）辨证治疗

1. 主症

（1）风寒感冒

症候:发热,恶寒,无汗,头痛,鼻塞,流清涕,喷嚏,咳嗽,口不渴,咽不红或稍红,苔薄白,脉浮紧,指纹浮红。

病机:外感风寒,客于腠理,邪正交争,肌表被束,故发热、恶寒、无汗、头痛;肺气失宣,故鼻塞、流涕、咳嗽、喷嚏;咽不红、苔薄白、脉浮紧,为外感风寒之象。

治法:辛温散寒,疏风解表。

方药:荆防败毒散加减。荆芥、防风、茯苓、独活、柴胡各5g,前胡、川芎、枳壳、羌活、桔梗、薄荷各6g,炙甘草3g。

用法:每日1剂,水煎服。

方解:荆芥、防风、羌活解表散寒;前胡宣肺化痰;桔梗宣肺利咽;甘草调和诸药。

加减：头痛明显者，加葛根、白芷，以散寒止痛；呕吐者，加半夏、紫苏，以降逆和胃。风寒感冒入里，可见寒热夹杂的症候，如畏寒、发热、流清涕、唇红、舌红、咽红、咽痛、咳黄痰等，治法为表里双解，用柴葛解肌汤。

（2）风热感冒

症候：发热较重，恶风，有汗热不解，头痛，鼻塞，或流黄涕，咳嗽声重，痰黏白或稠黄，咽红或痛，口干引饮，舌淡红，苔薄白或薄黄而干，脉浮数。

病机：风热外袭，肺卫不利。感受风热或寒从热化，腠理开泄，发热重而有汗出；风热上乘，肺气失宣故咳嗽流涕，痰黏，咽红或肿；热易伤津，口干而渴；舌红苔薄黄，脉浮数皆风热征象。

治法：辛凉清热，疏风解表。

方药：银翘散加减。连翘 10g，金银花 10g，苦桔梗 6g，薄荷 6g，竹叶 4g，生甘草 25g，荆芥穗 4g，淡豆豉 5g，牛蒡子 6g。

用法：每日 1 剂，水煎服。

方解：方中金银花、连翘解表清热；薄荷、桔梗、牛蒡子疏风散热，宣肺利咽；荆芥穗、豆豉辛温透表；竹叶清热生津除烦。

加减：高热者，加栀子、葛根、生石膏，以清热；咳嗽重、痰色黄稠者，加桑叶、瓜蒌皮、杏仁，以宣肺止咳；咽红肿痛者，加绿萼梅、玄参，以清热利咽；大便秘结者，加枳实、生大黄，以通腑泄热；咳嗽不爽者，加杏仁、前胡、浙贝母，以宣肺止咳。

（3）暑邪感冒

症候：高热无汗，头痛、头晕，身重困倦，胸闷泛恶，食欲不振，或有呕吐，腹泻，咳嗽，苔薄白或腻，脉数。

病机：暑邪夹湿，束表困脾。暑邪外袭，卫表失宣则见高热、无汗；湿遏肌表则身重困倦；暑湿困于中焦，故胸闷泛恶，食欲不振，或呕吐泄泻；舌红苔腻为暑湿之征象。

治法：解暑清热，疏风解表。

方药:新加香薷饮加减。香薷 6g,金银花 9g,鲜扁豆花 9g,厚朴 6g,连翘 6g。

用法:每日 1 剂,水煎服。

方解:香薷发汗解表化湿,金银花、连翘解暑清热,藿香、佩兰祛暑利湿,厚朴、白豆蔻、扁豆花化湿和中。

加减:热重者,加葛根、栀子,以清热;湿偏重,伴恶心、苔黄腻者,加佩兰、藿香,以芳香化湿;腹胀、腹泻者,加葛根、黄芩、黄连,以清肠化湿;呕吐者,加半夏、竹茹,以降逆止呕;暑热夹湿感冒者,用银翘散合六一散。

(4)体虚感冒

症候:发热不高,反复发作,自汗,面色苍白,恶风怕冷,鼻塞,流清涕,肢软乏力,胃纳不香,或有咳嗽,舌淡嫩,苔薄白,脉细弱。

病机:本证病程较长,证情复杂。其根本是体质虚弱所致。营虚卫弱,腠理不固,故自汗、恶风;邪少虚多,故发热不高、舌淡嫩、感冒反复发作。

治法:调和营卫,疏风解表。

方药:黄芪桂枝五物汤加减。黄芪 9g,桂枝 6g,白芍 9g,生姜 12g,大枣 4 枚。

用法:每日 1 剂,水煎服。

方解:方中黄芪益气固表,扶正祛邪;桂枝汤调和营卫。

加减:畏寒、鼻塞者,加荆芥、防风,以辛温解表;咳嗽者,加杏仁、浙贝母、前胡,以宣肺止咳;阳虚受邪者,用麻黄附子细辛汤;阴虚受邪者,用加减葳蕤汤。

2. 兼症

(1)夹痰

症候:感冒兼见咳嗽较剧,咳声重浊,喉中痰鸣,苔滑腻,脉浮数而滑。

病机:咳嗽、喉间有痰症状,属风寒夹痰者,痰白清稀,恶寒,无汗,或发热,头痛,舌淡红,苔薄白,脉浮紧或指纹浮红;属风热夹痰者,痰稠色白或黄,发热,恶风,微汗出,口渴,舌红,苔薄黄,脉浮数或指纹浮紫。

治法:疏风解表,清肺化痰。

方药:在疏风解表的基础上,风寒夹痰证加用三拗汤、二陈汤。

用法:每日 1 剂,水煎服。

方解:麻黄、杏仁、半夏、陈皮等宣肺化痰。

加减:风热夹痰者,加用桑菊饮加减,常用桑叶、菊花、瓜蒌皮、浙贝母等,以清肺化痰。

(2)夹滞

症候:除感冒症状外,兼见脘腹胀满,不思饮食,呕吐酸腐,口气秽浊,粪便酸臭,或腹痛泄泻,或大便秘结,小便短黄,舌苔厚腻,脉滑。

病机:脘腹胀满、不思饮食、粪便不调、小便短黄、舌苔厚腻、脉滑等症候表现系由食滞中焦所致;食积化腐,浊气上升则口气秽浊、粪便酸臭。

治法:疏风解表,消食导滞。

方药:在疏风解表的基础上,加用保和丸加减。紫苏叶 5g,焦山楂 6g,六神曲 6g,鸡内金 3g,莱菔子 5g,枳壳 5g,谷芽 10g,麦芽 10g。

用法:每日 1 剂,水煎服。

方解:山楂、神曲、鸡内金消食化积;莱菔子、枳壳导滞消积。

加减:若大便秘结、小便短黄、壮热口渴者,加大黄、枳实,以通腑泄热,表里双解。

(3)夹惊

症候:本证兼见的惊惕哭闹、睡卧不宁、一惊一乍之症状系由受惊所致;或由于邪热入里,热极生风,风火相搏所致;心肝热重者舌质红,脉弦。

病机:小儿神气怯弱,筋脉未盛,感受外邪,心神失宁,故见惊惕啼叫,夜卧不安、磨牙,甚而惊厥抽搐,舌尖红、脉弦为心肝热象。

治法:疏风解表,清热镇惊。

方药:在疏风解表的基础上,银翘散加用镇惊丸加减。金银花6g,连翘5g,防风5g,板蓝根6g,薄荷5g,甘草1g。常加用钩藤、僵蚕、蝉蜕,清热镇惊。

用法:每日1剂,水煎服。

3. 复感症

(1)肺卫不固

症候:面色欠华,常自汗出,恶风怕冷,鼻塞流涕,发热不甚,反复感邪,舌质淡,苔薄白,脉缓弱。

病机:肺卫不固,外邪易侵。小儿正气不足,肺卫不固故常自汗出,反复感冒;面色欠华,恶风怕冷为肺气虚证;舌淡苔薄、脉细弱为气虚之象。

治法:益气固表。

方药:玉屏风散加味。黄芪10g,白术6g,防风3g,紫苏叶3g,生牡蛎10g(先煎),炙甘草2g。

用法:每日1剂,水煎服。

方解:黄芪益气固表,白术健脾补气,防风祛风护卫,紫苏叶理气和中,生牡蛎敛汗护表。

加减:汗出较甚者,加生龙骨、糯稻根,以固表止汗;气虚明显者,加党参、茯苓,以健脾益气;食欲不振者,加陈皮、焦山楂,以运脾开胃。

(2)营卫不和

症候:平素汗多,汗出不温,面色苍白,肌肉松弛,肢凉畏寒,舌淡红,苔薄白或花剥,脉无力。

病机:营卫不和,正虚邪恋。卫阳不足故面色苍白,肢凉畏寒;营阴失守则多汗不温;舌淡红、苔薄白为气阳不足之象。

治法:调和营卫。

方药:黄芪桂枝五物汤加味。生黄芪 10g,桂枝 3g,白芍 6g,生姜 6g,大枣 3 枚,炙甘草 2g。

用法:每日 1 剂,水煎服。

方解:黄芪益气固表,桂枝、白芍、炙甘草、生姜、大枣调和营卫,敛汗固卫。

加减:低热绵延者,加白薇、银柴胡,以清其虚热;出汗过多者,加浮小麦、酸枣仁,以固表止汗。

(3)肺阴不足

症候:面色潮红,形体消瘦,潮热盗汗,口渴咽干,手足心热,舌红少津,苔少或花剥,脉细。

病机:肺阴不足,阴虚内热。肺阴不足,则咽干口渴;阴虚生内热故身有潮热,手足心热;舌红少苔,脉细为阴虚之象。

治法:滋阴养肺。

方药:百合固金汤加减。野百合 10g,麦冬 6g,玄参 6g,生地黄 6g,白芍 6g,五味子 6g,桔梗 6g,炙甘草 2g。

用法:每日 1 剂,水煎服。

方解:百合、麦冬润肺生津,玄参、生地黄养阴清热,白芍、五味子敛肺止汗,桔梗、甘草利咽和中。

加减:咽干、干咳者,加天花粉、川贝母,以润肺止咳;潮热盗汗者,加地骨皮、银柴胡,以清热敛阴;寐少便干者,加酸枣仁、柏子仁,以安神润肠。

(二)单方验方

(1)鲜石菖蒲 20g,鲜葱白 20g。上药共捣碎,装入布袋,将其挂于患儿胸前。适用于体虚感冒。

(2)生大黄(后下)3g,板蓝根 6g,玄参 6g,连翘 9g,桔梗 6g,薄荷 3g,淡竹叶 3g,荆芥 6g,淡豆豉 6g,牛蒡子 6g,金银花 9g,甘草

3g。水煎取药汁,每日 1 剂,分 2 次服。适用于风热夹积感冒。

（3）葱白头（连须）3～7 个,生姜 3～5 片。将其浓煎后加糖适量,代茶饮。适用于风寒感冒。

（三）中成药

（1）小儿感冒颗粒剂:每次 1/2～1 包,口服,每日 3 次。适用于小儿风寒感冒。

（2）板蓝根冲剂:每次 1/2～1 包,口服,每日 3 次。适用于风热感冒,咽喉红肿者。

（3）双黄连口服液:每次 5～10ml,口服,每日 3 次。适用于外感风热引起发热、咳嗽、咽痛。

（4）小儿回春丹:每次 2～3 粒,口服,每日 3 次。适用于感冒夹惊者。

（5）健儿清解液:口服小儿 1 次 4ml,5 岁以内 8ml,6 岁以上酌加,口服,每日 3 次。适用于治疗小儿风热夹滞感冒与风热感冒证。

（6）小儿豉翘清热颗粒:每次 1 袋,口服,每日 3 次。适用于风热感冒证。

（7）小儿金丹片:每次 2～3 粒,每日 3 次,口服。适用于感冒夹惊。

（四）食疗方

（1）大枣 10 枚,鲜橘皮 10g（干品 5g）,生姜 6g。大枣入锅内炒至微焦,然后与橘皮、生姜共煮沸,代茶饮,每次 1 杯,每日 3 次。适用于小儿风寒感冒,症见咳嗽痰多。

（2）咸橄榄 2 枚,鲜芦根 30g（或干芦根 10g）。诸味一同放入锅内,加水 500ml,小火煎煮,煎至 150ml,去渣,分次代茶饮。适用于小儿外感风热。

(3)白萝卜、生姜、鲜梨各适量。白萝卜、生姜、鲜梨分别切片,水煮取汁,不拘时当茶饮。适用于小儿感冒,症见咳嗽痰多。

(4)生姜 5 片,秋梨 1 个,红糖适量。将生姜、秋梨洗净,切成薄片,放入锅内,加水 800ml,用大火煮沸后转改用小火煎 15 分钟,加入红糖即成。分 1~2 次趁热喝汤吃梨,每日 1 剂,连用 3 日。服汤后盖被取微汗,避风。适用于小儿受凉感冒咳嗽,鼻塞不通。

(五)其他疗法

1. 西医治疗

(1)药物疗法:细菌性感染者,用青霉素或其他抗生素。高热者,可用退热药(如适量阿司匹林或对乙酰氨基酚),根据病情可4~6 小时重复 1 次,但忌用过大剂量以免体温骤降、多汗,甚至发生虚脱。

(2)局部治疗:年长儿患咽炎、喉炎或扁桃体炎,可用淡盐水或复方硼酸溶液(朵贝溶液)漱口。

2. 针灸疗法

(1)针法:取大椎、曲池、合谷、外关穴。头痛者,加太阳穴;咽痛者,加少商穴。用泻法,每日 1~2 次。适用于风热感冒。

(2)灸法:取大椎、风池、风门、肺俞穴。用艾炷 1~2 壮,依次灸治,每穴 5~10 分钟,以表皮温热为宜,每日 1~2 次,适用于风寒感冒。

3. 贴敷疗法

(1)四季葱白 60g,老生姜 15g,香油少许。将葱白、生姜共捣如糊,再将香油调入,用消毒纱布包好。用此糊摩擦患儿双侧太阳穴、前胸、后背、手心、脚心、腋下、肘窝,以皮肤微红为度,尔后让小儿避风静卧。适用于小儿风寒感冒。

(2)麻黄 3g,杏仁 5g,生石膏 5g,甘草 3g,竹沥适量。以上前 4

味中药共研细末,用竹沥调成膏,敷于脐部,然后用消毒纱布覆盖,再用胶布固定,12小时换药1次。适用于小儿感冒咳嗽痰多者。

(3)生石膏20g,金银花10g,连翘10g,蝉蜕10g,鲜薄荷叶适量。以上前4味中药共研细末,每用取药末6g与鲜薄荷叶共捣成泥,敷于脐部,然后用消毒纱布覆盖,再用胶布固定,每日换药1次,用药3～4次即愈。适用于小儿风热感冒,恶寒轻,发热重者。

4. 药浴疗法

(1)香薷、柴胡、厚朴、扁豆花、防风各30g,金银花、连翘、豆豉、鸡苏散、石膏、板蓝根各50g。煎水3 000ml,稍冷沐浴,每日1～2次。适用于暑邪感冒。

(2)葱白适量,捣烂,加沸水冲泡。乘药液热时用其蒸气熏口鼻部。适用于小儿感冒鼻塞,甚至不能吮乳。

(3)藿香15g,石菖蒲15g,扁豆15g,滑石20g,荷叶20g,金银花30g,竹叶10g,薄荷15g。加水共煎煮2次,合并2次药液。待药液温度至40℃～50℃时洗浴患儿全身,每次10～20分钟,每日1～2次。适用于小儿暑湿感冒。

(4)金银花20g,薄荷15g,白酒25ml。金银花、薄荷加水煎取药液75ml,去渣,加入白酒。可全身擦浴,重点擦洗患儿曲池、大椎、风池、风府穴及腋下等处。适用于小儿感冒发热、惊厥。

5. 推拿疗法　先点揉肺俞穴3分钟,用补法;然后捏提大椎穴30次,用泻法;接着点按风池、印堂、太阳穴各1分钟,用泻法;推按攒竹穴、点揉迎香穴各1分钟,用泻法;掐合谷、阳池穴各1分钟,用泻法。最后点揉中脘穴2分钟,用泻法;点按天枢穴2分钟,用震颤法。

三、预防调护

1. 预防

(1)讲究卫生,常洗澡更衣,保持清洁卫生。随气候变化增减衣被,防止受凉或过热,少到公共场所,避免接触患儿。

(2)注意体育锻炼,多做户外活动,增强体质。

(3)冬春感冒流行时,少去公共场所,避免感染。

(4)食醋含漱或用醋熏蒸室内等均有预防之效。每立方米空间用食醋 3～5ml,加水 1～2 倍,倒入壶中加热,任其蒸干为止。每日 1 次,连用 3～5 日。熏蒸时关闭门窗。感冒流行期间,可作为室内空气消毒法,预防感冒。

2. 调护

(1)保持室内空气新鲜,温度适宜。适当休息,减少活动,如有发热宜卧床休息,卧床时头胸部可抬高些,有利于呼吸道通畅。

(2)鼓励患儿多饮温开水,给予易消化、高营养饮食,少食多餐,并经常变换食物种类,多食新鲜水果、蔬菜。患儿应多补充水分,适当减少奶量,以免引起消化不良。必要时静脉输液补充营养和水分。

(3)鼻腔分泌物和干痂应及时清除,鼻孔周围应保持清洁,勿用力擤鼻,避免增加鼻腔压力引起中耳炎。鼻塞严重时,应先清除鼻腔分泌物,然后用滴鼻液滴鼻,每次 1～2 滴,每日 2～3 次,使鼻腔通畅,保证呼吸与吸吮。

(4)注意观察咽部充血、水肿、化脓情况,及时发现病情变化,咽部不适时可给予润喉含片或雾化吸入。

(5)可适当给予物理降温措施,如头部冷湿敷、枕冰袋,在颈部、腋下及腹股沟处放置冰袋,避免体温突然上升引起抽搐。及时更换汗湿衣服,保持皮肤清洁。

(6)增强身体抵抗力,合理喂养,积极防治营养不良、贫血及佝偻病。患儿应坚持母乳喂养,按时添加辅食,及时给予补充维生素 D 及钙剂。注意小儿体育锻炼,多在户外活动,平时穿衣不宜过多,不要过度疲劳,气候变化时酌情增减衣服,防止受凉或过热。

第二节 咳 嗽

凡因感受外邪或脏腑功能失调,影响肺的正常宣肃功能,造成肺气上逆作咳,咳吐痰涎的,即称"咳嗽"。本证相当于西医学所称的气管炎、支气管炎。本病一年四季均可发生,以冬春季发病率高。任何年龄小儿均可发病,尤以婴幼儿多见。本病发病较急,以咳嗽为主症,可伴有鼻塞、流涕、身热、恶寒、咽痛等,并且逐渐加重。初起为干咳,后见咳痰或咳声重浊、喉间痰鸣,尚可见有恶心、呕吐、乳食不振、头痛、粪便不调等症状。咳嗽在临床上发病率较高,冬春季节及寒温不调之时尤为多见,多发生于幼儿。咳嗽作为一个症状,可见于诸多疾病中,当咳嗽突出为主要症状时,方可称谓咳嗽,若是其他外感,内伤疾病中出现咳嗽症状,则不属于本病症。小儿咳嗽预后良好,部分可反复发作,日久不愈,或者病情加重,发展为肺炎喘嗽。

一、诊断要点

1. 临床表现

(1)好发于冬春季,常因气候变化而发病。

(2)病前多有感冒病史。

(3)咳嗽为主要临床症状,多继发于感冒之后,常因气候变化而发生。

2. 辅助检查

(1)肺部听诊可有呼吸音粗糙,可闻及干啰音或不固定的粗湿啰音。

(2)血常规检查大多正常,有细菌感染者血白细胞总数及中性粒细胞可增高。

(3)病毒学检查或痰细菌培养可明确病原。

（4）X线胸片显示正常，或肺纹理增粗，肺门阴影加深。

3. 鉴别诊断

（1）肺炎：喘嗽以发热、咳嗽、气急、鼻翼翕动、痰鸣为主症，双肺听诊吸气可闻及固定的中小水泡音，重症可有呼吸困难及发绀。

（2）支气管异物：有异物吸入史，呛咳，双肺体征不对称，局限性肺气肿及肺不张，胸部X线透视可见纵隔摆动。纤维支气管镜检可发现异物。

（3）哮喘：以发作性喉间哮鸣气促为主症，发作时肺部出现喘鸣音，呼气延长。多伴有咳嗽、喘息反复发作，多为特异性体质。有明显的遗传倾向。

4. 中医辨证要点

（1）辨外感、内伤：外感咳嗽多起病急，病程短，咳声高扬、有力，常有发热、鼻塞、流涕等；内伤咳嗽则起病多缓，病程较长，咳声低沉，咳时痰多，可有其他脏腑功能失调的症候而无表证。

（2）辨寒热虚实：外感咳嗽属实证；内伤咳嗽多属虚证或虚中夹实；咳痰稀白，咽稍红或不红，舌淡红，苔白腻或薄白，多属寒证；咳痰黄稠，咽红，舌红，苔黄腻，或舌红，苔少，多属热证。

二、治疗

治疗咳嗽，总应宣降肺气。外感咳嗽以疏散外邪，宣发肺气为基本法则，根据寒、热证不同治以宣肺散寒、宣肺解热。外感咳嗽一般邪气盛而正气未虚，治疗时不宜过早使用滋腻、收涩、镇咳之药，以免留邪。内伤咳嗽应辨别病位、病性，随证施治。痰盛者，按痰热、痰湿不同，分别治以清肺化痰、燥湿化痰。气阴虚者，按气虚、阴虚之不同，分别治以健脾补肺，益气化痰，养阴润肺，兼清余热之法。本病除内服汤药外，还常使用中成药等法治疗。

（一）辨证治疗

1. 外感咳嗽

（1）风寒咳嗽

症候：初起咳嗽频作，呛咳为主，或有少量稀白痰液，咽痒声重，鼻塞流涕，恶寒，无汗，或有发热，头痛等，咽稍红或不红，舌淡红，苔薄白，脉浮紧或指纹浮红。

病机：风寒束肺，肺气失宣。肺主卫表，司开合，风寒犯肺，肺气失宣，则见咳嗽频作，喉痒声重；风寒外束，腠理闭塞，故而发热恶寒；风寒外袭，经气不畅，见全身酸痛；舌苔薄白、指纹浮红为邪在表之象。

治法：疏风散寒，宣肃止咳。

方药：金沸草散加减。金沸草、前胡、甘草各3g，细辛1g，白芍5g，荆芥穗、生姜、制半夏各6g。

用法：每日1剂，水煎服。

方解：方中金沸草祛风，化痰止咳；前胡、荆芥发散风寒；细辛温经发散；生姜、半夏散寒，燥湿化痰。

加减：寒邪较重者，加炙麻黄，以辛温宣肺；咳甚者，加杏仁、桔梗、枇杷叶，以止咳下气；痰多者，加陈皮、茯苓，以化痰理气。

（2）风热咳嗽

症候：咳嗽不爽，痰黄黏稠，不易咳出，口渴，咽痛，鼻流浊涕，或伴发热，头痛，恶风，微汗出，咽红，舌红，苔薄黄，脉浮数。

病机：风热犯肺，肺失清肃。肺开窍于鼻，风热犯肺，肺失清肃，气道不宣，故咳嗽不爽，鼻流浊涕；肺主皮毛，风热束表，客于皮毛，疏泄失司，故发热头痛，恶风微汗出；肺热上熏于咽，则咽痛；舌苔薄黄、脉浮红，为风热邪在肺卫之象。

治法：疏风清热，宣肃止咳。

方药：桑菊饮加减。桑叶10g，菊花3g，杏仁6g，连翘5g，薄荷

3g,桔梗 6g,甘草 2g,芦根 10g。

用法:用水 400ml,煮取 200ml,分 2 次服。

方解:桑叶、菊花疏散风热;薄荷、连翘辛凉透表,清热解毒;杏仁、桔梗宣肺止咳,芦根清热生津,甘草和中。

加减:咳嗽频繁者,选麻杏石甘汤合葶苈大枣泻肺汤;秋日感受温燥之邪者,选桑杏汤;肺热重者,加金银花、黄芩,以清宣肺热;咳嗽剧烈或咳声重浊、口渴者,加枇杷叶、前胡,以清肺止咳;咽喉红肿痛者,加玄参、射干、牛蒡子,以清热利咽;痰多者,加浙贝母、瓜蒌、葶苈子,以清化痰热。咳嗽日久、咳白色泡沫痰、流清涕,此为风痰咳嗽,选用止嗽散,以疏风宣肺,化痰止咳。

2. 内伤咳嗽

(1)痰热咳嗽

症候:咳嗽痰多色黄,稠黏难咳,甚则气息粗促,喉中痰鸣,或伴发热口渴,烦躁不宁,小便短赤,粪便干结,舌红,苔黄,脉滑数。

病机:痰热内蕴,肺失清肃。外感风热化火入里,炼液成痰,痰随气逆,故咳嗽痰多,稠黏难咳;气火上升,里热熏蒸故面红唇赤,口苦作渴,烦躁不宁;舌红苔黄、脉滑数,指纹紫是痰热之象。

治法:清热化痰,宣肃止咳。

方药:清气化痰汤加减。陈皮、杏仁、枳实、炒黄芩、瓜蒌仁、茯苓、胆南星、制半夏各 3g。

用法:每日 1 剂,水煎服。

方解:胆南星为君,以清热化痰。黄芩、瓜蒌泻肺火、化痰热为臣。陈皮、枳实理气化痰,茯苓、半夏健脾、化痰,以杜生痰之源。杏仁利肺气。

加减:痰热较剧者,选用芩连温胆汤;痰多者,加葶苈子、黛蛤散、天竺黄、竹沥,以清肺化痰;咳甚痛引胸胁者,加郁金、柴胡,以理气宽胸;大便秘结者,加大黄,以泄热通便;肺热较重,兼见鼻衄者,加白茅根、牡丹皮,以凉血止血。

（2）痰湿咳嗽

症候：咳嗽痰多，色白而稀，喉间痰声辘辘，胸闷纳呆，神情困倦，舌淡红，苔白腻，脉濡。

病机：痰湿中阻，肺失宣降。脾胃滋生痰湿，上贮于肺，则咳嗽痰壅，色白而稀；痰湿中阻，气机失畅，则胸闷纳呆；苔白腻，脉濡为痰湿内停之象。

治法：燥湿化痰，宣肃止咳。

方药：二陈汤加味。清半夏、云茯苓、陈皮各 6g，龙胆草 1g，白芥子、生姜、乌梅各 3g，生甘草 1g。

用法：每日 1 剂，水煎服。

方解：半夏燥湿化痰、和胃降逆为君药；陈皮理气燥湿，茯苓健脾渗湿共为臣药；生姜辛散、乌梅收敛肺气以利肺之开阖；甘草和中为使药。

加减：痰多者，加天南星、白附子，以蠲痰；胸闷气逆、苔白腻者，加厚朴、紫苏梗，以燥湿理气；有寒化倾向、吐泡沫痰兼咳喘者，用小青龙汤，以温肺化饮；兼有食积者，加神曲、麦芽、山楂，以消积导滞；兼气虚者，加黄芪、白术。

（3）阴虚咳嗽

症候：干咳无痰，或痰少而黏，或痰中带血，不易咳出，口渴咽干，喉痒，声音嘶哑，午后潮热或手足心热，舌红，少苔，脉细数。

病机：正虚邪恋，肺阴受损。阴虚则内热，故见午后潮热，手足心热，热伤肺络，见咳嗽带血；阴液受伤，无以上承，故口渴咽干；阴虚生燥，见干咳无痰，喉痒声嘶。

治法：养阴润肺，宣肃止咳。

方药：沙参麦冬汤加减。南沙参 9g，玉竹 6g，生甘草 3g，冬桑叶 5g，麦冬 6g，生扁豆 5g，天花粉 4g。

用法：每日 1 剂，水煎服。

方解：南沙参清肺火，养肺阴；麦冬、玉竹清热润燥；天花粉、甘草生津保肺。

加减：咳嗽痰黏者，加川贝母、炙枇杷叶、海浮石，以豁痰止咳；咳甚、痰中带血者，加白茅根、藕节炭、蛤粉、炒阿胶，以清肺止咳；阴虚发热者，加地骨皮、白薇、生地黄、石斛，以养阴清热。

(4)气虚咳嗽

症候：咳嗽反复不已，咳而无力，痰白清稀，面色苍白，气短懒言，语声低微，喜温畏寒，体虚多汗，舌质淡嫩，脉细无力。

病机：肺气不足，余邪未解。肺为气之主，肺虚则气无所主而咳嗽无力，气短懒言，声音低微；肺气虚弱，卫外不固，见喜温畏寒多汗；肺虚及脾，水湿不能运化，故痰白清稀；舌淡苔白，脉细无力为气虚之象。

治法：健脾益气，宣肃止咳。

方药：六君子汤加味。党参10g，白术9g，茯苓9g，炙甘草2g，陈皮3g，制半夏5g。

用法：上药为细末，为1剂，加大枣2枚，生姜3片，加水煎服。

方解：党参补气益胃，白术、茯苓健脾化湿，甘草和中养胃，陈皮、半夏燥湿化痰。

加减：气虚重者，加黄芪、黄精，以益气补虚；咳重痰多者，加杏仁、白芥子，以化痰止咳；食少纳呆者，加焦山楂、焦神曲，以和胃消食。

（二）单方验方

(1)紫苏、陈皮各10g，白萝卜汁12ml，红糖10g。紫苏、陈皮、白萝卜汁加水120ml，煎成60ml，加红糖，趁热温服。适用于风寒咳嗽。

(2)枇杷叶、桑白皮各10g，桔梗、白前各6g。将上药水煎服。适用于痰热咳嗽。

(3)鱼腥草60g，杏仁10g，桔梗12g。将上药水煎服。适用于痰热咳嗽。

(4)川贝母 6g，雪梨 1 个，冰糖 15g。将上药蒸服。适用于阴虚咳嗽。

(5)大青叶 15g，桔梗 7.5～10g，炒杏仁 3～5g，板蓝根 10g，连翘 10g，甘草 5g，芦根 15g，七叶一枝花 6g，麻黄 3～6g，紫苏子 6g，车前子 6g。将上药水煎服。适用于治疗风邪闭肺咳嗽。

（三）中成药

(1)小儿宣肺止咳颗粒：＜1 岁每次 1/3 袋（每袋 8g），1～3 岁每次 2/3 袋，4～7 岁每次 1 袋，8～14 岁每次 1.5 袋。均冲服，每日 3 次。适用于咳嗽风寒外束，痰热郁肺。

(2)清宣止咳颗粒：＜1 岁每次 1/3 袋，1～3 岁每次 2/3 袋，4～7 岁每次 1 袋，8～14 岁每次 1.5 袋。均冲服，每日 3 次。适用于咳嗽风寒外束，痰热郁肺证。

(3)急支糖浆：每次 5～10ml，每日 2～3 次，口服。适用于风热咳嗽。

(4)橘红痰咳液：每次 10ml，每日 2～3 次，口服。适用于痰湿咳嗽。

(5)半夏露：每次 5～10ml，每日 2～3 次，口服。适用于痰湿咳嗽。

(6)罗汉果止咳糖浆：每次 5～10ml，每日 2～3 次，口服。适用于阴虚咳嗽。

(7)蛇胆川贝液：每次 10ml，每日 2～3 次，口服。适用于风热咳嗽、痰热咳嗽。

(8)小儿止咳糖浆：2～5 岁每次 5ml，2 岁以下酌情递减，5 岁以上每次 5～10ml。每日 3～4 次，口服。适用于小儿感冒引起的咳嗽。

(9)小儿清热止咳口服液：1～2 岁每次 3～5ml，3～5 岁每次

5～10ml,6～14岁每次10～15ml。均每日3次,用时摇匀,口服。适用于痰热咳嗽。

(10)小儿清热利肺口服液:1～2岁每次3～5ml,3～5岁每次5～10ml,6～14岁每次10～15ml。均每日3次,口服。适用于小儿风热咳嗽。

(11)小儿咳喘灵口服液:2岁以内每次5ml,3～4岁每次7.5ml,5～7岁每次10ml。均每日3～4次,口服。适用于小儿咳嗽有痰而促者。

(12)小儿清热止咳口服液:1～2岁每次3～5ml,3～5岁每次5～10ml,6～14岁每次10～15ml。均每日3次,口服,用时摇匀。适用于小儿咳嗽之痰黄音哑、咽喉肿痛者。

(13)天黄猴枣散:1～4岁每次0.15g,4岁以上每次0.3g。均每日1～2次,口服。适用于小儿痰热咳嗽。

(四)食疗方

(1)冬瓜皮15g,蜂蜜适量。将冬瓜皮洗净,放入锅内,加蜂蜜和水,小火煎煮。每日1剂,分次饮。适用于小儿咳嗽。

(2)鲜橄榄4枚,冰糖15g。橄榄洗净,劈开,与冰糖一同加水适量,煎到出味。每日1剂,分次温饮。适用于小儿咳嗽。

(3)梨4个,蜂蜜适量。梨切成薄片,去核,放入凉开水中浸泡半日,装入杯中,调入蜂蜜,加少许碎冰。每日1剂,代茶饮。适用于小儿咳嗽。

(4)生梨汁30ml,生姜汁3ml,蜂蜜适量。将生梨汁、生姜汁混匀,调入蜂蜜,每日饮1～2次。适用于小儿阴虚燥咳。

(5)雪梨1个,荸荠6只,蜂蜜20g。将雪梨削去薄皮,荸荠洗净,除去外皮,共捣烂榨取原汁,冲入蜂蜜调匀,置锅中隔水蒸熟。每日1剂,随意食用,疗程不限。适用于小儿咳嗽。

(6)荸荠汁、白萝卜汁各30ml。每日1剂,炖热温饮。适用于小儿咳嗽,痰黄稠黏,不易咳出。

(7)鸭梨3个,大米30g。将鸭梨洗净,加适量的水煎煮30分钟,捞去梨渣不用,再加入大米煮成粥。早晚餐食用。适用于小儿燥热咳嗽。

(8)芡实6g,薏苡仁6g,白扁豆6g,莲子肉6g,山药6g,大枣4枚,桂圆肉6g,百合6g,大米50g。上药去杂质,入锅煎煮40分钟,与淘洗干净的大米、适量白糖一同入锅,用大火烧开后转用小火熬煮成稀粥。每日1剂,分数次食用,连用数日。适用于小儿咳嗽。

(9)猪肺80g,百合25g,蜜枣1个。猪肺用温水反复洗净,切成块;百合清水浸软;蜜枣洗净。把全部用料放入锅内,加清水适量,大火煮沸后,小火煲2小时,调味食用。适用于小儿肺燥咳嗽。

(五)其他疗法

1.西医疗法

(1)一般治疗:患儿须经常调换卧位,使呼吸道分泌物易于排出。因咳嗽频繁妨碍休息时,可给镇咳药,但应避免给药过量以致抑制分泌物的咳出。

(2)支持疗法:补充营养,必要时静脉输液,注意预防并发症。

(3)抗感染治疗:并发细菌感染时,一般可选用青霉素、红霉素等控制感染,可加用利巴韦林。

2.针灸疗法
体针取穴:第一组,天突、曲池、内关、丰隆穴;第二组,肺俞、尺泽、太白、太冲穴。每日取1组,2组交替使用,每日1次,10~15次为1个疗程,中等刺激,或针后加灸。适用于气虚咳嗽。

3.贴敷疗法

(1)麻黄1g,牙皂6g,细辛10g,白豆蔻6g,白芥子16g。上述中药共研细末,过筛,调姜汁,于睡前贴敷双肺俞穴,晨起取下,疗程3~10日。

（2）白芥子 40g，紫苏子 40g，莱菔子 40g，生姜 5 片，食盐 250g。上述中药及食盐焙干，共研细末，炒至 50℃左右，装入纱布袋内；在两侧胸背及腋下来回熨烫，每次 30～40 分钟，每日 2～3 次。

（3）丁香、肉桂各 3g。将丁香、肉桂，共为末，温水调敷肺俞穴，固定，每日 1 次。适用于气虚咳嗽。

（4）生地黄 10g，麦冬 10g，百合 10g，五味子 10g，白参 3g。以上 5 味中药共研细末。用时取药末适量，水调为糊，敷于脐部，然后用消毒纱布覆盖，再用胶布固定，每日 1 次，病愈为度。

（5）葱白 1 根，淡豆豉 10g。将葱白、淡豆豉共捣如泥，敷于患儿足心涌泉穴。适用于小儿急性支气管炎，症见咳嗽频作、喉痒声重、痰白稀薄、鼻塞流涕、恶寒无汗、发热头痛或全身酸痛。

（6）麻黄、杏仁、甘草各等量，葱白 3 根。将麻黄、杏仁、甘草共研细末，加入葱白捣烂如泥，敷于脐部，然后用塑料布覆盖，再用胶布固定，每日 2 次。适用于小儿肺寒咳喘。

（7）麦冬 10g，北沙参 10g，玉竹 10g，杏仁 10g，浙贝母 10g，栀子 9g，蜂蜜适量。以上前 6 味共研细末。用时取药末适量，蜂蜜调为糊，敷于脐部，然后用消毒纱布覆盖，再用胶布固定，每日换药 1 次，连用 7 日为 1 个疗程。适用于小儿肺燥咳嗽，症见干咳无痰、鼻咽干燥、唇红、苔薄黄、脉数、纹色青紫。

（8）白芥子 20g，延胡索 12g，甘遂 3g，细辛 3g，樟脑 2g，鸡蛋 1 个。将前 5 味共研细末，再与鸡蛋清调匀，敷于肺俞和中府穴。适用于小儿肺寒咳嗽。

4. 推拿疗法　拇指指腹轻轻揉按膻中穴 2～3 分钟；拇指指腹用中等力量扣按肺俞穴，每隔 10 秒钟放松 1 次，反复扣按 1～2 分钟；拇指指端用中等力量捏按尺泽穴，每隔 10 秒钟放松 1 次，反复捏按 1 分钟；拇指、食指指腹同时分别揉按双侧风池穴 2～3 分钟。

三、预防调护

1. 预防

（1）积极参加户外活动，加强体育锻炼，增加小儿抗病能力。

（2）避免感受风邪，积极预防感冒。

（3）避免与煤气、烟尘等接触，减少不良刺激。

2. 调护

（1）注意休息，保持室内安静，保证充足的睡眠。

（2）保持居室空气新鲜、流通，温度、湿度适宜。

（3）实热体质的应多吃水果，避免过吃肥腻之品，慎或忌辛辣、香燥之品。

（4）寒性体质慎用或忌用苦寒攻伐之品等。

（5）气虚体质应克服沉闷、压抑，保持心情舒畅，积极参与活动。

（6）阴虚体质饮食要注意定时正餐及合理搭配，进食宜清润而忌辛热等。

（7）痰多者应经常变换体位及拍打背部，以促进痰液的排出。

第三节　肺炎喘嗽

肺炎喘嗽是小儿时期常见的肺系疾病之一，为客邪郁闭于肺所致。本病临床表现不一，发病多较急剧。典型的小儿肺炎以发热、咳嗽、痰鸣、气促为主要临床特征；轻症肺炎可只有低热、咳嗽，而无气促、鼻翼翕动等症状；重者可见张口抬肩，面色苍白，口唇及爪甲青紫，面白，肢冷，抽搐，昏迷，胁下痞块及脉搏疾数等症状。患有佝偻病、重度营养不良等体弱患儿可不发热或体温低于正常。本病全年皆有，冬春两季为多，好发于婴幼儿，一般发病较急，若能治疗及时得当,一般预后良好。肺炎喘嗽包括西医学所称支气管肺炎、间质性肺炎、大叶性肺炎等。

一、诊断要点

1. 临床表现

(1)发病较急,轻症仅有发热咳嗽、喉间痰鸣,重症则呼吸急促、鼻翼翕动。

(2)病情严重时,常见喘促不安、烦躁不宁、面色苍白、口唇发绀或高热不退。

(3)新生儿患肺炎时,常以不乳、精神萎靡、口吐白沫等症状为主,而无上述典型表现。

(4)肺部听诊可闻细湿啰音,如病灶融合可闻及管状呼吸音。

2. 辅助检查

(1)X线检查:见肺纹理增多、紊乱,肺部透亮度降低或增强,可见小片状、斑片状阴影,也可出现不均匀的大片状阴影。

(2)实验室检查:细菌引起的肺炎,白细胞总数较高,中性粒细胞增多;若由病毒引起,白细胞总数正常或降低,有时可见异型淋巴细胞。细菌培养、病毒分离和鉴别,可获得相应的病原学诊断,病原特异性抗原或抗体检测常有早期诊断价值。

3. 鉴别诊断

(1)急性支气管炎:以咳嗽为主,一般无发热或仅有低热,肺部呼吸音粗糙或有不固定的干湿啰音。婴幼儿全身症状重,因气管狭窄,易致呼吸困难。

(2)肺结核:婴幼儿活动性肺结核的症状及X线影像改变与支气管肺炎有相似之处,但肺部啰音常不明显。应根据结核接触史、结核菌素试验、血清结核抗体检测和X线胸片及抗生素治疗后的反应等加以鉴别。

(3)支气管异物吸入:异物可致支气管部分或完全阻塞而导致

肺气肿或肺不张,易继发感染,引起肺部炎症。但根据异物吸入史,突然出现呛咳以及胸部 X 线检查可予以鉴别,必要时可行支气管镜检查。

4. 中医辨证要点

(1)辨风寒、风热:初期为感受风邪,要分清风寒还是风热,寒重热轻还是热重寒轻,或是寒热兼夹及寒包热郁。

(2)审痰重、热重:喉间痰鸣,呼吸喘急,甚则胸高闷满,呼吸困难,苔多厚腻,属痰重;高热稽留,呼吸气粗,烦躁口渴,舌红,苔黄而糙,或干糙无津,属热重。

(3)辨主症、变症:主症指病位在肺,症候有轻重之别。轻症为风寒闭肺、风热闭肺。若高热炽盛,喘憋严重,呼吸困难者,为毒热闭肺、痰热闭肺的重症。若正虚邪盛,出现心阳虚衰,热陷厥阴,为病邪猖獗、正气不足的危重症。

二、治疗

本病治疗,以宣肺平喘,清热化痰为主法。若痰多壅盛者,首先降气涤痰;喘憋严重者,治以平喘利气;气滞血瘀者,治以活血化瘀;病久气阴耗伤者,治以补气养阴,扶正祛邪;出现变症者,随证施治。因本病易于化热,病初风寒闭肺治方中宜适当加入清热药。肺与大肠相表里,壮热炽盛时宜早用通腑药,致腑通热泄。病之后期,阴虚肺燥,余邪留恋,用药宜甘寒,避免用滋腻之品。

(一)辨证治疗

1. 常症

(1)风寒闭肺

症候:恶寒,发热,无汗,呛咳频作,痰白清稀,甚则呼吸急促,舌淡,苔薄白或白腻,脉浮紧,指纹浮红。

病机:风寒闭肺,肺气失宣。邪郁肌表,因而恶寒发热,无汗不渴,咳嗽气急；痰稀色白，舌淡红，苔薄白，脉浮紧为风寒之象。多见于寒冷地区或寒冷季节，为肺炎的初期或属轻症，此期一般多较短暂。

治法：疏风散寒，宣肺化痰。

方药：三拗汤加味。生麻黄、陈皮各 3g，生甘草 2g，杏仁、荆芥、紫苏叶、白前各 6g，桔梗、制半夏各 5g，生姜 2 片。

用法：每日 1 剂，水煎服。

方解：麻黄、杏仁、甘草散寒宣肺，荆芥辛温解表，桔梗解表宣肺。

加减：如风寒外束，内已化热，症见畏寒肢凉、发热无汗、口渴烦闹、呛咳痰稠、苔黄脉数等，可于上方中去陈皮、桔梗、半夏，加生石膏（先煎）、黄芩、黛蛤散（包）。

（2）风热闭肺

症候：初起发热恶风，微有汗出，口渴欲饮，咳嗽痰黏或黄，咽部红赤，舌红，苔薄黄或薄白而干，脉浮数；重症可见高热烦躁，咳嗽剧烈，痰多黏稠，气急鼻翼翕动，涕泪俱无，大便秘结，舌红，苔黄，脉数大。

病机：风热外袭，肺闭失宣，因而发热恶风，微有汗出，口渴引饮，咽红，舌尖红，苔薄黄，脉浮数为风热之象。

治法：清热豁痰，开肺平喘。

方药：麻杏石甘汤加减。炙麻黄 3g，杏仁 6g，甘草 2g，石膏 10g（先煎）。

用法：每日 1 剂，水煎服。

方解：麻黄宣肺平喘止咳为君；杏仁降气止咳为臣；生石膏退十二经之淫热，大清肺热为佐；甘草调和诸药为使药。全方共奏辛凉开肺，化痰止咳平喘之功。

加减：咳剧痰多者，加浙贝母、鲜竹沥、天竺黄，以增清热化痰之功；热重者，加黄芩、栀子、鱼腥草，以增清肺泄热之力；夹有积滞者，加莱菔子、大腹皮，以消食导滞；便秘者，加全瓜蒌、生大黄，以通便泄肺。

（3）痰热闭肺

症候：气喘，鼻翼翕动，喉间痰鸣，声如拽锯，发热，烦躁不安。重症颜面、口唇青紫，摇身撷肚，舌淡嫩或带紫色，苔白腻而厚，脉沉数。

病机：痰热壅盛，故壮热烦躁，喉间痰鸣，痰稠色黄；肺气郁闭故见气促喘憋，鼻翼翕动；舌红，苔黄腻，脉滑数为痰热之象。

治法：清热豁痰，开肺平喘。

方药：五虎汤合葶苈大枣泻肺汤。炙麻黄 3g，杏仁（去皮、尖）3g，甘草 1g，红茶 2g，石膏 5g，葶苈子 6g，大枣 3 枚，紫苏子 6g，前胡 5g，黄芩 10g，虎杖 6g。

用法：每日 1 剂，水煎服。

方解：麻黄、杏仁、生石膏、生甘草清肺平喘，红茶升清降浊，葶苈子泻肺，紫苏子、前胡宣肺化痰，黄芩、虎杖清肺解毒。

加减：痰重者，加猴枣散，以豁痰；热甚腑实者，加生大黄、玄明粉，以通腑泄热；痰多者，加天竺黄、制胆南星，以化痰；唇紫者，加丹参、当归、赤芍，以活血化瘀。

（4）痰浊闭肺

症候：咳嗽气喘，喉间痰鸣，咳吐痰涎，胸闷气促，食欲不振，舌淡，苔白腻，脉滑。

病机：痰浊壅阻，故咳嗽气喘，喉间痰鸣，咳吐痰涎；痰浊闭郁，气机阻滞，故胸闷气促，食欲不振；舌苔白腻，脉滑为痰浊之象。

治法：温肺平喘，涤痰开闭。

方药：二陈汤合三子养亲汤。法半夏、陈皮各 10g，白茯苓 9g，炙甘草 3g，紫苏子、白芥子、莱菔子、枳壳、前胡、杏仁各 6g。

用法：每日 1 剂，水煎服。

方解：法半夏、陈皮、莱菔子、紫苏子、白芥子化痰除痹，枳壳、前胡行气宽胸，杏仁止咳化痰。

加减：咳甚者，加百部、紫菀、款冬花，以止咳化痰；便溏者，加茯苓、白术，以健脾。

（5）阴虚肺热

症候：病程较长，低热盗汗，面色潮红，口唇樱红，干咳无痰，舌红而干，苔光或花剥，脉细数。

病机：本证多见于肺炎后期。余邪留恋，肺阴虚弱，故干咳无痰；舌质红而干，苔光剥，脉数为阴虚之象。

治法：养阴清肺，润肺止咳。

方药：沙参麦冬汤加减。北沙参10g，玉竹10g，麦冬10g，天花粉15g，白扁豆10g，款冬花6g，桑白皮6g，炙甘草3g。

用法：每日1剂，水煎服。

方解：本方养阴清肺，生津润燥。沙参、麦冬养阴清热为君；玉竹、天花粉以增养阴清热之力为臣；桑白皮开肺，清肺热，泄肺水为佐；款冬花化痰止咳为佐；白扁豆下气和胃为佐；甘草调和诸药为使。

加减：余邪留恋，低热起伏者，加知母、黄芩、青蒿、鳖甲、地骨皮，以清虚热；久咳者，加百部、百合、诃子、枇杷叶，以敛肺止咳；汗多者，加龙骨、牡蛎、五味子，以固表敛汗。

（6）肺脾气虚

症候：病程迁延，低热起伏，气短多汗，咳嗽无力，纳差，便溏，面色苍白，神疲乏力，四肢欠温，舌质偏淡，苔薄白，脉细无力。

病机：本证见于恢复期。邪热减退，正虚未复，余邪留恋，故发热起伏不定；肺气虚弱，营卫失和，卫表失固，故动则汗出；脾运不健，痰湿内生，则食少便溏，喉中痰鸣；气血生化乏源，故面色无华，肢体困乏无力。

治法：益气健脾，开肺豁痰。

方药：人参五味子汤加减。白参1g，白术4g，茯苓3g，五味子1g，麦冬3g，炙甘草2g，生姜3片，大枣3枚。

用法：每日 1 剂，水煎服。

方解：方中白参、白术、茯苓、甘草健脾益气，培土生金，以绝生痰之源为君；五味子敛肺止咳为臣为使；麦冬养阴清热为佐；生姜与大枣调和营卫，鼓舞胃气。

加减：动则汗出者，加黄芪、煅龙骨、煅牡蛎，以固表敛汗；咳甚者，加紫菀、款冬花，以止咳化痰；纳谷不香者，加神曲、谷芽、麦芽；粪便不实者，加怀山药、炒扁豆，以健脾益气。

2. 变症

（1）心阳虚衰

症候：突然面色苍白，口唇、肢端青紫，呼吸困难加重，额汗不温，四肢厥冷，烦躁不宁，右胁下肝大，舌淡紫，苔薄白，脉微弱急速。

病机：心阳虚衰，正气欲脱。心阳不能运行敷布全身，故面色苍白，四肢欠温；阳气浮越，故虚烦不宁；肺气痹阻，影响心血运行，血液瘀滞，故发绀，舌淡紫；肝藏血，血郁于肝，故肝大。

治法：救逆固脱，开肺豁痰。

方药：参附龙牡救逆汤加味。白参、白芍、丹参各 10g，制附子、红花、炙甘草各 3g，龙骨（先煎）、牡蛎（先煎）各 30g。

用法：每日 1 剂，水煎服。

方解：方中白参大补元气为君；附子回阳救逆为臣；龙骨、牡蛎潜阳敛汗为佐；红花、丹参活血化瘀；白芍、甘草和营护阴。

加减：面色、口唇发绀者，加当归；若气阴两竭者，加生脉散，以增益气养阴功效；兼痰热实证，须扶正祛邪，标本同治。

（2）内陷厥阴

症候：壮热神昏，烦躁谵语，四肢抽搐，口噤项强，两目上视，咳嗽气促，痰声辘辘，舌质红绛，指纹青紫，达命关，或透关射甲，脉弦数。

病机：邪热炽盛，内陷厥阴。陷心则神明失守，昏迷、谵妄；陷肝则肝风内动,抽搐痉厥,口噤项强,两目上视。

治法:平肝息风,开肺豁痰。

方药:羚角钩藤汤合牛黄清心丸加减。羚角片(先煎)4g,钩藤(后入)9g,霜桑叶6g,滁菊花5g,生地黄10g,生白芍9g,川贝母10g,淡竹茹15g,茯神6g,炙甘草3g。

用法:每日1剂,水煎服。

方解:羚羊角、钩藤平肝息风,茯神安神定志,白芍、甘草、生地黄滋阴缓急。

加减:昏迷、痰多者,加郁金、胆南星、天竺黄,以化痰开窍;高热、神昏者,加安宫牛黄丸,以清心开窍。

(二)单方验方

板蓝根、大青叶、金银花各15g,百部、桑白皮各6g,玄参9g,甘草3g。每日1剂,水煎服。适用于病毒性肺炎。

(三)中成药

(1)小儿肺热咳喘口服液:每次10～20ml,每日2～3次,口服。适用于热邪犯肺、咳嗽痰多。

(2)儿童清肺口服液:每次5～10ml,每日2～3次,口服。适用于小儿肺经痰热、咳嗽气促、痰多黏稠。

(3)小儿清热止咳口服液/合剂:1～2岁每次3～5ml,3～5岁每次5～10ml,6～14岁每次10～15ml。均为每日3次,口服,用时摇匀。适用于痰热闭肺证。

(4)小儿清热利肺口服液:1～2岁每次3～5ml,3～5岁每次5～10ml,6～14岁每次10～15ml。均为每日3次,口服。适用于小儿风热闭肺证。

(5)小儿咳喘灵口服液:2岁以内每次5ml,3～4岁每次7.5ml,5～7岁每次10ml。均为每日3～4次,口服。适用于痰热闭肺证。

（四）食疗方

（1）冬瓜子15g，白果、杏仁各10g。冬瓜子、白果、杏仁均捣烂，水煎，运河渣取汁代茶饮。适用于小儿肺炎痰热证。

（2）白萝卜100g，杏仁10g，生姜5g。白萝卜洗净，切碎；杏仁打碎；生姜切丝。将其同入锅内，加水适量煎20分钟，去渣取汁，加红糖调味。早晚各1次温饮。适用于小儿肺炎咳喘。

（3）青橄榄30～60g，白萝卜100g，糯米50g。橄榄洗净，去核；白萝卜洗净，切片。将橄榄、白萝卜与糯米一同入水熬粥。早晚餐食用。适用于小儿肺炎，症见发热，咳嗽，痰黄稠黏。

（4）杏仁6g，猪肺250g。将猪肺反复用清水漂洗干净，切块。然后连同南杏一同煲1小时，适当调味。喝汤，食猪肺。适用于小儿肺炎。

（5）鲜海蜇50～100g，荸荠100～150g。将鲜海蜇洗净，切丝；荸荠洗净，去皮，切成丝。将其共入锅煮成汤，温饮。诸味煎汤服食。用于小儿肺炎。

（6）白萝卜60g，杏仁10g，猪肺200g。白萝卜、猪肺洗净、切碎，杏仁打碎，同入锅内，加水适量炖至熟烂，调味。每日早晚各食用1次。适用于小儿肺炎。

（五）其他疗法

1. 西医疗法

（1）抗生素治疗：肺炎链球菌感染首选青霉素，金黄色葡萄球菌感染首选苯唑西林钠，大肠埃希菌感染首选头孢曲松钠，肺炎支原体和衣原体感染首选红霉素。

（2）对症治疗：咳嗽者，给予小儿止咳糖浆等；呼吸困难者，给予氧气吸入；高热者，酌情给予物理降温或解热药物；烦躁不安者，可给予适量镇静药物。

（3）激素治疗：严重憋喘或呼吸衰竭、全身中毒症状明显、合并感染性休克及出现脑水肿者，可应用糖皮质激素，一般可选用琥珀酸氢化可的松或地塞米松。

（4）并发症治疗：发生感染性休克、脑水肿、心肌炎者，应及时予以相应处理。脓气胸者，应进行穿刺或胸腔闭式引流。贫血、营养不良者，给予相应治疗。

2. 针刺疗法　主穴：尺泽、孔最、列缺、合谷、肺俞、足三里穴。痰热闭肺者，配少商、丰隆、曲池、中脘；阳气虚脱者，配气海、关元、百会穴。

3. 贴敷疗法

（1）肉桂 12g，丁香 10g，川乌、草乌、乳香、没药各 6g，当归、红花、赤芍、川芎、透骨草各 15g。制成 10% 油膏，敷背部，每日 2 次，5～7 日为 1 个疗程。适用于肺部湿啰音久不消失者。

（2）大黄、黄柏、泽兰、侧柏叶、薄荷各等份。茶水调药末，外敷胸部啰音密集处，每日换药 1 次。适用于迁延性肺炎啰音不消失者。

（3）黄芩、黄连、大黄各等份。上药烘干，研细末，过筛后用酒调膏，敷胸背啰音密集处。具有退热，消啰音之功效。

（4）乳香、黄柏、天花粉、没药、樟脑、大黄、白芷、生天南星各等份。上药共研细末，以温食醋调和成膏状。置于纱布上，贴胸（上至胸骨上窝，下至剑突，左右以锁骨中线为界），每日 1～2 次。具有清热解毒，润肺的功效。

4. 雾化吸入　桑叶、知母各 15g，杏仁、前胡、白前各 10g，桔梗 6g，甘草 3g，金银花、鱼腥草各 20g。上药水煎制成雾化剂，超声雾化吸入，每次 10 分钟，每日 2 次，5～7 日为 1 个疗程。适用于风热闭肺证。

5. 拔罐疗法　取双侧肩胛下部，用拔罐法，每次 5～10 分钟。

每日1次,5日为1个疗程。适用于肺炎后期啰音不消失者。

三、预防调护

1. 预防

(1)搞好卫生,保持室内空气新鲜,冬春季节尽量少带易感儿去公共场所。

(2)气候寒暖不调时,随时增减衣服,防止感冒。

(3)加强体育锻炼,增强体质。

2. 调护

(1)适当休息,发热时要卧床休息。保持室内空气新鲜,温度和洁净度十分重要。室温最好保持20℃～26℃,定时通风。室内湿度50%～70%,利于痰液稀释而咳出,空气太干燥,痰液黏在气管壁上不易排出。避免对流风,避免煤气、尘烟、油气等刺激。

(2)加强营养,给予清淡、富含营养,容易消化的饮食,多食水果、蔬菜、鲜蛋、瘦肉、猪肝等。应少量多次喝水,水温不宜太热,以免刺激咽部。

(3)可酌情选用物理降温措施,如用30%～40%酒精擦浴。对营养不良、体弱者,可用40℃的温水擦浴降温。

(4)剧烈咳嗽时,最好将其抱起,使其上身呈45°,同时用手轻轻拍患儿的背部,使黏附在气管上的分泌物得以松劲,利于咳出。

(5)做好小儿思想工作,解除恐惧心理,尽量乐意接受药物治疗。

(6)发现烦躁不安、面色发灰、喘憋出汗、口周发绀、脉搏明显加快,应立即报告医生,及时处理。

(7)注意加强锻炼,根据气候变化适当增减衣服,预防感冒。平时注意穿衣盖被均不宜太厚。夜间咳嗽加重可稍抬枕头,减少患儿胃食管反流对咽喉部刺激。

第四节 哮 喘

哮喘是小儿时期的常见肺系疾病,哮指声响,喘指气息,哮必兼喘,故通称哮喘。临床以发作性喉间哮鸣气促,呼气延长,严重者不能平卧,呼吸困难,张口抬肩,口唇青紫为特征。常在清晨与夜间发作,症状可经治疗或自行缓解。本病包括了西医学所称喘息性支气管炎、支气管哮喘。本病发作有明显的季节性,以冬季及气温多变季节发作为主,年龄以 1～6 岁多见。95％的发病诱因为呼吸道感染,发病有明显的遗传倾向,起病愈早遗传倾向愈明显。大多数患儿可经治疗缓解或自行缓解,在正确的治疗和调护下,随年龄的增长,大都可以治愈。但若失于防治,可屡发屡止,延及成年,甚至遗患终身。

一、诊断要点

1. 诊断标准

(1)婴幼儿及儿童哮喘诊断标准

①年龄＜3 岁,喘息发作≥3 次。

②发作时双肺闻及呼气相哮鸣音,呼气相延长。

③具有特应性体质,如过敏性湿疹、过敏性鼻炎等。

④父母有哮喘病等过敏史。

⑤除外其他引起喘息的疾病。

凡具有以上第①、②、⑤条即可诊断哮喘。如喘息发作 2 次,并具有第②、⑤条,诊断为可疑哮喘或喘息性支气管炎。如同时有第③条和第④条时,可考虑给予哮喘治疗性诊断。

(2)咳嗽变异性哮喘诊断标准(儿童年龄不分大小)

①咳嗽持续或反复发作＞1 个月,常在夜间和(或)清晨发作,运动后加重,痰少,临床无感染征象,或经长期抗生素治疗无效。

②气管舒张剂治疗可使咳嗽发作缓解（基本诊断条件）。

③有个人过敏史或家族过敏史。

④变应原试验阳性可做辅助诊断。

⑤除外其他原因引起的慢性咳嗽。

2. 辅助检查

（1）肺部听诊：两肺满布哮鸣音，呼气延长。哮喘如有继发感染或为哮喘性支气管炎，可闻及粗大湿啰音。

（2）血常规检查：支气管哮喘，白细胞总数正常，嗜酸性粒细胞可增高；伴肺部感染时，白细胞总数及中性粒细胞可增高。

3. 鉴别诊断

（1）急性感染性喉炎（急喉瘖）：本病初起仅表现发热、微咳，当患儿哭叫时可闻及声音嘶哑，病情较重时可闻犬吠样咳嗽及吸气性喉鸣。

（2）肺炎：哮喘以咳嗽、气喘、呼气延长为主症，多数不发热，常反复发作，多有过敏史，两肺听诊以哮鸣音为主要症状；肺炎以发热、咳嗽、痰壅、气急、鼻翼翕动为主要症状，多数发热，两肺听诊以固定湿啰音为主，X线检查见肺纹理增多、紊乱，肺部透亮度降低或增强，可见小片状、斑片状阴影，也可出现不均匀的大片状阴影。

4. 中医辨证要点

（1）辨虚实：哮喘辨证主要从寒热虚实和肺、脾、肾三脏入手。发作时哮吼痰鸣，喘急倚息，以邪实为主；缓解期哮喘已平，出现肺、脾、肾三脏不足，则以正虚为主。可从病程长短及全身症状轻重，辨别哮喘虚实。气短多汗，易患感冒多为气虚；形寒肢冷面白，动则心悸为阳虚；消瘦盗汗，面色潮红为阴虚。

（2）辨寒热：咳嗽气喘，咳出白稀痰、泡沫痰，形寒，肢冷，舌淡，苔薄或白腻，属寒喘；咳出黄黏痰，身热面赤，口渴引饮，舌红，苔黄，属热喘。

二、治疗

本病的治疗,发作期当攻邪以治其标,分辨寒热虚实、寒热夹杂分别随证施治。缓解期治以扶正,调其脏腑功能。由于哮喘的病因复杂,采用多种疗法综合治疗,除口服药外,雾化吸入、贴敷、针灸疗法,以及配合环境疗法、心身疗法可增强疗效。

(一)辨证治疗

1. 发作期

(1)寒性哮喘

症候:咳嗽气喘,喉间有哮鸣音,痰多白沫,形寒,无汗,鼻流清涕,四肢欠温,面色晦滞,舌淡红,苔白滑,脉浮滑。

病机:风寒外束,痰湿阻肺。风寒在表,故恶寒无汗,鼻流清涕;痰湿内阻,阳气不能宣畅,故面色淡白;湿痰阻络,气道受阻,故咳嗽气喘,吐白沫痰;痰气相搏,喉间可闻哮鸣音。

治法:温肺散寒,涤痰开壅。

方药:小青龙汤合三子养亲汤加减。麻黄 6g,白芍 6g,细辛 1g,干姜 6g,炙甘草 3g,桂枝 6g,五味子 3g,制半夏 6g,紫苏子、白芥子、莱菔子各 5g。

用法:每日 1 剂,水煎服。

方解:麻黄、桂枝宣肺散寒,细辛、干姜温肺化饮,白芥子、紫苏子、莱菔子行气化痰,白芍、五味子敛肺平喘。

加减:咳甚者,加紫菀、款冬花,以化痰止咳;哮吼甚者,加地龙、僵蚕,以化痰解痉;气逆者,加代赭石,以降气;便秘者,加全瓜蒌,以通腑涤痰。

(2)热性哮喘

症候:咳嗽哮喘,声高息涌,咳痰稠黄,喉间哮吼痰鸣,胸膈满闷,身热,面赤,口干,咽红,尿黄便秘,舌质红,苔黄腻,脉滑数。

病机:外感风热,引动伏痰,蕴阻肺络。肺气失肃,故咳逆气急,喉中哮吼痰鸣,胸膈闷满,呼气延长;肺内有热,故发热面赤,苔黄腻;肺实则腑气不降,则粪便干燥,为痰热蕴肺的实证。痰热内盛是本证的关键。

治法:清热泄肺,涤痰开壅。

方药:麻杏石甘汤合苏葶丸加减。麻黄、杏仁各 6g,炙甘草 3g,生石膏 10g,前胡 6g,黄芩 6g,草河车 6g,葶苈子 6g,紫苏子 6g,桑白皮 6g,射干 5g,瓜蒌皮 6g,枳壳 6g。

用法:每日 1 剂,水煎服。

方解:麻黄、杏仁、前胡宣肺止咳,生石膏、黄芩、草河车清肺解热;葶苈子、紫苏子、桑白皮泄肺平喘;射干、瓜蒌皮、枳壳降气化痰。

加减:喘急者,加地龙、僵蚕,以清热解痉、涤痰平喘;痰多者,加胆南星、竹沥,以豁痰降气;咳甚者,加炙百部、炙款冬花,以宣肺止咳;热重者,选加栀子、虎杖、鱼腥草,以清热解毒;咽喉红肿者,选加山豆根、板蓝根,以解毒利咽;便秘者,加瓜蒌仁、枳实、大黄,以降逆通腑。若表证不著,喘息咳嗽,痰鸣,痰色微黄者,可选用定喘汤加减,方中银杏与麻黄相伍可敛肺平喘。

(3)外寒内热

症候:恶寒发热,鼻塞喷嚏,流清涕,咳痰黏稠色黄,口渴引饮,粪便干结,舌红,苔薄白,脉滑数。

病机:表寒未清,内已化热。风寒在表故见恶寒发热,打喷嚏,流清涕;口渴引饮,吐痰黏稠色黄,便秘为里有痰热之象。

治法:解表清里,定喘止咳。

方药:大青龙汤加减。炙麻黄、桂枝各 5g,杏仁、白前、黄芩、防风各 6g,生石膏 15g(先煎),生姜 3 片,大枣 4 枚,炙甘草 1g。

用法:每日 1 剂,水煎服。

方解:炙麻黄、桂枝散寒解表和营,杏仁平喘,生石膏、黄芩清泄肺热,甘草和中。

加减:热重者,加栀子、鱼腥草、虎杖,以清其肺热;咳嗽重者,加桑白皮、前胡、紫菀,以肃肺止咳;喘促甚者,加射干、桑白皮,以泄肺平喘;痰热重者,加地龙、黛蛤散、竹沥,以清化痰热。

(4)肺实肾虚

症候:病程较长,哮喘持续不已,动则喘甚,面色欠华,小便清长,常伴咳嗽、喉中痰吼,舌淡苔薄腻,脉细弱。

病机:正虚邪恋,虚实夹杂。痰热阻肺,肺气失宣,故咳嗽,喉间痰吼;肾虚不纳,故病程迁延,哮喘反复,动则喘甚。

治法:泄肺补肾,标本兼顾。

方药:射干麻黄汤合都气丸加减。射干 6g,麻黄 6g,生姜 5g,细辛 1g,紫菀 6g,款冬花 6g,大枣 3 枚,制半夏 6g,五味子 3g,山茱萸 5g,熟地黄 6g,怀山药 6g,茯苓 6g。

用法:每日 1 剂,水煎服。

方解:麻黄、射干平喘化痰,半夏、款冬花、紫菀清肺化痰,细辛、五味子敛汗平喘,山茱萸、熟地黄益肾,怀山药、茯苓健脾化痰。

加减:动则气短难续者,加核桃仁、紫石英、诃子,以摄纳补肾;畏寒肢冷者,加补骨脂、附片,以行气散寒;痰多色白、屡吐不绝者,加白果、芡实,以补肾健脾化痰;发热、咳痰黄稠者,加黄芩、冬瓜子、金荞麦,以清泄肺热。

2. 缓解期

(1)肺脾气虚

症候:气短多汗,咳嗽无力,常见感冒,神疲乏力,形瘦纳差,面色苍白,便溏,舌淡,苔薄白,脉细软。

病机:肺卫不固,脾运失调。肺主表,卫表不固故多汗,易感冒;肺主气,肺虚则气短,咳嗽无力;脾主运化,脾虚运化失健故纳差,便溏,失于充养则形瘦。

治法:健脾益气,补肺固表。

方药：人参五味子汤合玉屏风散加减。白参 2g，白术 5g，茯苓 3g，五味子 1g，麦冬 3g，甘草 2g，防风 3g，黄芪 6g，白术 6g，制半夏 3g，橘红 1.5g。

用法：每日 1 剂，水煎服。

方解：白参、五味子补气敛肺；茯苓、白术健脾补气；黄芪、防风益气固表；半夏、橘红化痰止咳。

加减：汗出甚者，加煅龙骨、煅牡蛎，以固涩止汗；喷嚏频作者，加辛夷、蝉蜕，以祛风宣窍；痰多者，加僵蚕、远志，以化痰止咳；腹胀者，加枳壳、槟榔、莱菔子，以理气降气；纳谷不香者，加焦神曲、炒谷芽、焦山楂，以消食助运；便溏者，加怀山药、炒扁豆，以健脾化湿。

（2）脾肾阳虚

症候：面色㿠白，形寒肢冷，脚软无力，动则气短心悸，腹胀纳差，大便溏稀，舌淡苔薄白，脉细弱。

病机：脾肾两虚，摄纳无权。脾虚失运则见腹胀纳差，大便溏稀；肾虚失纳，见面色㿠白，形寒肢冷，脚软无力，动则气短。

治法：健脾温肾，固摄纳气。

方药：金匮肾气丸加减。制附子 3g，肉桂 1g，鹿角片 3g，山茱萸、熟地黄、淫羊藿、怀山药、茯苓、白术、核桃仁各 6g，五味子、银杏各 5g。

用法：每日 1 剂，水煎服。

方解：制附子、肉桂、鹿角片温补肾阳；山茱萸、熟地黄、淫羊藿补益肝肾；怀山药、茯苓、白术健脾益气；核桃仁、五味子、银杏敛气固摄。

加减：虚喘明显者，加蛤蚧、冬虫夏草，以补肾纳气；咳甚者，加款冬花、紫菀，以止咳化痰；夜尿多者，加益智仁、菟丝子、补骨脂，以补肾固摄。

（3）肺肾阴虚

症候：面色潮红，咳嗽时作，甚而咯血，夜间盗汗，消瘦气短，手足心热,夜尿多,舌红苔花剥,脉细数。

病机:肺肾两亏,阴虚内热。久病肺肾两亏,故消瘦气短,咳嗽时作,夜尿多;阴虚内热,故面色潮红,夜间盗汗,手足心热。

治法:养阴清热,补益肺肾。

方药:麦味地黄丸加减。麦冬、北沙参、百合、山茱萸、熟地黄、枸杞子、怀山药、紫河车各6g,牡丹皮、五味子各5g。

用法:每日1剂,水煎服。

方解:麦冬、北沙参、百合润养肺阴;五味子益肾敛肺;山茱萸、熟地黄、枸杞子、怀山药、紫河车补益肾阴;牡丹皮清热。

加减:盗汗甚者,加知母、黄柏,以育阴清热;呛咳不爽者,加百部、款冬花,以润肺止咳;潮热者,加鳖甲、地骨皮,以清其虚热。

(二)单方验方

(1)陈皮、清半夏各8g,党参、白术、云茯苓各10g,甘草4g。每日1剂,水煎服。

(2)炙麻黄3g,桂枝6g,干姜3g,细辛1g,五味子6g,甘草2g,白芍6g。每日1剂,水煎服。适用于风寒咳喘。

(3)汉防己6g,杏仁6g,甜葶苈子4g。每日1剂,水煎服。适用于痰热哮喘。

(4)太子参8g,云茯苓6g,白术8g,炙麻黄6g,紫苏子8g,陈皮5g,清半夏6g。每日1剂,水煎服。适用于痰湿哮喘。

(5)炙麻黄3~6g,杏仁4~6g,生石膏9~18g,甘草3~5g。每日1剂,水煎服。

(三)中成药

(1)小儿咳喘灵口服液:2岁以内每次5ml,3~4岁每次7.5ml,5~7岁每次10ml。均口服,每日3~4次。适用于热性哮喘。

（2）小儿珍贝散：2 岁以下每次 0.15～0.3g，3～5 岁每次 0.3～0.6g，6～12 岁每次 0.6～0.9g。用温开水送服或用糖水调服，每日 3 次。适用于小儿气管炎、支气管炎、哮喘性支气管炎。

（3）桂龙咳喘胶囊：每次 10g，每日 2 次，口服。适用于热性哮喘。

（4）固本咳喘片：每次 2～3 片，每日 3 次，口服。固摄止喘。适用于痰涎壅盛，久咳不愈者。

（5）小青龙口服液：每次 10ml，每日 2 次，口服。适用于寒性哮喘。

（6）哮喘颗粒：每次 10g，每日 2 次，开水冲服。适用于热性哮喘。

（7）百花定喘片：每次 2～4 片，每日 2 次，口服。适用于肺热阴伤证。

（8）桂龙咳喘宁：每次 2 粒，每日 3 次，口服。适用于寒热错杂，肾气不足者。

（9）蛤蚧定喘片：每次 2～4 片，每日 2 次，口服。适用于肺肾两虚，阴伤痰热者。

（10）河车大造丸：每次 3～6g，每日 3 次，口服。适用于肺肾阴虚证。

（四）食疗方

（1）连蒂鲜嫩丝瓜数根。将丝瓜切碎，洗净，水煎。代茶饮。适用于小儿哮喘。

（2）核桃（连皮、捣烂）、麦芽各适量。水煎取汁，临睡前代茶饮。适用于小儿哮喘。

（3）芝麻秸适量，豆腐 30g。将芝麻秸放在瓦上烧存性，研细末，备用。取刚做好的新鲜豆腐蘸芝麻秸末食用。适用于小儿哮喘，尤其是热哮喘、过敏性哮喘。

(4)小西瓜1个,蜂蜜50g,冰糖50g。将西瓜洗净,切下蒂部(约10cm)做盖,用汤匙挖去少量瓜瓤。将冰糖略砸碎,与蜂蜜同装入西瓜内,加盖,置大碗内,隔水蒸1小时后取出。吃瓜内糖水,每日1个,连吃7日。适用于小儿暑季哮喘,痰稠,舌红,苔黄,粪便干燥,渴喜冷饮,发热。

(5)梨1个,红糖适量。将梨核挖出,塞进红糖,放在火上煮,待糖溶成麦芽糖状时趁热食用。适用于小儿热喘。

(6)鹌鹑1只,黄酒、冰糖各适量。鹌鹑去毛、内脏,洗净,切块,入锅,加水、黄酒隔水炖,水沸后用小火连续炖4~6小时(随时加水,勿使烧干),至烂熟后,用冰糖调味。喝汤,吃肉,每日1只,连食7日为1个疗程。服后若觉舒适,可连食2~3个疗程。

(7)白果仁6~9g,蜂蜜适量。白果仁加水煮熟,再加蜂蜜,每晚睡前喝汤,食白果仁。适用于小儿哮喘。

(8)小冬瓜1个,冰糖150g。冬瓜剖开,不去瓤,将冰糖置于冬瓜里面,合好蒸熟,连食7日。适用于小儿热哮。

(五)其他疗法

1. 西医治疗

(1)急性发作期

①糖皮质激素。必可酮每次吸50μg;普米克气雾剂每次吸200μg;普米克粉剂每次吸100μg。以上剂量按需使用。口服多用泼尼松,每日1~2mg/kg(每日最大量40mg),分2~3次口服,3~5日短程使用。

②β₂受体激动药。沙丁胺醇(舒喘宁)每揿100μg,每次1~2揿,每日3~4次;特布他林(博利康尼,喘康速)每揿250μg,每次1~2揿,每日3~4次;0.5%沙丁胺醇水溶液每次0.01~0.03ml/kg(最大量1ml),用2~3ml生理盐水稀释,4~6小时雾化吸入1次。以上为快速短效剂型。长效吸入剂型有:沙美特罗每次50μg,每日2

次；福莫特罗每次 4.5μg，每日 2 次。后者起效迅速，可按需用于急性发作时治疗。

③氨茶碱。每次 4～6mg/kg，6 小时 1 次口服；缓释片（茶喘平），每次 8～12.5mg/kg，每日 1～2 次。氯茶碱首次 3～5mg/kg，于 20～30 分钟静脉滴注，继以每小时 0.8～1mg/kg 静脉滴注维持。

④抗胆碱能药物。异丙托溴铵气雾剂每揿 20μg，每次 20～40μg，每日 3～4 次；异丙托溴铵溶液每次 125～250μg，每日 1～2 次，经雾化泵吸入。

（2）哮喘持续状态：哮喘发作时出现严重的呼吸困难，在合理应用拟交感神经药物和茶碱类药物仍不见缓解，应诊断为哮喘持续状态。

治疗措施如下：保持患儿安静，必要时可用水合氯醛灌肠，给予吸氧，补充液体和纠正酸中毒。静脉注射甲泼尼龙可在 2～3 日控制气道炎症。亦可静脉滴注氨茶碱、β_2 受体激动药吸入或静脉注射给药以缓解支气管痉挛。出现严重持续性呼吸困难者（吸入 40%氧气青紫仍无改善，动脉血二氧化碳分压 ≥ 65mmHg），应行机械呼吸。

（3）缓解期

①色甘酸钠。气雾剂每揿 1mg，每次 2mg，每日 3～4 次；干粉剂吸入每粒 20mg，每次 20mg，每日 3～4 次。疗程至少在 1 个月以上。预先吸入 β_2 受体激动药后再吸入该药，可避免偶可发生的咳嗽与喘鸣的诱发和加重。

②酮替芬。3 岁以下每次 0.5mg，3 岁以上每次 1mg，每日 2 次，口服，疗程超过 3 个月。

③糖皮质激素。如丙酸倍氯米松气雾剂、布地奈德气雾剂吸入。在急性期规范化治疗的 4 个月后，缓解期长期、规则地以维持量吸入，是治疗气道炎症的有效手段，疗程需 2 年。

④白三烯受体拮抗药。如孟鲁司特,2～5 岁 4mg,6～14 岁 5mg,14 岁以上 10mg。每晚 1 次,口服。

⑤提高机体免疫力。根据免疫功能检查结果,选用增强细胞免疫、体液免疫和非特异性免疫的药物,如转移因子、胸腺素、胎盘肽、左旋咪唑、丙种球蛋白、卡介苗素等。

2. 针灸疗法 发作期,取定喘、天突、内关穴。咳嗽痰多者,加膻中、丰隆穴。缓解期,取大椎、肺俞、足三里、肾俞、关元、脾俞穴。每次取 3～4 穴,轻刺加灸,隔日 1 次。在好发季节前做预防性治疗。

3. 贴敷疗法 白芥子、延胡索各 21g,甘遂、细辛各 12g。共研细末,分成 3 份,每隔 10 日使用 1 份。用时取药末 1 份,加生姜汁调稠如 1 分钱币大,分别贴在肺俞、心俞、膈俞、膻中穴,贴 2～4 小时揭去。若贴后皮肤发红,局部出现小疱疹,可提前揭去。贴药时间为每年夏日的初伏、中伏、末伏 3 次,连用 3 年。

4. 推拿疗法 以双手拇指指腹按压大椎及其上下、左右各 1 寸处(共 5 个部位),或用手指(3 指或 5 指并拢)叩击,频率为60～80 次/分,指力逐渐增加,用泻法,每次操作 10～15 分钟,每日 1 次。待病情控制后,改为 3 日 1 次,连治 1 个月,以巩固疗效。

三、预防调护

1. 预防

(1)重视预防复发,避免各种诱发因素,适当进行体育锻炼,增强体质。

(2)注意气候影响,做好防寒保暖工作。尤其气候转变或换季时,要预防感冒诱发哮喘。有外感病症要及时治疗。

(3)发病季节,防止活动过度和情绪激动,以免诱发哮喘。

(4)日常生活中要控制尘螨,"螨"是引发某些小儿哮喘的元凶,宜用不通透的床罩将床垫包起来。包裹枕头或每周清洗枕套。

用55℃的水每周洗涤床上用品。避免在纤维纺织包装的家具上睡觉或平卧。移去室内的地毯。室内湿度<50％。用化学物质(杀虫剂)杀死螨或改变室内螨抗原。

(5)移去动物过敏源,因为啮齿动物和鸟类产生的皮屑、尿和唾液均能引起过敏反应。

(6)避免引起哮喘的食物,如亚硫酸盐类(通常为食物和药品的防腐剂),哮喘发作时,应避免鱼腥等发物,以清淡饮食为主,在缓解期再根据患儿体质情况,进行饮食进补,平时尽量避免冷饮。

(7)控制空气污染,如烟草、喷雾剂、挥发性有机化合物(擦光剂、油漆等),尽量不到杨、柳、松、柏、槐、桦等树木花粉多的地方。

(8)避免服用加重哮喘的药物,如阿司匹林、布洛芬等。

2. 调护

(1)因一些患儿在运动后症状加重,家长对患儿参加体育运动没有信心,因此家长宜打消思想顾虑,协助患儿选择适当的体育运动、循序渐进,逐渐增加运动量,以增强体质,减少呼吸道感染。但运动不宜剧烈,以免诱发哮喘发作。

(2)哮喘发作时要卧床休息,抬高床头,使患儿半卧位,以利于呼吸。

(3)哮喘发作时,家长陪伴患儿身边,使其保持平静,并提供一定的娱乐活动,以分散患儿的注意力,同时鼓励其做缓慢的深呼吸运动。

(4)哮喘发作时,及时按医生预订的治疗计划给药,并观察药物疗效及不良反应。

(5)鼓励哮喘发作的患儿多饮水,并轻轻叩击背部以利于咳出痰液。对患儿应注意观察,避免痰液堵塞气管,引起窒息危及生命。

(6)哮喘多发作在夜间,故应加强夜间观察,以期早发现疾病变化。

（7）哮喘发作时，请与医务人员保持联系；疾病加重时，及时送医院治疗。

（8）家长必须摸索小儿哮喘的发病规律，寻找有关的诱发因素，并设法避免这些致敏物及其他因素。同时，必须学会仔细观察病情变化，详细记录"哮喘日记"，对病情做出自我评价，及时调整药物，以控制和预防哮喘发作。

（9）大多数哮喘患儿通过试验可以找出过敏源，以便日后生活中尽量避免接触。支气管哮喘是一种变态反应性炎症，单用支气管扩张药是不够的，甚至是有害的。应该用糖皮质激素为主的药物来抑制炎症反应，再配合平喘药治疗哮喘才是合理的、有效的方法。

第五章 心系疾病

　　心系疾病病位主要在心。心位于胸中,开窍于舌,其华在面,为君主之官。心主血脉,主神志,主汗液,是维持人体生命活动的根本所在。心要维持人体正常生理功能,必须与其他脏腑协作。小儿具有"心常有余"的生理特点,在生理上有利于智慧的发育。病理状态下,可以出现心火炽盛。同时,小儿阴阳二气皆不足,因而又易出现心阴虚、心气虚,甚至心阳虚衰等病理改变。心火炽盛可以上熏口舌,引起口疮舌炎等;亦可下移于小肠,发生淋证等。由病毒引发的小儿病毒性心肌炎等疾病也应予以足够的重视。

第一节 紫　癜

　　紫癜亦称紫斑,为儿童常见的出血性疾病之一。紫癜是以血液溢于皮肤、黏膜之下,出现瘀点瘀斑、压之不褪色为临床特征的疾病,常伴鼻衄、齿衄,甚则呕血、便血、尿血。常见于西医学之过敏性紫癜和特发性血小板减少性紫癜。过敏性紫癜发病年龄多为2岁以上,尤以学龄儿童多见,性别差异不显著,一年四季均可发生,但以春秋季发病较多。特发性血小板减少性紫癜发病可见于小儿各年龄时期,分为急性型、慢性型,一年四季均可发生,死亡率约1%,主要致死原因为颅内出血。本病属于中医学血证范畴,中医古籍中所记载的"葡萄疫""肌衄""紫癜风"等病症,与本病有相似之处。

一、诊断要点

　　1. 临床表现　本病发病多较急,出血为其主症。除皮肤、黏膜出现紫癜外,常伴鼻衄、齿衄、呕血、便血、尿血等。出血严重者,可见面色苍白等血虚症状,甚则发生虚脱。

2. 辅助检查

(1)过敏性紫癜:血小板计数正常或升高;出、凝血时间正常,血块收缩试验正常;部分患儿毛细血管脆性试验阳性,血沉轻度增快。肾脏受累者尿液检查与肾小球肾炎类似。粪便隐血试验可呈阳性。

(2)特发性血小板减少性紫癜:血小板计数显著减少,出血时间延长,血块收缩不良,束臂试验阳性。骨髓巨核细胞增多或正常,幼稚型和(或)成熟未释放型巨核细胞比例增加。血清中可检出抗血小板抗体。

3. 鉴别诊断 应注意鉴别本病是过敏性紫癜还是血小板减少性紫癜。

(1)过敏性紫癜:发病前可有上呼吸道感染或服食某些药物、食物等诱因。紫癜多见于下肢伸侧及臀部、关节周围。为高出皮肤的鲜红色至深红色丘疹、红斑或荨麻疹,大小不一,多呈对称性,分批出现,压之不褪色。可伴有腹痛、呕吐、血便等消化道症状,游走性大关节肿痛及血尿、蛋白尿等。血小板计数,出血、凝血时间,血块收缩时间均正常。应注意定期复查尿常规,常有镜下血尿、蛋白尿。

(2)血小板减少性紫癜:皮肤黏膜见瘀点、瘀斑。瘀点多为针头样大小,一般不高出皮面,多不对称,可遍及全身,但以四肢及头面部多见。可伴有鼻衄、齿衄、尿血、便血等。严重者可并发颅内出血。血小板计数明显减少,出血时间延长,血块收缩不良,束臂试验阳性。

4. 中医辨证要点 小儿紫癜的辨证,以八纲辨证为纲,并应注意辨证与辨病相结合。

(1)辨虚、实、瘀:主要根据患儿的起病、病程、紫癜颜色等表现辨识。紫癜起病较急,色泽鲜明,多属实证;起病缓慢,病情迁延,长期反复出血,紫癜反复出没,色暗淡,多属虚证;若同时见腹痛,关节肿痛,舌质紫,提示夹气滞血瘀。

(2)辨轻、重:根据紫癜的疏密、多少、是否伴有其他部位的出血、出血的轻重,以及有无其他伴随症候辨别。紫癜稀疏而少,除皮肤紫癜外无其他部位出血及腹痛、关节痛等伴随症状,多属轻症;出血量多,出现面色苍白、四肢厥冷、脉微细等症状,则属虚脱危症。

(3)辨证与辨病结合:过敏性紫癜早期多为风热伤络,血热妄行,常兼见湿热痹阻或热伤胃络,后期多见阴虚火旺或气不摄血。血小板减少性紫癜急性型多为血热妄行,慢性型多为气不摄血或阴虚火旺。

二、治　疗

实证以清热凉血为主,随证配用祛风通络、缓急和中;虚证以益气摄血、滋阴降火为主。紫癜为离经之血,皆属瘀血,故常加用活血化瘀之品。临证需注意证型之间的相互转化或同时并见,治疗时要分清主次,统筹兼顾。

过敏性紫癜早期多为风热伤络,血热妄行,常兼见湿热痹阻或热伤胃络,后期多见阴虚火炎。血小板减少性紫癜急性型多为血热妄行,慢性型多为气不摄血或阴虚火炎。

(一)辨证治疗

1. 风热伤络

症候:起病较急,皮肤瘀点瘀斑尤多见于下肢及臀部,对称分布,色泽鲜红,大小形态不一,或伴痒感,伴发热,微恶风寒,咳嗽,咽红,或腹痛,便血,或尿血,舌质红,苔薄黄,脉浮数。

病机:风热之邪外感,内窜血络则皮肤紫癜散发;热为阳邪,故紫癜色泽鲜明,风盛则有痒感;风热与湿邪相搏,结于关节,郁于肠间,则关节肿痛,腹部疼痛;风热灼伤下焦血络,则可见尿血。舌红,苔薄黄,脉浮数为风热之象。

治法:疏风清热,凉血止血。

方药:连翘败毒饮加减。薄荷、防风、牛蒡子,连翘、栀子、黄芩、升麻、玄参、桔梗、当归、赤芍各6g,红花3g。

用法:每日1剂,水煎服。

方解:薄荷、防风、牛蒡子疏风散邪,连翘、栀子、黄芩、升麻清热解毒,玄参、桔梗养阴清热,当归、赤芍、红花养血活血。

加减:皮肤瘙痒者,加浮萍、蝉蜕、地肤子,以祛风止痒;腹痛者,加甘草,以缓急和中;关节肿痛者,加三七、牛膝,以活血祛瘀;尿血者,加小蓟、白茅根、藕节炭,以凉血止血。

2. 血热妄行

症候:起病急骤,皮肤出现密集瘀点瘀斑,色泽鲜红,或伴呕血、腹痛、关节痛、便血、尿血,或发热,心烦口渴,舌质红绛,苔黄燥,脉数有力。

病机:热毒壅盛,迫血妄行,灼伤络脉,血液外渗,故见皮肤瘀点瘀斑,色泽鲜红;血随火升,上出清窍则鼻衄;胃络受损则齿衄;邪热损伤胃肠脉络则腹痛、呕血、便血;热毒下注膀胱则尿血;发热、心烦、口渴、便秘均为热毒内盛、血分郁热之象。舌红,脉数有力是血分热盛之象。

治法:清热解毒,凉血止血。

方药:犀角地黄汤加减。水牛角(先煎)30g,生地黄10g,牡丹皮6g,赤芍10g,紫草10g,玄参10g,炒黄芩10g,甘草各6g。

用法:每日1剂,水煎服。

方解:犀角(用水牛角代)清心凉血,生地黄凉血养阴,牡丹皮、赤芍活血散瘀,紫草、玄参凉血止血,黄芩、生甘草清热解毒。

加减:伴有齿衄、鼻衄者,加炒栀子、白茅根,以凉血解毒;尿血者,加大蓟、小蓟,以凉血止血;粪便带血者,加地榆炭、槐花,以收敛止血;腹中作痛者,重用白芍、甘草,以缓急止痛。若出血过多,突然出现面色苍白,四肢厥冷,汗出脉微者,为气阳欲脱,急用独参汤或参附汤回阳固脱;若气阴两衰者,则用生脉散以救阴生津,益气复脉。

3. 气不摄血

症候:发病缓慢,病程迁延,隐约散在,色泽淡紫,神疲倦怠,面色少华,食少纳呆,头晕心悸,舌质淡,苔薄白,脉细无力。

病机:禀赋不足,或紫癜屡发,脾气损伤,故病情反复,病程迁延;病久耗气,气虚摄血无力则紫癜反复发作,隐约散在,色泽淡紫;气虚血亏则神疲倦怠;脾气虚弱,运化不利则面色少华,食少纳呆;气虚血亏,不能荣养心脑则头晕心悸。

治法:健脾养心,益气摄血。

方药:归脾汤加减。党参、白术、茯苓、甘草、黄芪、当归、酸枣仁、阿胶、桂圆肉、木香各6g,生姜3g,大枣3枚。

用法:每日1剂,水煎服。

方解:党参、白术、茯苓、甘草健脾益气,合黄芪、当归补气生血,配远志、酸枣仁、桂圆肉养血宁心,佐木香醒脾理气补而不滞,生姜、大枣调和脾胃。

加减:出血不止者,加云南白药、蒲黄炭、仙鹤草、阿胶(烊化冲服),以和血止血养血;神疲肢软,四肢欠温,畏寒恶风,腰膝酸软,面色苍白者,为肾阳亏虚,加鹿茸、肉苁蓉、巴戟天,以温肾补阳。

4. 阴虚火旺

症候:紫癜时发时止,鼻衄齿衄,血色鲜红,低热盗汗,心烦少寐,粪便干燥,小便黄赤,舌光红,苔少,脉细数。

病机:阴虚火旺,灼伤血络,故紫斑时发时止;伤及阳络则齿衄、鼻衄;阴虚火旺则心烦少寐,低热盗汗;阴津亏耗则粪便干燥,小便黄赤。舌光红,苔少,脉细数为虚火内炽之象。

治法:滋阴降火,凉血止血。

方药:大补阴丸加减。熟地黄、龟甲各 10g,黄柏、知母、牡丹皮、牛膝、墨旱莲各 6g。

用法:每日 1 剂,水煎服。

方解:熟地黄、龟甲滋阴潜阳以制虚火,牛膝养阴凉血,墨旱莲凉血止血。

加减:鼻衄、齿衄者,加牡丹皮、白茅根、焦栀子,以凉血止血;低热者,加银柴胡、地骨皮、青蒿,以清虚热;盗汗者,加煅牡蛎、煅龙骨、浮小麦,以敛汗止汗。

(二)单方验方

1. 水牛角片 30～50g。煎汤,代茶饮,每日 1 剂。适用于血热妄行证。

2. 鲜白茅根 50g。煎汤,代茶饮。适用于过敏性紫癜伴尿血者。

3. 羊蹄根 9～15g。水煎服,每日 3 次。适用于血小板减少性紫癜。

4. 当归 10g,赤芍 10g,甘草 10g,桃仁 8g,牛蒡子 15g,防己 15g,茯苓 20g,泽泻 25g。以上 8 味中药加水煎服,每日 1 剂。具有疏风清热,化瘀消斑的功效。适用于小儿过敏性紫癜。

5. 牡丹皮 9g,赤芍 9g,生地黄 12g,黄芩 6g,炒栀子 9g,当归 9g,茜草 9g,槐花 9g。以上 8 味中药加水煎服,每日 1 剂。具有疏风清热,凉血消斑的功效。适用于小儿过敏性紫癜。

(三)中成药

(1)血康口服液:每次 5～10ml,每日 3 次,口服。用于血小板减少性紫癜。

(2)宁血糖浆:每次 5～10ml,每日 3 次,口服。适用于气不摄血证。

（3）雷公藤多苷片：每日 1～1.5mg/kg，分 3 次口服。适用于过敏性紫癜伴有肾脏损害。

（4）乌鸡白凤丸：每次 1/2 丸，每日 2 次，口服。适用于血小板减少性紫癜气不摄血证及阴虚火旺证。

（5）云南白药：每次 0.25g，2～5 岁每日 1 次，5～12 岁每日 2 次。均口服。适用于呕血、便血者。

（6）知柏地黄丸：每次 8 丸，每日 3 次，口服。适用于阴虚火旺证。

（7）归脾丸：每次 8 丸，每日 3 次，口服。适用于气不摄血证。

（四）食疗方

（1）黄花鱼鱼鳔 200g，墨旱莲 60g。鱼鳔及墨旱莲置砂锅内，加水慢火炖 1 日，时时搅拌，防止烧焦，使鱼鳔全部炖化，去渣。分 4 次饮，每日 2 次，连饮数剂。适用于血热妄行证和阴虚火炎证。

（2）枸杞子 10～15g，大枣 10 枚，党参 15g，鸡蛋 2 个。放砂锅同煮，蛋熟后去蛋壳取蛋，再煮片刻。食蛋，喝汤，每日或隔日 1 次，连食 1 周。适用于气不摄血证紫癜。

（3）生羊胫骨 1～2 根，大枣 10～20 枚，糯米适量。羊胫骨敲碎，加水适量煮 1 小时，去渣后加糯米、大枣，煮成稀粥。每日 2～3 次食用。适用于气不摄血证和阴虚火炎证。

（4）花生衣 5g，大枣 20g。水煎，代茶饮。适用于血小板减少性紫癜气不摄血证。

（5）赤小豆、生薏苡仁、生牡蛎各 30g，大枣 5 枚，生甘草 3g。以上 5 味加水煎，代茶饮，15 日为 1 个疗程。具有清热化湿，消肿止痛的功效。适用于紫癜关节肿痛。

（五）其他疗法

1. 针灸疗法

（1）主穴取曲池、足三里。备穴取合谷、血海。先刺主穴，效果不好加刺备穴。有腹痛者，加刺三阴交、太冲、内关穴。适用于过敏性紫癜。

（2）取八髎、腰阳关穴。艾炷隔姜灸，每穴灸45分钟，每日1次。适用于气不摄血证紫癜。

（3）先针膈俞、脾俞穴，呈45°向脊柱方向斜刺，快速进针，捻转提插，得气后留针5分钟；继针血海、三阴交穴，直刺得气后留针30分钟。每日1次，15日为1个疗程。适用于气不摄血证和阴虚火炎证紫癜。

2. 贴敷疗法 栀子末少许，塞两侧鼻孔。适用于血热妄行证见鼻出血者。

三、预防调护

1. 预防

（1）积极参加体育活动，增强体质，提高抗病能力，避免感冒。

（2）过敏性紫癜要尽可能找出引发的各种原因。积极防治上呼吸道感染，控制扁桃体炎、龋齿、鼻窦炎，驱除体内各种寄生虫，不吃容易引起过敏的饮食及药物。

（3）对特发性血小板减少性紫癜，要注意预防急性呼吸道感染、麻疹、水痘、风疹及肝炎等疾病，否则易于诱发或加重病情。

2. 调护

（1）急性期或出血量多时，要卧床休息，限制患儿活动，消除其恐惧紧张心理。

（2）避免外伤跌仆碰撞，以免引起出血。

（3）血小板计数$<20\times10^9$/L时，要密切观察病情变化，防止

各种创伤与颅内出血。

（4）饮食宜清淡，富于营养，易于消化。呕血、便血者应进半流饮食，忌硬食及粗纤维食物。忌辛辣刺激食物。血小板减少性紫癜患儿可多吃带衣花生仁、大枣等食物。

第二节　病毒性心肌炎

病毒性心肌炎是病毒侵犯心脏，以心肌局限性或弥漫性病变为主的疾病，有的可伴有心包或心内膜炎症改变。以神疲乏力，面色苍白，心悸，气短，肢冷，多汗为临床特征。近年来，病毒性心肌炎的发病率有增多的趋势。本病多见于3～10岁的儿童，一年四季均可发病。病毒性心肌炎常继发于感冒、麻疹、流行性腮腺炎、腹泻等病毒感染性疾病之后。中医学中尚无特定病名与本病相对应，属"心悸""怔忡""胸痹"范畴。

一、诊断要点

1. 临床表现

（1）主要指标

①急性心功能不全、慢性心功能不全或心脑综合征。

②有奔马律或心包炎表现。

③心脏扩大。

④心电图示明显心律失常，ST-T改变连续3日以上或运动实验阳性。

（2）次要指标

①发病同时或1～3周前有病毒感染史。

②有明显乏力、苍白、多汗、心悸、气短、胸闷、头晕、心前区痛、手足凉、肌痛等症状至少两项，婴儿可有拒食、发绀、四肢凉、双眼凝视等，新生儿可结合母亲流行病学史做出诊断。

③心前区第一心音明显低钝,或安静时心动过速。

④心电图轻度异常。

⑤病程早期血清酶活性增高,病程中抗心肌抗体增高。

凡具备主要指标 2 项或主要指标 1 项及次要指标 2 项(均需有心电图异常)者可临床诊断为心肌炎。有条件者做粪便、咽拭子或血液及心组织病原学检查,可确诊为病毒性心肌炎。无条件进行病毒学检查时,结合临床有病毒感染可考虑心肌炎由病毒引起。对不符合上述条件的疑似心肌炎,应做长期追踪观察。

2. 分期

(1)**急性期:**新发病,症状及检查阳性发现明显且多变,一般病程在 6 个月以内。

(2)**迁延期:**临床症状反复出现,客观检查指标迁延不愈,病程多在 6 个月以上。

(3)**慢性期:**进行性心脏增大,反复心力衰竭或心律失常,病情时轻时重,病程在 1 年以上。

3. 辅助检查

(1)**心电图:**常见 T 波倒置或降低,也可有 ST 段轻度移位;各种心律失常,以室性心律失常和房室传导阻滞多见。

(2)**血清肌酸激酶同工酶(CK-MB)测定:**病程早期活性增加。

(3)**心肌肌钙蛋白测定:**增加。

4. 鉴别诊断

(1)**风湿性心肌炎:**风湿性心肌炎亦可出现发热、心悸、头晕、心律失常等类似本病的表现,但病前 1~3 周多有链球菌感染史,风湿活动期表现明显,如发热、关节炎、皮下结节、环形红斑、血沉增快、抗链"O"滴度>500 单位,心电图 P-R 间期延长,病原学检测有助于鉴别。

(2)**中毒性心肌炎:**由非病毒性病原体(如细菌、真菌、立克次体、支原体等)的毒素引起,可有类似本病的胸闷、憋气、心悸、乏力等表现,但几乎均见其原发病的特殊临床表现,如大叶性肺炎、支原体肺炎、伤寒等,而且中毒症状明显,如高热、苍白、疲乏、白细胞及中性粒细胞增高等,以此鉴别。

5. 中医辨证要点 由于临床表现不一,症候错杂,辨证较为复杂。可根据临床表现,首先辨明虚实,其次辨别轻重。

(1)辨虚实:凡病程短暂,胸闷胸痛,气短多痰,或恶心呕吐,腹痛腹泻,舌红苔黄,属实证;病程长达数月,心悸气短,神疲乏力,面白多汗,舌淡或偏红,舌光少苔,属虚证。一般急性期以实证为主,迁延期、慢性期以虚证为主或虚实夹杂。

(2)识轻重:神志清楚,体态自如,面色红润,脉实有力者,病情轻;若面色苍白,气急喘息,四肢厥冷,口唇青紫,烦躁不安,脉微欲绝或频繁结代者,病情危重。

二、治　疗

以清热解毒,扶正祛邪,活血化瘀,温振心阳,养心固本为治疗原则。病初邪毒犯心者,治以清热解毒;湿热侵心者,治以清化湿热;气阴亏虚者,治以益气养心;心肾阳虚者,治以温补心肾;心脉瘀滞者,治以活血化瘀。

(一)辨证治疗

1. 邪毒犯心

症候:发热或低热延绵,或不发热,鼻塞流涕,咽红肿痛,咳嗽有痰,或腹痛腹泻,肌痛肢楚,短气心悸,胸闷胸痛,舌红苔薄,脉细数或结代。

病机:风热邪毒客于肺卫,邪正相争,则发热或低热延绵;外邪束表,肺失宣畅,故鼻塞流涕,咽红肿痛,咳嗽有痰;肺与大肠相表里,肺气不宣,大肠传化失司,中焦气机不畅,故腹痛腹泻;邪气与气血相搏,肌肤失养则肌痛肢楚;邪毒入里,侵及心脉,心失所养,则短气心悸,脉结代;心气不足,气滞血瘀,故胸闷胸痛。

治法:疏风清热,解毒护心。

方药:银翘散加减。金银花、连翘、淡豆豉、牛蒡子、薄荷、荆芥、桔梗、淡竹叶、芦根各 6g,炙甘草 3g。

用法:每日 1 剂,水煎服。

方解:金银花、连翘、薄荷、淡豆豉清热透表,贯众清热解毒、凉血活血。

加减:邪热炽盛者,加黄芩、栀子、生石膏;胸闷者,加枳壳、郁金;胸痛者,加丹参、红花;心悸、脉促者,加五味子、柏子仁、鸡血藤;咽痛红肿者,加山豆根、玄参、板蓝根。

2. 湿热侵心

症候:寒热起伏,全身酸痛,恶心呕吐,腹痛腹泻,面色晦暗,倦怠乏力,胸部憋闷,心悸气短,善太息,舌质红,苔黄腻,脉濡数或结代。

病机:湿热伤于肌表,故寒热、全身酸痛;湿热中阻,气机逆乱,故腹痛,恶心,呕吐;脾之运化失常,故腹泻;湿热蒸灼,上犯于心,故心悸,胸闷,舌红,苔黄腻,脉濡数或结代。

治法:清热化湿,解毒透邪。

方药:葛根黄芩黄连汤加减。葛根 10g,黄连 2g,山豆根、板蓝根、苦参、黄芩、陈皮、石菖蒲、郁金各 6g。

用法:每日 1 剂,水煎服。

方解:葛根清热解表,黄连、山豆根、板蓝根清热解毒化湿,苦参、黄芩清化湿热,陈皮、石菖蒲、郁金行气化湿。

加减:胸闷气憋者,加瓜蒌、薤白、甘松,以理气宽胸;肢体酸痛者,加独活、羌活,以祛湿通络;心慌、脉结代者,加丹参、柏子仁、龙骨,以宁心安神。

3. 气阴亏虚

症候:心悸怔忡,胸闷气短,少气懒言,神疲倦怠,头晕目眩,烦热口渴,自汗盗汗,失眠乏力,舌质红少津,脉细数或结代。

病机:热毒犯心,耗气伤阴,致心神失养,则心悸不宁,夜寐不安,脉结代;气虚则少气懒言,神疲倦怠;动则耗气,故活动后尤甚;阴虚则烦热口渴;气阴不足,头目失养,故头晕目眩;阴虚生内热,则舌光红少苔,脉细数或促。

治法:益气养阴,宁心安神。

方药:炙甘草汤合生脉散加减。白参2g(先煎,调服),麦冬、五味子、太子参、当归、生地黄、阿胶、丹参、酸枣仁各6g,炙甘草2g。

用法:每日1剂,水煎服。

方解:炙甘草、白参益气通脉,生地黄、阿胶、麦冬、五味子养阴敛阴,酸枣仁养心安神,丹参活血化瘀。

加减:气虚明显者,加黄芪、西洋参;阴虚明显者,加熟地黄、玉竹;心悸不安者,加何首乌藤、柏子仁;胸闷明显者,加郁金、枳壳;自汗盗汗者,加浮小麦、麻黄根;粪便偏干者,加火麻仁、瓜蒌子、柏子仁。

4. 心肾阳虚

症候:心悸怔忡,神疲乏力,畏寒肢冷,面色苍白,头晕多汗,甚则肢体水肿,呼吸急促,舌质淡胖或淡紫,脉细无力或结代。

病机:心肾阳虚,鼓动无力,血液不能正常运行,则心悸怔忡,脉细无力或结代;气阳不足则头晕多汗;阳虚不能温运则畏寒肢冷,面色苍白;阳虚水泛则肢体水肿;阳虚血行不畅,则舌质淡胖或淡紫。

治法:温补肾阳,宁心安神。

方药:真武汤加减。制附子、干姜各3g,鹿衔草6g,炙甘草、白术、茯苓、泽泻、丹参、柏子仁、龙骨、桂枝各6g。

用法:每日1剂,水煎服。

方解:附子、干姜、鹿衔草温补肾阳,炙甘草、白术益气健脾,茯苓、泽泻利水渗湿,丹参、柏子仁、龙骨宁心安神,桂枝交通心肾,温阳通脉。

加减:气虚者,加党参(或白参)、黄芪,以补元气;肢肿者,加猪苓、防己,以利水消肿;悸动喘息者,加葶苈子、紫苏子、白芥子,以泄肺气。若出现四肢厥冷、大汗淋漓、脉微欲绝等心阳暴脱之证,应急投参附龙牡救逆汤以回阳救逆。

5. 心脉瘀滞

症候:心悸不宁,胸闷憋气,心前区痛如针刺,面色晦暗,唇甲青紫,舌质紫暗,或舌边尖见有瘀点,脉结代。

病机:心脉瘀滞,血行不畅,则心悸不宁,胸闷憋气,心前区痛如针刺,面色晦暗;唇甲青紫,舌质紫暗,舌边尖瘀点,脉结代均为瘀血之象。

治法:行气活血,宁心安神。

方药:血府逐瘀汤加减。当归、丹参、桃仁各6g,红花3g,赤芍、川芎、柴胡、延胡索、川楝子、桂枝各6g。

用法:每日1剂,水煎服。

方解:当归、丹参、桃仁、红花、赤芍养血活血化瘀,川芎、柴胡、延胡索、川楝子行气活血止痛,桂枝温阳通脉。

加减:心前区痛甚者,加蒲黄、五灵脂,以祛瘀定痛;胸闷憋气者,加瓜蒌、甘松,以行气宽胸;肝脾大者,加郁金、降香、莪术,以行气化瘀消积。

(二)单方验方

(1)瓜蒌6g,薤白5g,半夏6g,远志6g,酸枣仁5g,黄连2g,炙甘草2g,百合10g,丹参10g,黄芪10g。以上10味中药加水煎服,每日1剂。适用于痰瘀痹阻型小儿病毒性心肌炎。

(2)黄芪10g,当归6g,牡蛎6g,川芎6g,赤芍6g,白芍6g,远志6g,炙甘草3g,干姜6g,五味子6g。以上10味中药,加水煎,分早晚服,每日1剂。适用于小儿病毒性心肌炎。

(3)白芍10g,当归10g,白参2g,麦冬10g,山药10g,芡实10g,酸枣仁6g,莲子10g,远志6g,黄芩6g,莲须6g,茯神6g。以上12味中药加水煎服,每日1剂,30日为1个疗程。适用于小儿病毒性心肌炎。

(三)中成药

(1)生脉饮:每次5~10ml,每日2次,口服。适用于气阴两虚证。

(2)生脉饮注射液:每次2~4ml,加入10%葡萄糖注射液100~250ml中,静脉滴注,每日1次,2周为1个疗程。适用于气阴两虚证。

(3)丹参注射液:每次2~4ml,加入10%葡萄糖注射液100~250ml中,静脉滴注,每日1次,2周为1个疗程,适用于心脉瘀滞证。

(4)参脉注射液:每次10~20ml,加入50%葡萄糖注射液20~30ml中,缓慢静脉注射,每隔15~60分钟重复1次,连续用3~5次。血压回升稳定后,以参脉注射液30~60ml,加入10%葡萄糖注射液中,缓慢静脉滴注。适用于心肾阳虚,阳气欲脱,血压下降者。

(5)参附注射液:每次2ml,肌内注射,每日2次;或参附注射液每次8~16ml,加入50%葡萄糖注射液30~40ml中,静脉注射。1~2次后,参附注射液30~60ml,加入10%葡萄糖注射液250~500ml中,静脉滴注,每日1~2次。适用于心阳虚衰,阳气欲脱者。

(6)复方丹参片:每次1片,每日3次,口服。适用于痰瘀互结证病毒性心肌炎。

（四）其他疗法

1. 西医治疗

（1）对症治疗：急性期至少应卧床休息至热退3～4周,有心功能不全或心脏扩大者,更应强调绝对卧床休息,以减轻心脏负荷及减少心肌耗氧量。在症状、体征好转,心电图正常后方可逐步增加活动,予营养丰富、易消化饮食。出现心功能不全、心律失常、休克时应积极纠正。

（2）抗生素的应用：细菌感染是病毒性心肌炎的重要条件因子之一,为防止细菌感染,急性期可加用抗生素。

（3）维生素C治疗：大剂量高浓度维生素C缓慢静脉推注,能促进心肌病变恢复。

（4）促进心肌能量代谢的药物：瑞安吉口服液,2岁患儿每次10ml,每日2次;2～7岁每次10ml,每日3次;7岁以上每次20ml,每日2次。

（5）抗病毒治疗：病毒感染者可予抗病毒药,如金刚烷胺每日200mg,口服;吗啉胍每次0.1g,每日3次,口服。伴细菌感染者,可给抗生素。

（6）控制心力衰竭：应选用快速作用的洋地黄制剂。病重者用地高辛静脉滴注,一般病例用地高辛口服,饱和量用常规的2/3量,心衰不重、发展不快者,可每日口服维持量。

2. 针灸疗法

（1）体针疗法：主穴取心俞、巨阙、间使、神门、血海,配穴取大陵、膏肓、丰隆、内关。用补法,得气后留针30分钟,隔日1次。

（2）耳针疗法：取耳穴心、交感、神门、皮质下,隔日1次;或用王不留行压穴,用橡皮膏固定,每日按压2～3次。

三、预防调护

1. 预防

(1)平素增强体质,积极预防呼吸道或肠道病毒感染。

(2)避免过度疲劳,不宜做剧烈运动。

2. 调护

(1)注意休息,急性期应卧床休息 3～6 周,重者宜 6 个月至 1 年。待热退后 3～4 周,心衰控制,心律失常好转,心电图改变好转时,可逐渐增加活动量。

(2)高蛋白、高维生素、富于营养、易消化饮食。有心衰者,限制钠盐摄入。宜少量多餐,避免过饱。

(3)遵医嘱及时准确地给药,观察用药后的效果及不良反应。

(4)多关心患儿,减轻患儿心理压力。

(5)患儿要避免过度劳累,可进行适量体育锻炼,提高和增强机体抗病能力。对于转为慢性者,出现心功能减退,持久性心律失常时,应限制活动并充分休息。长期持续期前收缩患儿应避免剧烈活动,注意生活规律,保持良好的精神状态,不必过于紧张。

(6)限制钠盐,不宜过饱,禁酒、咖啡等刺激性食物。

(7)避免诱发因素,加强饮食卫生、注意保暖、防止呼吸道和肠道感染。

(8)坚持药物治疗,定期复查,病情变化时应及时就医。服药要遵医嘱,不要随意增加或减少药量。

第三节　皮肤黏膜淋巴结综合征

皮肤黏膜淋巴结综合征又称川崎病,是以血管炎为中心的全身性脏器炎症,如心脏、肾脏、消化道等,多发于 4 岁以下患儿。近年来,发病率呈逐年上升趋势,并取代了风湿热而成为患儿期重要的获得性心脏病。皮肤黏膜淋巴结综合征的病因至今未明,所引起的发热、皮疹、淋巴结肿大均不足虑,因为这都是一过性的,其严重性在于对心脏、血管的损害是永久性的。发病率为 13%～20%,主要累及冠状动脉,表现为冠状动脉炎、冠状动脉扩张、冠状动脉瘤、冠状动脉栓塞等。冠状动脉是供应心肌的血管,出现血栓易引起心肌缺血,导致心绞痛及心肌梗死。一旦冠状动脉瘤不慎破裂,还会引发猝死。当然,除心脏症状外,还累及肾脏、消化道,出现腹痛、腹泻,尿检还可发现白细胞及蛋白。皮肤黏膜淋巴结综合征好发于婴幼儿,5 岁以下者占 80%～85%,男孩多见。无明显季节性,亚洲特别是日本为高发地区,病程多为 6～8 周,急性期约2 周。中医学无此病名,根据临床表现,本病可归属于温病范畴。

一、诊断要点

1. 临床表现

(1)发热:最早出现的症状,持续 7～14 日,甚至 1 个月,体温常达 39℃～40℃,呈稽留或弛张热型,抗生素治疗无效。

(2)双侧球结膜充血:于起病 3～4 日出现,无脓性分泌物,热退后消散。

(3)口唇及口腔表现:口唇干红、皲裂,口腔黏膜弥漫充血,舌乳头突起、充血呈草莓舌。

(4)手足症状:急性期手足呈硬性水肿和掌跖红斑,恢复期指、趾端甲床和皮肤交界处出现膜状脱皮,指、趾甲有横沟。

(5)皮肤表现:常在第一周躯干部出现多形性红斑和猩红热样皮疹。肛周皮肤发红、脱皮。

(6)颈淋巴结肿大:单侧或双侧一过性颈淋巴结急性非化脓性肿胀。病初出现,热退时消散。

2. 辅助检查

(1)望诊注重寻麻疹样皮疹、肢端硬性水肿,指(趾)端与甲床交界处皮肤及口眼黏膜变化。

（2）触诊前颈部及枕耳后淋巴结。

（3）确诊本病后应立即进行各种心血管检查，及时评估心血管病变。

（4）检测心电图、心脏彩超等。心电图可见多种改变，如ST段、T波异常及心律失常等；超声心动图在半数患儿中可发现各种心血管病变，如心包积液、左室扩大、二尖瓣关闭不全及冠状动脉扩张、冠状动脉瘤、冠状动脉狭窄等。

（5）周围血白细胞总数及中性粒细胞百分数增高，或有轻度贫血，血小板在第二周开始增多，血液呈高凝状态。血沉明显增快；血清蛋白电泳显示球蛋白升高，尤以 α_2 球蛋白显著；C反应蛋白增高。血清转氨酶增高。

3. 鉴别诊断

（1）猩红热：皮疹为弥漫性细痧样丘疹，多在发热1～2日出现，全身皮肤弥漫性充血、潮红，有环口苍白圈、帕氏线、贫血性划痕等特殊体征。咽拭子细菌培养可分离出A族乙型溶血性链球菌，病后1～3周至病愈后数月抗链"O"滴度一般在1：400以上。

（2）幼年特发性关节炎：持续低热反复发作，皮疹时隐时现，热退疹退，关节肿痛，无手足红肿，无掌跖潮红、球结膜充血及杨梅舌，无冠脉损害等症状。类风湿因子可阳性。

（3）传染性单核细胞增多症：以发热、咽峡炎、淋巴结及肝脾大、外周血中淋巴细胞增加并出现异型淋巴细胞（达10%以上）为特征，一般无掌跖潮红、口唇潮红皲裂、杨梅舌等表现。

（4）系统性红斑狼疮：皮疹主要在面部，多呈蝶形；白细胞总数及血小板减少；抗核抗体阳性。

4. 中医辨证要点

（1）辨病位：以卫气营血辨证为主。初犯肺卫，症见发热微恶风，轻咳无痰，咽红，一般较短暂；迅速入里化热，炽于气分，症见壮热烦渴,皮疹初显;及营扰血,症见身热夜甚,斑疹鲜红密集,杨梅舌,烦躁不宁或嗜睡;后期气阴两伤,症见疲乏多汗,指(趾)末端脱皮,心悸乏力。本病易于形成瘀血,若瘀阻脉络,可有心痛、胸闷、右胁下痞块等多种征象。

(2)辨轻重:主要根据热程长短及是否有邪盛正衰、血脉瘀滞等临床症状判断。若高热持续不退,伴面色苍白,乏力,口唇青紫,胸闷,剑突下痛,脉数或结代提示病情较重。

二、治　疗

本病治疗以清热解毒,活血化瘀为主。初起疏风清热解毒,宜辛凉透达;热毒炽盛治以清气凉营解毒,苦寒清透;后期阴虚津伤,则养阴清热,佐以解毒,甘寒柔润。同时,本病易于形成瘀血,早期即应注意活血化瘀,但不可用破瘀之品,以免耗血动血。温毒之邪多从火化,最易伤阴,因此在治疗中应分阶段滋养胃津,顾护心阴,不可辛散太过。

(一)辨证治疗

1. 卫气同病

症候:起病急骤,发热或壮热,不恶寒或微恶风,轻咳无痰,口渴喜饮,目赤咽红,掌跖潮红,或见硬肿,皮疹初显,胃纳减退,可有吐泻,颈部淋巴结肿大,舌边尖红,舌苔薄白或黄,脉浮数,指纹紫。

病机:温热毒邪从口鼻而入,郁于肺卫,表卫失和,肺气失宣,故发热,微恶风,轻咳无痰;温毒上攻则目赤咽红;温毒搏结,痰阻脉络故颈部淋巴结肿大;脾胃受累,则胃纳减退,可见吐泻;热毒内迫营分,流注经络则掌跖潮红,硬肿,出于皮肤则皮疹初显;火热之邪迅速入里,故有壮热,不恶寒,口渴。

治法:辛凉透表,清热解毒。

方药:银翘散合白虎汤加减。金银花、连翘各 6g,生石膏 15g,

知母、薄荷、牛蒡子、荆芥、淡豆豉、淡竹叶、芦根、桔梗各 10g，甘草 2g。

用法：每日 1 剂，水煎服。

方解：金银花、连翘清热解毒；薄荷辛凉透表；牛蒡子解毒利咽；鲜芦根养阴生津。

加减：热势较高者，用白虎汤，以直清气分大热；颈部淋巴结肿大者，加浙贝母、僵蚕、夏枯草，以化痰散结；手足掌底潮红者，加生地黄、黄芩、牡丹皮，以凉血化瘀；口渴唇干者，加麦冬、天花粉，以清热生津。

2. 气营两燔

症候：壮热不已，身热夜甚，烦躁不宁或嗜睡，斑疹鲜红密集，咽红肿痛，目赤，颈部淋巴结肿痛，掌跖指端或肛周潮红，手足硬肿，口唇干裂，舌质红绛，杨梅舌，指纹紫滞，脉细数或数而有力，或可见面色苍白，口唇青紫，胸闷，剑突下痛，指纹青紫，脉数或结代。

病机：此时是本病的极期。气营两燔，温热邪毒，郁而不解，内传血分，与气血相搏，渐入营血，临床上出现瘀热相结及伤阴的表现；有壮热不退，咽红目赤，唇干赤裂之气分大热表现，同时又有身热夜重，肌肤斑疹之热入营血表现。

治法：清气凉营，解毒化瘀。

方药：清瘟败毒饮加减。水牛角（先煎）30g，生地黄、玄参、黄芩、栀子、桔梗、赤芍、连翘、淡竹叶、牡丹皮各 6g，生石膏（先煎）15g，知母 5g。

用法：每日 1 剂，水煎服。

方解：水牛角、生地黄、牡丹皮、赤芍清泄营分之毒，凉血散瘀；生石膏、知母大清气分之热；黄芩、栀子泻火；玄参养阴清热。

加减：大便秘结者，加用生大黄，以泻下救阴；热重伤阴者，酌加麦冬、鲜石斛、鲜竹叶、鲜生地黄，以甘寒清热，护阴生津；颈部淋巴结肿大明显者，加用夏枯草、紫花地丁，以软坚化瘀。

3. 气阴两伤

症候:身热已退,疲乏少力,自汗盗汗,斑疹消退,指(趾)末端甲床皮肤移行处膜样脱皮,或见肛周脱皮,心悸,口渴喜饮,舌质红少津,苔少或无苔,脉细弱或结代等。

病机:热病后期,身热已退,气阴两虚。气虚则疲乏无力、自汗;阴虚可致盗汗;阴津耗伤则指趾末端脱皮,口渴喜饮。心之气阴亏耗可见心悸、脉结代。舌红少津,苔少或无苔,脉细弱均为气阴两伤之象。

治法:益气养阴,清解余热。

方药:生脉散合沙参麦冬汤加减。太子参、麦冬、沙参、天花粉、玉竹各6g,五味子3g,桑叶、扁豆衣、丹参、赤芍各6g。

用法:每日1剂,水煎服。

方解:生脉散益气生津,敛阴止汗;沙参、麦冬、玉竹清润滋养;天花粉生津止渴;太子参气阴两补。

加减:纳呆者,加佩兰、山楂、六神曲;低热不退者,加地骨皮、白薇;有邪热留恋者,可予竹叶石膏汤加减;粪便硬结者,加瓜蒌子,火麻仁;心悸、脉结代者,加黄芪、甘草、牡丹皮。

(二)中成药

(1)生脉饮口服液:每次5~10ml,每日3次,口服。适用于气阴两伤证。

(2)清开灵注射液:每次10~20ml,加入10%葡萄糖注射液100~250ml内,静脉滴注,每日1次。适用于气营两燔证。

(3)复方丹参注射液:每次0.5ml/kg,加入10%葡萄糖注射液100~200ml,静脉滴注,每日1次,10日为1个疗程。适用于血脉瘀滞证。

(4)化毒丹:每次1丸,每日2次,口服。适用于卫气同病。

(5)丹参滴丸:每次10丸,每日3次,口服或舌下含服。适用于出现血瘀证者。

（三）其他疗法

1. 西医治疗　以控制炎症、抗血小板凝集及对症治疗为主。

（1）阿司匹林：每日 30～50mg/kg，分 2～3 次服，热退后 3 日逐渐减量，约 2 周减至每日 3～5mg/kg，顿服，维持 6～8 周。直至血沉、血小板、冠状动脉恢复正常后，一般在发病后 2～3 个月停药。

（2）丙种球蛋白：剂量为 1～2g/kg，于 8～12 小时静脉缓慢静脉输入。宜于发病早期（10 日以内）应用。可迅速退热，预防冠状动脉病变发生。应用过丙种球蛋白的患儿在 9 个月内不宜进行麻疹、风疹、腮腺炎等疫苗预防接种。

（3）皮质激素：不宜单独使用。必要时可考虑与阿司匹林和双嘧达莫合并应用。

（4）其他：根据病情给予对症及支持疗法。如有心源性休克、心力衰竭及心律失常，应予相应治疗若有严重冠状动脉病变，需做冠状动脉搭桥手术。

2. 针灸疗法

（1）邪在卫气：取大椎、曲池、合谷、鱼际、外关穴。针用泻法，不留针。咽喉肿痛者，加少商穴，用三棱针点刺出血。

（2）气分热盛：取大椎、曲池、商阳、内庭、关冲、合谷穴。针用泻法，不留针。高热不解者，加十宣穴；口渴引饮者，加尺泽、金津、玉液穴。

（3）邪入营血：取曲泽、中冲、少冲、委中、曲池穴。针用泻法，不留针。烦躁谵语者，加人中、十宣穴；斑疹多者，加血海、井穴、十宣穴，十宣穴用三棱针点刺出血。

（4）阴虚热恋：取太溪、照海、鱼际、扶突穴。太溪、照海穴用补法，鱼际、扶突穴用轻泻法。低热持续者，加间使、大椎穴；咽干口燥,加廉泉穴;手足心热,加少府穴。

三、预防调护

1. 预防

(1)合理喂养,适当户外活动,增强体质。

(2)积极防治各种感染性疾病。

2. 调护

(1)饮食宜清淡新鲜,富有营养,补充足够水分。保持口腔清洁。

(2)适度卧床休息;注意心率、心跳节律、心音强弱及脉搏变化。

(3)急性心肌梗死和冠状动脉瘤破裂是本病主要死因,在本病亚急性期和恢复期,应每3～6个月追踪观察1次,随访半年至1年。有冠状动脉扩张者,须长期随访,至少每半年做一次超声心动检查,直至恢复正常。

(4)密切观察病情变化,特别是及时发现并发症。

第六章　脾胃系病症

　　脾胃系病症,病位主要在脾胃。脾与胃互为表里,经络相互络属,共同完成受纳与运化功能。小儿具有脾常不足的生理特点,由于小儿乳食不知自节,被动地靠家长和保育人员来调节,稍有不慎,或缺乏喂养知识,饮食过度则伤胃;乳食不足则伤脾;营养搭配不合理则易于导致营养失衡。特别是目前冰箱的普及,冷饮随处可见,相当数量的家长任其冷饮无度,不但损伤胃肠患脾胃病,而且还将损伤小儿生生之阳气,影响小儿生长发育。伤食、积滞虽轻,若调治失当,往往引发一系列小儿脾胃疾病;可进一步影响气血化生,气机升降失常而引起各脏腑功能失调,出现全身诸多见症,应引起重视。

第一节　鹅口疮

　　鹅口疮以小儿口腔、舌上满布白屑为主要表现。重者白屑可向咽喉蔓延,影响呼吸及吮吸,偶可累及气管、食管及肠道等。又因其色白如雪片,故又称"雪口"。本病无明显季节性,常见于禀赋不足,体质虚弱,营养不良,久病、久泻的小儿,尤以早产儿、新生儿多见。本病一般预后良好;少数邪盛正虚者,白屑堆积,可蔓延至鼻腔、咽喉、气道、胃肠,影响吮乳、呼吸、消化,甚至危及生命。

一、诊断要点

1. 临床表现

　　(1)本病多见于新生儿、小婴儿或体虚久病者,或长期使用抗

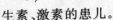
生素、激素的患儿。

（2）小儿口腔黏膜、舌上、牙龈、上腭等处可见白屑，可融合成片。不易擦去，强行剥离，则局部黏膜潮红、粗糙。不痛，不流涎，一般不影响吃奶，无全身症状。

2. 辅助检查　取口腔内白屑少许涂片，显微镜下镜检可发现白色念珠球菌芽孢及菌丝。

3. 鉴别诊断

（1）白喉：白喉是一种烈性传染病，白屑在咽部较坚韧，若强行剥离，则易导致黏膜出血。有呼吸困难、进行性喉梗阻等危重症状。喉部、扁桃体等处形成灰白色假膜，不易擦去，本病全身感染中毒症状重，可出现高热、咽痛、

（2）残留奶块：其外观与鹅口疮相似，但以棒蘸温开水轻轻擦拭，即可除去，下面的黏膜正常，易于鉴别。

4. 中医辨证要点　本证重在辨别实证、虚证。实证一般病程短，口腔白屑堆积，尿赤便秘；虚证多见于久病、长期使用抗生素或激素的小儿，病程长，口腔白屑较少，伴有全身虚羸、食欲不振、大便溏稀等症状。

二、中医治疗

根据临床表现，本病可分为实火与虚火两证，前者治以清热泄火解毒，后者治以滋阴潜阳降火。均当配合外治疗法。

（一）辨证治疗

1. 心脾积热

症候：口腔、舌上白屑堆积，周围红较甚，面赤唇红，烦躁不宁，吮乳啼哭，或伴发热，口干或渴，大便秘结，小便短黄，舌质红，脉滑数，或指纹紫滞。

病机：小儿心脾积热或感受秽毒之邪，郁而化火，火盛上炎，熏

蒸口舌,故见舌上、口腔满布白屑;内热壅盛,则面赤唇红、小便黄赤、大便秘结,重者可见发热、口干、烦躁等。

治法:清心泻脾,泻火清疮。

方药:清热泻脾散加减。炒黄芩、生地黄、赤茯苓、淡竹叶、玄参、麦冬各10g,栀子9g,生石膏(先煎)20g,生甘草3g,灯心草3g。

用法:每日1剂,水煎服。

方解:方中用栀子清心泻热,为君药;黄芩、石膏散脾经郁热为臣药;生地黄清心凉血,淡竹叶、灯心草清热降火、导热下行,为佐药;甘草调和诸药,为使药。

加减:大便秘结,口臭者,加大黄、玄明粉,以通腑泻热,或选用凉膈散加减治疗;湿热重,舌红,苔黄厚腻者,加藿香、佩兰、滑石,以清热化湿;口干渴者,加石斛、玉竹,以养阴生津;腹胀纳呆者,加焦山楂、炒麦芽、焦槟榔,以消食助运。

2. 虚火上浮

症候:口腔舌上白屑稀散,周围红晕不著,形体怯弱,面白颧红,手足心热,口干不渴,或粪便溏,舌嫩红,苔少,脉细数无力,或指纹淡紫。

病机:患儿先天禀赋不足,或后天失养,久病大病之后,体虚气弱,津液受损,脾肾两虚,阴虚水不制火,虚火上浮,熏蒸口舌,则见口腔白屑散布;脾肾不足,阴虚阳亢,则见颧红、手足心热、口干不欲饮、舌红少苔。

治法:滋阴降火,泻火清疮。

方药:知柏地黄丸加减。生地黄、熟地黄、知母、牡丹皮、山药、茯苓、山茱萸、泽泻各10g,黄柏3g,肉桂1.5g。

用法:每日1剂,水煎服。

方解:知母、黄柏降火护阴;熟地黄、山茱萸滋阴补肾;山药、茯苓健脾养阴;牡丹皮、泽泻清肝肾之虚火。

加减:阴虚口干舌燥者,加沙参、麦冬、石斛,以滋阴养胃生津;

低热者,加银柴胡、地骨皮,以清退虚热;食欲不振者,加乌梅、炒麦芽、佛手,以养胃助运;便秘者,加火麻仁、瓜蒌仁,以润肠通便;久病反复,虚火上浮者,少佐肉桂,以引火归元。

(二)单方验方

(1)板蓝根10g,生栀子、薄荷(后下)各3g,黄柏5g。每日1剂,水煎分2~4次服。适用于心脾积热证。

(2)土牛膝根15g,生大黄、生甘草各3g,绿豆30g。每日1剂,煎汤取汁,频服。适用于心脾积热证。

(3)老茄子根10g,陈皮3g,冰糖6g。用水煎服,每日1~2次。

(4)番茄叶10g,甜瓜皮6g。水煎服,每日1~2次。

(5)玫瑰花6g,生姜2片,白扁豆6g。水煎服,每日1~2次。

(三)中成药

(1)五福化毒丹:每次2g,每日3次,口服。适用于心脾积热证鹅口疮。

(2)知柏地黄丸:每次2g,每日3次,口服。适用于虚火上浮证鹅口疮。

(3)蒲地蓝消炎口服液:每次5~10ml,每日3次,口服。适用于秽毒侵袭,心脾积热证。

(4)导赤散:每次0.1~0.25g,每日2~3次,口服。适用于心脾积热证。

(5)六味地黄丸:每次3g,每日2~3次,口服。适用于虚火上浮证鹅口疮。

(四)食疗方

(1)淡竹叶10g,蒲公英10g,绿豆30g,粳米30g,冰糖适量。

将蒲公英,淡竹叶水煎取汁。再将绿豆、粳米、汁液一起煮成糜粥,调入药汁、冰糖即可。食粥,每日 3 次。

(2)莴笋叶 6g,大枣 3 枚。水煎代茶饮,每日 1～2 次。

(五)其他疗法

1. 西医治疗

(1)2％～5％碳酸氢钠溶液,于哺乳前后清洗口腔。

(2)病变广泛者,用制霉菌素甘油或制霉菌素混悬液(每 ml10 万～20 万单位)涂患处,每日 2～3 次。

(3)症状重时,可加服制霉菌素,每次 5 万～10 万单位,每日 3 次。并可同时加服维生素 B_2、维生素 C 制剂。

2. 外用法

(1)冰硼散吹布口腔白屑处,每日 2～3 次。

(2)锡类散吹布口腔白屑处,每日 2～3 次。

(3)金银花 10g,黄连 2g,生甘草 5g。煎汤,每日拭口 3～5 次。适用于心脾积热证鹅口疮。

3. 贴敷疗法

(1)附子、吴茱萸各 10g。上药共研细末,用醋调成稠糊,做成饼状,贴敷两足心涌泉穴,每日换药 1 次,可连 3～5 日。适用于虚火上浮证鹅口疮。

(2)吴茱萸 15g,胡黄连 6g,大黄 6g,生南星 3g。共研细末,1 岁以内每次 3g,1 岁以上可增至 5～10g,用醋调成糊状,晚上涂于患儿两足心,外加包扎,晨起除去。适用于各种证型鹅口疮。

4. 推拿疗法　患儿坐位,施术者面对患儿,以双手食指压住患儿的两侧下关穴,中指压住两侧颊车穴,要贴紧按准,重压穴位。再以双手拇指指甲部分(应有一定长度的指甲)轮流一上一下地点按,重压人中穴,点压时间约 1 分钟。每日早晚各 1 次。

三、预防调护

1. 预防

（1）加强孕期卫生保健，避免过食辛热炙煿之品，及时治疗阴道真菌病。

（2）注意小儿口腔清洁卫生，哺乳婴儿的奶瓶、奶嘴，乳母的乳头均应保持清洁。防止损伤口腔黏膜。

（3）对禀赋不足、久病、久泻的婴儿应加强护理。

（4）避免长期大量使用广谱抗生素或糖皮质激素。

2. 调护

（1）做好口腔护理，鼓励多饮水，保持口腔黏膜湿润和清洁。

（2）局部涂药后不可马上漱口、饮水或进食。

（3）供给以高热能、高蛋白、含丰富维生素的流质或半流质，食物宜微温或放凉后进食，同时应避免摄入刺激性食物和酸性饮料。

（4）患儿使用的食具应专用，定期煮沸消毒或高压灭菌消毒。

（5）纠正患儿吮指，若患儿不会刷牙，可令其食后饮少量水，以达到漱口目的。注意奶瓶、奶头和食具卫生，每次使用后进行消毒。

（6）患儿口腔内白斑面积过大，或长时间无法消退，说明患儿鹅口疮很严重，需要及时就医。

第二节　口　疮

口疮是指以口腔内黏膜、舌、唇、牙龈、上腭等处发生溃疡为特征的一种小儿常见的口腔疾患。口疮以小儿口腔两颊、舌体、上腭、齿龈等处发生破溃，上面附着有黄白色分泌物为特征。实证者口疮数目较多，周围颜色鲜红，肿胀，疼痛，流涎，甚至可伴有发热、面赤、唇红、大便秘结等症状；虚证者，口疮颜色淡红，稀疏散发，疼痛不显著。本病相当于西医学口炎。任何年龄均可发生,以2～4岁的小儿多见;无明显季节性,一年四季均可发病,临床既可单独发生,亦可伴发于全身疾病,(如急性感染、泄泻、久病体弱)和B族维生素、维生素C等缺乏时。口疮一般预后良好,少数体质虚弱者,口疮可反复发生,迁延难愈。

一、诊断要点

1. 临床表现

(1)有喂养不当,过食炙煿厚味,或有外感发热的病史。

(2)齿龈、舌体、两颊、上腭等黏膜处出现黄白色溃疡点,大小不等,甚则满口糜腐,疼痛流涎,可伴发热或颌下淋巴结肿大、疼痛。

(3)外感引起者,初起有时可见口腔疱疹,继则破溃成溃疡,常伴发热,颌下淋巴结肿大。

2. 辅助检查　血常规可见白细胞总数及中性粒细胞增高,或正常。

3. 鉴别诊断

(1)鹅口疮:鹅口疮多发生在小婴儿或病久体弱,或长期使用抗生素的小儿。以口腔黏膜及舌上、齿龈等处遍布白屑,不易擦去,周围无炎症反应,强行剥离后局部潮红、粗糙,可有溢血。一般不影响吃奶,无全身症状。重症患儿可伴有低热、拒食、吞咽困难。取少许口腔内白膜放玻片上加10%氢氧化钠1滴,可发现真菌的菌丝和孢子。

(2)疱疹性咽峡炎:疱疹性咽峡炎是口腔炎的一种类型,为柯萨奇病毒所引起,多发生在夏秋季。常骤起发热及咽痛,疱疹主要发生在咽部和软腭,有时见于舌但不累及齿龈和颊黏膜,疱疹破溃后形成溃疡。

(3)手足口病:本病是由柯萨奇病毒引起。多见于3岁以内小儿。夏秋季多发。临床上以发热、口腔黏膜出现疱疹、溃疡,伴有手、足、臀部皮肤出现斑丘疹、疱疹为特征。

4. 中医辨证要点

(1)辨颜色:风热乘脾和心脾积热属实证者,口疮周围颜色鲜红、肿胀,溃疡数目较多,溃疡面上多覆盖有黄白色黏稠的分泌物。虚火上炎属虚证者,溃疡周围颜色淡红,肿胀不显著,稀疏散发。

(2)辨全身症状:实证者可伴有发热,流涎,拒食,大便秘结,小便黄赤,舌质红等。虚证者则可伴有形体消瘦,面色发白,大便溏稀,舌质淡。

(3)辨疼痛:实热证患儿疼痛较重,而虚火上炎证患儿疼痛不显著。

二、治疗

口疮的治疗,以清热降火为基本法则。实证以清热解毒泄火为主,根据病因、病位不同,分别佐以疏风、化滞、利湿、通腑等法;遵循上病下取,引热下行,热由下泻的治法。虚证以补虚为主,根据证型不同,分别以滋阴清热降火、温补脾肾,引火归元等法。在内治的同时,配合口腔局部治疗,可以增强疗效,促进溃疡愈合。必要时可以采用中西医结合治疗。

(一)辨证治疗

1. 风热乘脾

症候:以口颊、上腭、牙龈、口角溃疡为主,甚则满口糜烂,或为疱疹转为溃疡,周围焮红疼痛拒食,烦躁不安,口臭,涎多,小便短黄,大便秘结,或伴发热,咽红,舌红,苔薄黄,脉浮数。

病机:患儿外感风热邪毒,内蕴脾胃,邪热上攻口唇,则发为口疮;邪热壅塞,气血经络不通,故疼痛拒食肠胃积热,津液受劫,运化功能失常,则口臭、流涎、大便秘结不通;外感风热邪毒,正邪相争,则患儿发热面赤,舌红苔黄。

治法:疏风泄脾,祛火清疮。

方药:凉膈散加减。大黄、朴硝各 3g,甘草 2g,栀子、竹叶、薄荷、金银花、黄芩各 6g,连翘 6g。

用法:每日 1 剂,水煎服。

方解:黄芩、金银花、连翘、栀子清热解毒,大黄通腑泄火,竹叶清心除烦,薄荷升散郁火、外解表热,甘草和中解毒。

加减:烦躁口干者,加生石膏、天花粉,以清热生津;小便短赤者,加生地黄、车前子,以清泄小肠,引热下行;舌苔厚腻、多涎、湿热重者,加石菖蒲、滑石、藿香,以清热利湿;溃疡满布黄色渗出物者,加金银花、连翘、蒲公英,以清热解毒;食积内停、脘腹胀满者,加焦山楂、炒麦芽、枳实,以消食导滞;溃烂不收口者,加儿茶、五倍子,以生肌敛疮;黏膜红赤、疼痛重者,加生地黄、牡丹皮,以清热解毒凉血。

2. 心火上炎

症候:舌上、舌边溃疡较多,色红疼痛,心烦不安,口干欲饮,小便短黄,舌尖红,苔薄黄,脉数。

病机:舌乃心之苗,手少阴之经通于舌。心火炽盛,热毒循经上炎,故发为口疮,色红疼痛;心火内盛,津液受劫,故心烦不安,口干欲饮,小便短黄。舌尖红,苔薄黄,脉数,均为心火炽盛之象。

治法:清心泄火。

方药:导赤散合泻心汤加减。生地黄 10g,玄参 8g,黄芩、竹叶、通草、赤芍、牡丹皮各 6g,黄连、甘草各 3g。

用法:每日 1 剂,水煎服。

方解:黄连泄心火,生地黄凉心血,竹叶清心除烦,通草导热下行,甘草调和诸药。

加减:心烦不安者,加连翘、朱灯心草,以清心泄火除烦;口干欲饮者,加生石膏、芦根、天花粉,以清热生津;小便短黄者,加车前子、茯苓、滑石,以利尿泄热。

3. 虚火上炎

症候:口腔溃疡稀疏,呈灰白色,周围色不红或微红,口臭不甚,疼痛不著,反复发作或迁延不愈,神疲颧红,口干不渴,舌红,苔少或花剥苔,脉细数,指纹淡紫。

病机:婴儿体禀虚弱,肾阴不足,水不制火,虚火上浮,故见口舌溃疡或糜烂,不甚疼痛,神疲颧红,口干不渴。舌红,苔少或花剥,脉细数,均为阴虚火旺之象。

治法:滋阴降火,引火归原。

方药:六味地黄丸加减。生地黄、熟地黄、北沙参、山茱萸、牡丹皮、山药、白芍各 10g,黄柏 3g,肉桂、炙甘草各 2g。

用法:每日 1 剂,水煎服。

方解:六味地黄丸中熟地黄、山茱萸滋阴补肾,为君药;茯苓、怀山药健脾补肺,为臣药;泽泻、牡丹皮泄肝肾之虚火,为佐药;加少量肉桂引火归元为使药。

加减:阴亏火旺者,加肉苁蓉、女贞子、墨旱莲、菟丝子;脾肾亏虚、中阳不足者,可用理中汤加肉桂,引火归原。

(二)单方验方

(1)一枝黄花、大青叶各 30g。每日 1 剂,水煎分 3～4 次服。适用于口疮实证。

(2)大青叶、鲜生地黄、生石膏(先煎)、芦根各 30g,玄参、赤芍、牡丹皮各 10g,生甘草 3g。每日 1 剂,水煎分 3～4 次服。适用于口疮实证伴发热者。

(三)中成药

(1)小儿化毒散:每次 2～3g,每日 2～3 次,口服。适用于口疮实证。

（2）牛黄解毒片：每次 2～4 片，每日 2～3 次，口服。适用于口疮实证。

（3）功劳去火片：每次 1～2 片，每日 3 次，口服。适用于风热乘脾证口疮。

（4）知柏地黄丸：每次 2～3g，每日 2～3 次，口服。适用于虚火上炎证口疮。

（5）六味地黄丸：每次 3g，每日 3 次，口服。适用于肾阴亏虚证口疮。

（6）蒲地蓝消炎口服液：每次 10ml，每日 3 次，口服。适用于风热乘脾证口疮。

（7）健儿清解液：5 岁以内每次 8ml，6 岁以上者酌加，每日 3 次，口服。适用于心脾积热证口疮。

（8）黄栀花口服液：每次 5～10ml，每日 3 次，口服。适用于脾胃积热证口疮。

（四）食疗方

（1）苦瓜、冰糖各适量。苦瓜洗净，去子，捣蓉，用干净纱布包裹取汁 50ml，入冰糖调味，不拘时饮用。

（2）嫩竹叶 60g，冰糖 60g，大米 60g。竹叶洗干净，加水 1 000ml，上火煮，待成竹叶汁后，捞去竹叶，加入淘洗干净的大米及冰糖，共煮成粥。早晚餐食用。

（3）银耳 50g，番茄 100g，冰糖适量。银耳用水泡发，洗净，然后入锅熬至稠。番茄洗净，去皮，切碎捣烂，放入银耳羹内，再加入冰糖，溶化调匀即可食用。

（五）其他疗法

1. 西医治疗

（1）局部治疗：对于疱疹性口炎，局部可涂碘苷（疱疹净）抑制病毒。为预防继发细菌感染,可予 2.5%～5% 金霉素鱼肝油局部涂搽。对于溃疡性口炎,予淡盐水或 1:5 000 氯己定溶液漱口;或用 1%～3% 过氧化氢溶液或 0.05% 高锰酸钾液清洗溃疡面,然后涂 5% 金霉素甘油等。疼痛重者,可在进食前用 2% 利多卡因溶液或 0.5% 丁卡因涂搽局部。

(2)全身治疗:伴有高热者,可予退热剂。全身中毒症状严重,考虑病毒感染者,可予阿昔洛韦或利巴韦林注射液静脉滴注;考虑细菌感染者,可用抗生素。此外,要酌情补充液体,供给多种维生素等。

2. 贴敷疗法

(1)冰硼散、锡类散、珠黄散、绿袍散、西瓜霜喷剂,任选一种搽口腔患处。

(2)双料喉风散用吹管吹入患处,每日 2～3 次。适用于风热乘脾证口疮。

(3)吴茱萸研磨成粉末,醋调外敷涌泉穴。临睡前贴敷,次日晨起去除。每日 1 次,3 次为 1 个疗程。适用于各证型口疮。

(4)新鲜鸡蛋煮熟取黄,文火煎出蛋黄油,外敷溃疡面上。实证、虚证口疮均可用,用于溃疡日久不敛者更佳。

3. 含漱疗法　野菊花、金银花、薄荷、连翘、板蓝根各 10g,玄参 15g。上药加水 1 000ml 煎沸,待温后含漱,每次至少含漱 3 分钟,每日 3～5 次。适用于实证口疮。

4. 推拿疗法

(1)推天柱骨,揉天突,清胃,清板门。发热者,加退六腑、水底捞月、二扇门。适用于风热乘脾证口疮。

(2)清胃,清板门,退六腑,清大肠,清天河水。腹胀者,加分腹阴阳、摩腹;便秘者,加推下七节骨。适用于脾胃积热证口疮。

(3)清心,平肝,清天河水,清小肠,捣小天心。适用于心火上炎证口疮。

(4)补肾,揉二马,分手阴阳,清天河水,推涌泉穴。适用于虚火上浮证口疮。

三、预防调护

1. 预防

(1)保持口腔清洁,注意饮食卫生,餐具应经常消毒。

(2)食物宜新鲜、清洁,不宜过食辛辣炙及肥甘厚腻之品。

(3)初生儿及小婴儿口腔黏膜娇嫩,清洁口腔时,不应用粗硬布帛拭口,动作要轻,以免损伤口腔黏膜。

2. 调护

(1)对急性热病、久病、久泻患儿,应经常检查口腔,做好口腔护理,防止发生口疮。

(2)根据辨证施护原则,选用适当中药煎剂频漱口。

(3)饮食宜清淡,给予半流质饮食,避免粗硬食品。

第三节　泄　泻

泄泻是小儿时期常见的脾胃系统疾病,以粪便次数增多、粪质稀薄或如水样为特征。发病急骤,来势凶猛,病情变化快,可伴有发热、恶心、呕吐、腹痛、口渴等症状。重症患儿可出现小便短少、烦渴欲饮、皮肤干燥、囟门凹陷、啼哭少泪或无泪、四肢冰凉等表现。西医称泄泻为腹泻,发于婴幼儿者称婴幼儿腹泻。本病以2岁以下的小儿最为多见。虽一年四季均可发生,但以夏秋季节发病率为高,秋冬季节发生的泄泻容易引起流行。

一、诊断要点

1. 临床表现

(1)有乳食不节,饮食不洁或感受时邪病史。

（2）粪便次数增多，每日超过3～5次，多者达10次以上，呈淡黄色，如蛋花汤样，或黄绿溏稀，或色褐而臭，可有少量黏液；或伴有恶心，呕吐，腹痛，发热，口渴等症状。

（3）重症腹泻及呕吐严重者，可见小便短少，体温升高，烦渴神疲，皮肤干瘪，囟门凹陷，目眶下陷，啼哭无泪等脱水征，以及口唇樱红，呼吸深长，腹胀等酸碱平衡失调和电解质紊乱的表现。

2. 辅助检查

（1）粪便镜检可有脂肪球或少量白细胞、红细胞。

（2）粪便病原体检查可有致病性大肠埃希菌或病毒检查阳性等。

3. 鉴别诊断

（1）生理性腹泻：生理性腹泻多见于6个月以下小婴儿，虽有腹泻，但小儿体胖肉松，食欲好，精神正常，体重正常，不影响生长发育。添加辅食后粪便逐渐正常。

（2）细菌性痢疾：细菌性痢疾常见明显不洁饮食史，粪便呈脓血便，赤白下痢，里急后重明显，腹痛肠鸣，便后痛不减，可伴有高热。粪便常规检查可见大量白细胞、红细胞和脓细胞。粪便培养痢疾杆菌阳性。

4. 中医辨证要点

（1）辨病因：不同的病因可导致不同的证型，以及不同的粪便性状。一般大便溏稀夹乳凝块或食物残渣，气味酸臭，或如败卵，多由伤乳伤食所致；粪便清稀多泡沫，色淡黄，臭气不甚，多由风寒引起；水样或蛋花汤样便，量多，色黄褐，气秽臭，或见少许黏液，腹痛时作，多是湿热所致；粪便稀薄或烂糊，色淡不臭，多食后作泻，是为脾虚所致；粪便清稀，完谷不化，色淡无臭，多属脾肾阳虚。

（2）辨轻重：小儿泄泻轻重悬殊，轻者便次不多，性状稍稀，小便正常，身热不甚或不发热，无呕吐，能进食，精神尚好，舌苔薄白，质淡红，脉平。重者便次较多，每日可达十多次或数十次，便稀如水,或呕吐不已,多伴有身热、精神萎靡或烦躁不安、口渴不止,甚至目眶凹陷,尿量减少,四肢不温,腹胀痉厥,舌质淡白,或舌红绛少津,脉微缓或数疾。故辨病情轻重十分必要。

(3)辨虚实:泄泻病程短,泻下急暴,量多腹痛,多属实证。泄泻日久,泻下缓慢,腹胀喜按,多为虚证。迁延日久难愈,泄泻或急或缓,腹胀痛拒按者,多为虚中夹实。

(4)辨寒热:粪便黄褐而臭者多热;便稀如水,粪色淡黄,臭味不甚者多为寒。舌苔厚腻多属湿滞;舌红苔黄者多为热邪;舌淡胖边有齿印者为伤阳;舌红绛而干者为伤阴。

二、治疗

泄泻以升清止泻为基本大法。实证以祛邪为主,根据不同的证型分别治以消食导滞,祛风散寒,清热利湿。虚证以扶正为主,分别治以健脾益气,补脾温肾。泄泻疗原则分别为益气养阴,酸甘敛阴,护阴回阳,救逆固脱。本病除内服药外,还常使用外治、推拿、针灸等法治疗。

(一)辨证治疗

1. 常症

(1)伤食泻

症候:大便溏稀,夹有乳凝块或食物残渣,气味酸臭,或如败卵,脘腹胀满,便前腹痛,泻后痛减,腹痛拒按,嗳气酸馊,或有呕吐,不思乳食,夜卧不安,舌苔厚腻,或微黄。

病机:乳食不节,食积中焦,损伤脾胃,运化失常,湿滞合污并下大肠,故粪便稀烂,夹有乳凝块或食物残渣;气机不畅,故脘腹胀满、疼痛拒按;胃失和降,乳食内腐,气秽上冲,故嗳腐吞酸,或有呕吐;食积化热,上扰心神,故夜卧不安。舌苔厚腻或微黄,脉滑实,指纹滞均为乳食停聚之象。

治法:消食化积,升清止泻。

方药:保和丸加减。焦山楂、焦神曲、莱菔子、苍术、连翘各10g,制半夏6g,陈皮3g。

用法:每日1剂,水煎服。

方解:山楂消一切饮食积滞,为君药。加上神曲消食健脾,善化酒食陈腐之积;莱菔子善消谷面之积,二药共为臣药。半夏、陈皮理气降逆,连翘清解积滞郁热,共为佐药。

加减:腹胀者,加厚朴,以消积除胀;腹痛明显者,加木香、槟榔,以理气止痛;呕吐者,加藿香。

(2)风寒泻

症候:粪便清稀,多泡沫,臭气不重,肠鸣腹痛,或兼恶寒发热,鼻流清涕,舌质淡,舌苔薄白或白腻,脉浮紧,指纹淡红。

病机:风寒之邪客于脾胃,运化失常,故粪便清稀,夹有泡沫;寒湿内阻,寒凝气滞,气机不利,则肠鸣腹痛;风寒外袭,邪在卫表,故恶寒发热,咳嗽流涕。舌淡苔薄白或白腻,脉浮紧均为风寒外束之象。

治法:疏风散寒,升清止泻。

方药:藿香正气散加减。藿香、防风、紫苏叶、苍术、茯苓、厚朴、大腹皮、桔梗各10g,制半夏6g,陈皮3g,生姜2片。

用法:每日1剂,水煎服。

方解:藿香芳香化湿,升清降浊为君药;紫苏叶辛香发散,助藿香外散风寒,兼化湿浊;半夏、陈皮温燥寒湿,降逆止呕;苍术、茯苓健脾化湿,和中止泻;厚朴、大腹皮行气化湿除满;桔梗宣肺利膈;生姜调和诸药。

加减:粪便稀、色淡青、泡沫多者,加防风炭,以祛风止泻;腹痛甚、里寒重者,加木香、干姜,以理气温中,散寒止痛;夹有食滞者,加焦山楂、神曲,以消食导滞;小便短少者,加泽泻、猪苓,以渗湿利尿;表寒重者,加荆芥、防风,以加强解表散寒之力。

（3）湿热泻

症候：粪便稀薄水分较多，或如水注，泻下急迫，量多次频，粪色深黄而臭，或见少许黏液，腹痛时作，食欲不振，或伴恶心呕吐，神疲乏力，肢体倦怠，发热或不发热，口渴，小便短黄，舌红，舌苔黄腻，脉滑数，指纹紫。

病机：湿热之邪，蕴结脾胃，下注肠道，传化失司，故泻下稀薄如水样，量多次频；湿性黏腻，热性急迫，湿热交蒸，壅阻胃肠气机，故泻下急迫，色黄而臭，或见少许黏液，腹痛时作，烦闹不安；湿困脾胃，故食欲不振，甚或呕恶，神疲之力。若伴外感，则发热；热重于湿，则口渴；湿热下注，故小便短黄。舌红，苔黄腻，脉滑数，均为湿热之征。

治法：清热化湿，升清止泻。

方药：葛根黄芩黄连汤加减。葛根、黄芩、苍术、车前子（包）、焦山楂各 10g，地锦草 15g，木香 5g，黄连、炙甘草各 3g。

用法：每日 1 剂，水煎服。

方解：葛根解表退热，生津升阳，解肌达邪为君药；黄芩、黄连清解胃肠湿热为臣药；甘草调和诸药为使药。

加减：尿色赤而短者，加六一散，以清热利湿；腹痛甚者，加白芍、木香，以理气止痛；呕吐频繁者，加半夏、生姜汁或玉枢散，以降逆辟秽；湿邪偏重、舌苔厚腻、口不甚渴者，加厚朴、藿香，以芳香化湿；高热、烦渴引饮者，加石膏、芦根，以清热生津除烦；湿重水泻者，加车前子、苍术、茯苓，以燥湿利湿。

（4）脾虚泻

症候：大便溏稀，色淡不臭，久泻不愈，多于食后作泻，或时泻时止，面色萎黄，肌肉消瘦，神疲倦怠，舌淡有齿痕，苔白，脉缓弱，指纹淡。

病机：脾胃虚弱，清阳不升，运化失职，故大便溏稀，色淡不臭，时轻时重；脾胃虚弱，运纳无权，故多于食后作泻。泄泻较久，脾虚不运,精微不布,生化乏源,气血不足,故面色萎黄、形体消瘦、神疲倦怠、舌淡苔白、脉缓弱。

治法:健脾益气,升清止泻。

方药:参苓白术散加减。党参、苍术、白术、茯苓、山药、薏苡仁、焦山楂、焦神曲各10g,陈皮4g,砂仁(后下)2g。

用法:每日1剂,水煎服。

方解:党参、白术、茯苓益气补脾,山药、薏苡仁健脾化湿,砂仁理气和胃。

加减:胃纳不振、舌苔腻,加藿香、陈皮、焦山楂,以芳香化湿,理气消食助运;腹胀不舒者,加木香、枳壳,以理气消胀;腹冷舌淡,粪便夹不消化物者,加干姜,以温中散寒,暖脾助运;久泻不止、内无积滞者,加肉豆蔻、诃子、石榴皮,以固涩止泻。

(5)脾肾阳虚泻

症候:久泻不止,粪便清稀,食入即泻,完谷不化,或见脱肛,形寒肢冷,精神萎靡,面色苍白,甚则睡中露睛,舌淡苔白,脉细弱,指纹色淡。

病机:久泻不止,脾肾阳虚,命门火衰,不能温煦脾土,故粪便清稀,完谷不化;脾虚气陷,则见脱肛。肾阳不足,阴寒内生,故形寒肢冷,面色苍白,精神萎靡,睡时露睛,舌淡苔白,脉细弱。

治法:温补脾肾,升清止泻。

方药:附子理中汤合四神丸加减。党参、白术、肉豆蔻、补骨脂、益智仁、山药各10g,制附子、干姜、吴茱萸各5g,甘草3g。

用法:每日1剂,水煎服。

方解:党参、白术、甘草健脾益气,干姜、吴茱萸温中散寒,附子、补骨脂、肉豆蔻、益智仁、山药温肾暖脾、固涩止泻。

加减:脱肛者,加炙黄芪、升麻,以升提中气;久泻不止者,加诃子、石榴皮、赤石脂,以收敛固涩止泻。

2. 变症

(1)气阴两伤

症候:泻下过度,粪便质稀如水,精神委顿或心烦不安,目眶及囟门凹陷,皮肤干燥或枯瘪,啼哭无泪,口渴引饮,小便短少,甚至无尿,唇红而干,舌红少津,苔少或无苔,脉细数。

病机:本证多因湿热泄泻发展而来,由于暴泻、泻下无度,耗伤气阴,导致津液亏虚,津伤液脱,肌肤失养,故见皮肤干燥或枯瘪,目眶及囟门凹陷;津液不能上乘,故口渴引饮,唇红而干。舌红少津,苔少或无苔,脉细数均为气阴两伤之象。

治法:益气养阴,酸甘敛阴。

方药:人参乌梅汤加减。白参2g,乌梅肉2g,木瓜3g,炙甘草2g,怀山药9g,带心莲子2g。

用法:每日1剂,水煎服。

方解:白参、炙甘草补气扶脾,乌梅肉涩肠止泻,木瓜祛湿和胃,四药合用且能酸甘化阴,莲子、山药健脾止泻。

加减:泻下不止者,加诃子、赤石脂、禹余粮,以固涩止泻;口渴引饮者,加石斛、玉竹、天花粉,以养阴生津;粪便热臭者,加黄连、辣蓼,以清解内蕴之湿热。

(2)阴竭阳脱

症候:泻下不止,次频量多,精神萎靡,表情淡漠,面色青灰或苍白,哭声微弱,啼哭无泪,尿少或无,四肢厥冷,舌淡,苔白或少津,脉沉细欲绝。

病机:本证多见于暴泻或久泻不止,耗伤津液,阴损及阳,气随津脱,阴伤于内,阳脱于外,故精神萎靡,表情淡漠,啼哭无泪,尿少或无尿;阳气将绝,不能充养,故面色青灰或苍白,气息微弱,四肢厥冷,自汗出。舌淡苔白或少津,脉沉细欲绝均为阳气欲脱之象。

治法:回阳固脱,升清止泻。

方药:生脉散合参附龙牡救逆汤加减。白参5g,麦冬9g,五味子 6g,白芍 6g,制附子 5g,龙骨 15g,牡蛎 15g,炙甘草 3g。

用法:每日 1 剂,水煎服。

方解:白参大补元气;附子回阳固脱;龙骨、牡蛎潜阳救逆;麦冬、五味子、白芍、炙甘草益气养阴,酸甘化阴。

(二)单方验方

(1)苍术、山楂各等份。上药炒炭存性,研末,每次 1～2g,每日 3～4 次,开水调服。具有运脾止泻之功效。适用于湿浊泻、伤食泻。久泻脾阳伤者,加等份炮姜炭粉。

(2)杏仁、滑石、半夏各 10g,黄芩、厚朴、郁金各 6g,橘红 4g,黄连、甘草各 3g。每日 1 剂,水煎服。具有宣畅气机,清利湿热之功效。适用于湿热泻。

(3)炒谷芽 10g,莲子 3g,橘皮 6g。加水煎服,每日 2～3 次。

(三)中成药

(1)藿香正气胶囊:每次 2～3 粒,每日 3～4 次,口服。适用于风寒泻。

(2)藿香正气口服液:每次 5～ 10ml,每日 3 次,口服。适用于风寒泻。

(3)纯阳正气丸:每次 2～3g,每日 3～4 次,口服。适用于中寒泄泻、腹冷呕吐者。

(4)甘露消毒丹:每次 2～3g,每日 3～4 次,口服。适用于暑湿泄泻。

(5)葛根芩连丸:每次 1～2g,每日 3～4 次,口服。适用于湿热泻。

(6)附子理中丸:每次 2～3g,每日 3～4 次,口服。适用于脾肾阳虚泻。

(7)葛根芩连微丸:每次 1～2g,每日 3～4 次,口服。适用于湿热泻。

（8）健脾止泻宁颗粒：1 岁每次 5g，每日 6 次；2 岁每次 10g，每日 5 次；3～4 岁每次 15g，每日 4 次；1 岁以下酌减。均每日 3 次，口服。适用于脾虚泻。

（9）儿泻停颗粒：1～6 个月每次 0.5g，7～12 个月每次 1g，3岁每次 2g，4～6 岁每次 3g，7～14 岁每次 4g。均每日 3 次，口服。适用于湿热泻。

（四）食疗方

（1）炒山药、薏苡仁、芡实各 20g，大米 30g。同煮成粥，每日随量食用。适用于脾虚泻。

（2）健脾八珍糕适量。每次 2 块，开水调成糊状食之，每日 1～3 次。适用于脾虚泻。

（3）山药 12g，车前子 20g，大枣 6 枚，苹果 1 个，加适量水煎煮，沥去残渣，代茶饮，每日 3 次。

（4）小米 20g，大米 30g，绿豆 30g，花生仁 25g，大枣 20g，核桃仁 10g，葡萄干 20g，红糖或白糖适量。将小米、大米、绿豆、花生仁、核桃仁、大枣、葡萄干分别淘洗干净。将绿豆放入锅内，加少量水，煮至七成熟时，向锅内加入开水，下入大米、小米、花生仁、核桃仁、大枣、葡萄干，搅拌均匀，开锅后转用微火熬至烂熟，加入红糖或白糖，稍熬。每次食用 1 小碗，每日 2～3 次。

（5）莲子 30g，糯米 100g，白糖适量。将莲子用沸水泡，去皮、心，放在高压锅内，加水适量煮烂，再研揉成糊。糯米淘净，与莲肉糊拌匀，置瓷盆内，加水适量蒸熟，待冷后压平、切片，糕面上撒白糖 1 层即可。当点心食，每日 2 次，不宜过量。适用于 3 岁以上幼童之脾胃虚寒久泻。

（6）怀山药末 15g。用开水调成糊状，每日食用 1～2 次。

（7）干白莲 20g，米汤 200ml，白糖适量。将干白莲研末，加入米汤,煮成 150ml,加白糖调食。每次饮 50ml,每日 3 次。

(8)莲子、芡实、怀山药各 60g,白糖适量。焙干后等量混合,共研细末。每日 1 次,每次 20～30g,加白糖用水调成稀糊,蒸熟食之,每日 1 次。连食 3～5 日。适用于小儿脾虚泄泻。

(五)其他疗法

1. 西医治疗

(1)一般治疗:轻型泄泻患儿继续母乳喂养,适当调节饮食,可应用口服补液纠正脱水。

(2)静脉输液:适用于中度以上脱水、吐泻严重或腹胀的患儿。

(3)抗生素治疗:对饮食不当或病毒感染所引起的腹泻,一般不宜应用抗生素。但对细菌感染性腹泻可酌情选用抗生素治疗。输液原则是先快后慢,先浓后淡,见尿补钾,按时补完。

(4)其他:无感染中毒症状但腹泻不止者,遵照医生嘱咐可适当给予收敛药,如鞣酸蛋白每次 0.1～0.3g,每日 3 次,口服;或蒙脱石(思密达)每次 1/2～1 包,每日 3 次,口服。呕吐重者,可适当应用止吐药。

2. 针灸疗法

(1)针刺法:取足三里、中脘、天枢、脾俞穴。发热者,加曲池穴;呕吐者,加内关、上脘穴;腹胀者,加下脘穴;伤食者,加刺四缝穴;水样便多者,加水分穴。实证用泻法,虚证用补法,每日 1～2 次。

(2)灸法:取足三里、中脘、神阙穴。艾条温和灸,每日 2～3 次。适用于脾虚泻、脾肾阳虚泻。

3. 贴敷疗法

(1)葛根、黄连面各 3g,车前子、白术面各 2g。上药调成糊,贴于神阙穴,每日 1 次,连用 3 日。适用于湿热泻。

(2)吴茱萸、车前子面各 3g,丁香、肉桂面各 2g。上药调成糊,贴于神阙穴,每日 1 次,连用 3 日。适用于寒湿泻。

（3）神曲面、山楂面各 3g,茯苓面、连翘面各 2g。上药加水调成糊,贴敷于神阙穴,盖以纱布,每日 1 次,连用 3 日。适用于伤食泻。

（4）党参、茯苓面各 3g,山药、肉桂面各 2g。上药加水调成糊,贴敷于神阙穴,盖以纱布,每日 1 次,连用 3 日。适用于脾虚泻。

4. 药浴疗法

（1）鬼针草 30g。鬼针草加水适量,煎沸后倒入盆内,先熏后浸泡双足,每日 3～5 次,连用 3～5 日。适用于小儿各种泄泻。

（2）茜草 30～60g。茜草加水连煮 3 次,去渣混合,倒入盆中,待温频洗双足,每次 30～60 分钟,每日 2～3 次,连洗 3～4 日。具有清热化湿的功效。适用于小儿湿热泻。

（3）白胡椒 10g,艾叶 15g,苍术 15g,透骨草 10g,吴茱萸 5g。以上 5 味中药加水适量,煎煮 3～4 沸,去渣倒入盆内,温洗患儿双足 15～20 分钟,每日 3 次,每日 1 剂。具有温脾暖胃、除湿散寒的功效。适用于脾胃虚寒型小儿腹泻。

（4）银杏叶 500g。银杏叶加水煎汤,趁热洗浴双足,每日 1～2 次。具有涩肠止泻的功效。适用于小儿腹泻。

5. 推拿疗法

（1）脾虚泻:脾土穴以拇指螺纹面从指尖推向虎口 200～500 次,大肠穴自食指桡侧边缘至虎口成一条直线推 100～200 次,七节穴从第四腰椎至尾骨尖成一条直线自下而上推 200～500 次,龟尾穴从尾椎尖处用揉法顺时针方向揉 300～600 次。

（2）湿热泻:清补脾土,清大肠,清小肠,退六腑,揉小天心。

（3）伤食泻:推板门,清大肠,补脾土,摩腹,点揉足三里穴。

（4）风寒泻:揉外劳宫,推三关,摩腹,揉脐,灸龟尾。

三、预防调护

1. 预防

（1）注意饮食卫生,食品应新鲜、清洁,不吃变质食物。饮食定时定量,不要暴饮暴食。食品、餐具定时消毒。教育儿童饭前便后要洗手。

(2)提倡母乳喂养,不宜在夏季及小儿有病时断奶,遵守添加辅食的原则,注意科学喂养。

(3)加强户外活动,注意气候变化,及时增减衣服,防止腹部受凉。

2. 调护

(1)平时应加强户外活动,提高对自然环境的适应能力,注意小儿体育锻炼,增强体质,提高机体抵抗力,避免感染各种疾病。

(2)轻型腹泻只需停止辅助食品、不易消化的食物或脂肪类食物。继续母乳喂养,可酌情减少哺乳次数和时间,待患儿腹泻症状减轻,则与母乳混合喂养,慢慢过渡到母乳。重型腹泻则需暂时禁食 6～12 小时。禁食期间给予静脉输液,待腹泻、呕吐好转后,逐步恢复母乳喂养。人工喂养患儿可先喂米汤,稀释牛奶,由少到多,由稀到稠,逐步过渡到正常饮食。待停止腹泻后再恢复辅助食品,由一种到多种,先流质后半流质,再喂固体食物。

(3)腹泻时上吐下泻,粪便次数多,严重脱水时皮肤弹性减退,尿少或无尿。此时要口服补液,严重脱水者要立即送医院进行静脉输液。

(4)注意腹泻患儿腹部保暖,以免腹部受凉,肠蠕动加快,腹泻加重。患儿每次排便后,要用温水洗净臀部,涂些甘油、护肤脂或爽身粉,并及时更换尿布,以免皮肤受粪便浸渍和潮湿尿布摩擦而破溃成"红臀",也可以预防上行泌尿道感染。脏衣裤及尿布、便盆、餐具、玩具及护理者的手都要予以消毒。

(5)感染性腹泻易引起流行,对新生儿,托幼机构及医院应注意消毒隔离。发现腹泻患儿和带菌者要隔离治疗,粪便应做消毒处理。

(6)避免长期滥用广谱抗生素,以免肠道菌群失调,导致耐药菌繁殖引起肠炎。

第四节　厌　食

　　小儿厌食是临床常见的脾胃系统疾病,多种原因可引起本病。临床上主要以长期见食不贪、不欲进食、食量减少为主要表现,患儿一般状态尚好。厌食在儿科临床上发病率较高,尤其在城市儿童中多见,好发于1～6岁的小儿。如果是其他外感、内伤疾病中出现厌食症状,则不属于本病。西医称本病为厌食症。本病一般预后良好。但若长期不愈,也可致气血生化乏源,抗病能力下降,易于罹患他症,甚或影响生长发育而转为疳证。

一、诊断要点

1. 临床表现

　　(1)有喂养不当(如进食无定时定量,过食生冷、甘甜之物,吃零食及偏食等),病后失调、先天不足或情志失调史。

　　(2)长期食欲不振,厌恶进食,食量明显少于同龄正常儿童。

　　(3)可有嗳气,泛恶,脘痞,粪便不调等症,或伴面色少华,形体偏瘦,口干喜饮等症,但精神尚好,活动如常。

　　(4)排除其他外感、内伤慢性疾病。

2. 鉴别诊断

　　(1)疰夏:为发于夏季的季节性疾病,临床表现除食欲不振外,可见精神倦怠,粪便不调,或有发热等症,入秋后自然痊愈。

　　(2)积滞:患儿可出现食欲不振、不思饮食、食量减少等症状,多因过食肥甘厚味或暴饮暴食而乳食停积中脘所致,除上述症状外,伴见嗳气酸腐、粪便酸臭、脘腹胀痛等表现。

　　(3)疳证:厌食小儿可出现形体消瘦,但病情比疳证轻,病位在脾胃,很少涉及其他脏腑。厌食日久不愈,可转化为疳证。

3. 中医辨证要点 厌食患儿一般症状不多,辨证要区别以运化功能改变为主,还是以脾胃气阴不足之象已现为主。脾运失健证除厌食主症外,其他症状不多,无明显虚象。脾胃气虚证伴面色少华、形体偏瘦等气虚征象;脾胃阴虚证伴口舌干燥、食少饮多等阴虚征象。若因症状不多而辨证困难时,可重点从舌象分析症候。

二、治疗

本病的治疗,总以运脾开胃为基本法则。"脾健不在,补贵在运"为本病治疗原则。宜以轻清之剂解脾气之困,拨轻灵脏气以恢复转运之机,俟脾胃调和,脾运复健,则胃纳自开。属脾失健运者,当以运脾开胃治疗。脾胃气虚及脾胃阴虚者,固当健脾益气、滋脾养胃,也必须佐以助运。运脾治法,有燥湿助运、理气助运、消食助运、温运脾阳,总以消除影响脾胃纳运的各种病理因素,恢复脾主运化的生理功能为要务。同时,应强调对患儿的饮食调理,纠正不良的饮食习惯,食治、药治兼施,方可生效。

(一)辨证治疗

1. 脾运失健

症候:食欲不振,厌恶进食,食而乏味,或伴胸脘痞闷,嗳气泛恶,粪便不调,偶尔多食后脘腹饱胀,形体尚可,精神正常,舌淡红,苔薄白或微腻,脉细有力。

病机:脾胃不和,运化失健。脾气通于口,脾胃不和则口不知味,因而食欲减退,饮食乏味,厌恶进食,食量较同龄正常儿童显著减少;脾失健运,中焦气滞则胸脘痞闷,胃气上逆则嗳气泛恶,运化不健则偶尔多食便脘腹饱胀,脾失升清则粪便偏稀,胃失降浊则粪便偏干;患儿饮食数量虽少而质量常较高,所以一般精神如常,形体尚可。舌苔白腻者为湿困脾阳之象。

治法:健运脾气,开胃进食。

方药:不换金正气散加减。苍术、佩兰、藿香、鸡内金、焦山楂各 10g,白豆蔻 6g,陈皮、砂仁(后下)各 3g。

用法:每日 1 剂,水煎服。

方解:苍术、藿香燥湿运脾,陈皮、砂仁理气助运,鸡内金、焦山楂开胃消食。

加减:暑湿困阻脘痞、苔腻者,加荷叶、扁豆花、青蒿,以消暑化湿;嗳气泛恶呕吐者,加半夏、竹茹,以和胃降逆;偶尔多食后脘腹胀满者,加木香、槟榔,以理气宽中;粪便偏干者,加莱菔子、瓜蒌仁,以导滞降浊;粪便偏稀者,加炒山药、薏苡仁,以健脾祛湿。

2. 脾胃气虚

症候:不思进食,食不知味,食量减少,形体偏瘦,面色少华,精神欠振,或有粪便溏薄夹不消化物,舌质淡,苔薄白。

病机:胃主受纳,脾主运化,胃气不和,则不思饮食;脾虚失运,则饮食不化;长期进食不多,后天生化乏源,则见面色少华,形体消瘦,四肢倦怠无力;舌质淡,苔薄白,脉缓无力均为脾胃气虚之象。

治法:健脾益气,开胃进食。

方药:异功散加味减。党参、茯苓、扁豆、白术、佩兰、神曲、谷芽、麦芽各 10g,陈皮、砂仁(后下)、甘草各 3g。

用法:每日 1 剂,水煎服。

方解:党参、白术、茯苓、甘草健脾益气;陈皮、佩兰、砂仁醒脾助运;神曲、谷芽、麦芽消食开胃。

加减:粪便溏薄者,加炮姜、益智仁,以温运脾阳;汗多易感者,加黄芪、防风、煅牡蛎,以益气固表;情志抑郁者,加柴胡、佛手,以疏肝解郁。

3. 脾胃阴虚

症候:不思进食,食少饮多,口舌干燥,粪便偏干,小便色黄,面黄少华,皮肤失润,舌红少津,苔少或花剥,脉细数。

病机:胃为阳腑,体阳而用阴,胃为水谷之海,十二经皆禀气于胃。胃主受纳和腐熟水谷，胃阴充足则降而不逆，饮食如常，游溢精气，以助脾气散精，营养周身。若先天禀赋不足或后天失养，或疾病失治误治，损伤胃阴，胃阴不足，则水谷入少，津液无所化生；阴伤液亏，肌肉、四肢、皮肤失于濡养，则皮肤干燥失润，粪便偏干，手足心热，甚至夜寐不安。舌红少津，苔花剥，脉细数均为阴津亏虚之象。

治法：滋脾养胃，开胃进食。

方药：养胃增液汤加减。沙参、山药、玉竹、麦冬、石斛、白芍、谷芽、麦芽各 10g，乌梅 6g，香橼皮 3g。

用法：每日 1 剂，水煎服。

方解：沙参、山药、石斛、玉竹滋脾养胃，乌梅、白芍酸甘化阴，佐以香橼皮理气助运而不过于温燥，谷芽、麦芽和中开胃而不过于消削。

加减：口渴多饮者，加天花粉、芦根、胡黄连，以清热生津；大便秘结者，加火麻仁、郁李仁、瓜蒌仁，以润肠通便；夜寐不宁、手足心热者，加莲子心、酸枣仁、夜交藤，以清热宁心安神；神疲乏力、面色少华者，加山药、太子参，以益气养阴。

（二）单方验方

（1）太子参 30g，枸杞子 15g，五味子 6g，鸡内金 10g，蜂蜜 10g。将太子参、枸杞子、五味子、鸡内金放入锅内，加水煎汤 30 分钟，去渣取汁，调入蜂蜜即成。每日 1 剂，早晚分服。

（2）取干燥皮厚、质硬、光滑、深褐色、无虫蛀之皂荚，刷尽泥灰，切段，放入铁锅内。先大火，后小火炖存性，剥开荚口，以内无生心为度，研细为末，瓶装备用。每次 1g，每日 2 次，用白糖拌匀吞服。

（三）中成药

（1）健脾消食口服液：每次 5～10ml，每日 2～3 次，口服。适用于脾虚兼有积滞的厌食症。

（2）启脾口服液：每次 5～10ml，每日 2～3 次，口服。适用于脾失健运、脾胃气虚之厌食。

（3）儿康宁口服液：每次 10ml，每日 3 次，口服。适用于脾胃气虚证厌食。

（4）小儿健脾丸：每次 1 丸，每日 2 次，口服。适用于脾胃气虚证厌食。

（5）小儿胃宝丸：每次 2～4 丸，每日 3 次，口服。适用于脾胃气虚的厌食症厌食。

（6）小儿香橘丸：每次 1 丸，每日 2～3 次，口服。适用于脾失健运证厌食。

（四）食疗方

（1）生姜、红糖、醋各适量。将生姜洗净，切片，用醋浸 1 昼夜，醋以浸没生姜片为度。取 3 片浸泡好的生姜，加入红糖，用开水冲泡，代茶饮。

（2）炒扁豆、党参、玉竹、山楂、乌梅各等份，白糖适量。上述前 5 味加水同煮，至豆熟时取汁，加白糖，热饮。

（3）山楂 30g，大米 50g，砂糖 10g。将山楂入砂锅，煎取浓汁，去渣，后入大米、砂糖煮粥。可作为上下午点心食用，以 7～10 日为 1 个疗程。

（4）山楂片 20g，大枣 10 枚，鸡内金 2 个，白糖适量。将山楂片及大枣烤焦呈黑黄色，加入鸡内金、白糖及适量水煎煮，温饮，每日 2～3 次，连饮 2 日。

（5）砂仁 2g，大米 50g。将砂仁捣碎为细末，备用；再将淘洗干净的大米入锅，加水 500ml，用大火烧开，再转用小火熬煮成稀粥，调入砂仁末，稍煮即成。温热食用，每日 2 次。

（6）山药 250g，党参 250g，生姜 250g，蜂蜜 300g。将生姜捣碎

取汁,党参、山药研末,同蜂蜜一起搅匀,慢慢煎煮成膏,每次 10g,与热粥同食,每日 3 次。

(五)其他疗法

1. 西医治疗

(1)应正确诊断病因和治疗原发病。对症治疗应着重恢复小儿的消化功能。同时,注意改善饮食内容和习惯,建立良好的生活制度并纠正家长对小儿饮食的不正确态度。根据患儿饮食习惯,调节所喜爱的食物,多吃富含维生素的食物,多进食新鲜蔬菜、水果等。

(2)针对原发疾病进行积极治疗。

(3)多酶片每次 0.3～0.6g,每日 3 次,饭后服。

(4)缺锌儿每日可按 1～2mg/kg,分 2～3 次服,4 周为 1 个疗程。

2. 针灸疗法

(1)取四缝穴,常规消毒后刺出血,3 日后重复 1 次。适用于脾失健运证厌食。

(2)取脾俞、足三里、阴陵泉、三阴交穴,用平补平泻法。适用于脾失健运证厌食。

(3)取脾俞、胃俞、足三里、三阴交穴,用补法。适用于脾胃气虚证厌食。

(4)取足三里、三阴交、阴陵泉、中脘、内关穴,用补法。适用于脾胃阴虚证厌食。

以上各种方法均用中等刺激强度,不留针,每日 1 次,10 次为 1 个疗程。

(5)艾灸:灸足三里穴,每日 1 次。适用于脾胃气虚证厌食。

3. 贴敷疗法

(1)取耳穴脾、胃、肾、神门、皮质下,用胶布粘王不留行贴按于穴位上,隔日 1 次,双耳轮换,10 次为 1 个疗程。每日按压 3～5 次,每次 3～5 分钟,以稍感疼痛为度。适用于各证型厌食。

(2)延胡索粉 3g,胡椒粉 0.5g。将延胡索粉、胡椒粉调匀,敷于脐部,用消毒纱布覆盖,胶布固定,每日换药 1 次。

(3)砂仁、白豆蔻仁各 3g,山奈、甘松各 15g,藿香、苍术各 10g,冰片 5g。以上前 6 味共研细末,加入冰片研匀,装入布袋,日间佩戴在胸前,夜间放在枕边,15～30 日换药 1 次。

(4)苍术、香白芷、山奈、甘松各 10g,4 砂仁、白豆蔻仁各 3g,薄荷、冰片各 5g。以上前 7 味共研细末,加入冰片研匀,装入布袋,佩戴在胸前,睡眠时放在枕边,15～30 日换药 1 次。

4. 药浴疗法

(1)槟榔 20g,高良姜 15g,莱菔子 20g。将以上药物同入锅中,加水适量,煎煮 30 分钟,去渣取汁,倒入泡足桶中,待药液降至 30℃左右时,浸泡双足 15 分钟,每日 1 次,5 日为 1 个疗程。具有消食导滞开胃的功效。适用于小儿厌食症。

(2)藿香 20g,吴茱萸 15g,木香 10g,丁香 3g。将以上药物同入锅中,加水适量,煎煮 30 分钟,去渣取汁,倒入泡足桶中,待药液降至 30℃左右时,浸泡双足 15 分钟,每日 1 次,5 日为 1 个疗程。具有理气开胃的功效。适用于夏季小儿厌食症。

(3)陈皮 20g,山楂 30g,怀山药 20g,白豆蔻 2g。将以上药物同入锅中,加水适量,煎煮 30 分钟,去渣取汁,倒入泡足桶中,待药液降至 30℃左右时,浸泡双足 15 分钟,每日 1 次,5 日为 1 个疗程。具有理气开胃的功效。适用于夏季小儿厌食症。

(4)炒谷芽 30g,炒麦芽 30g,焦山楂 50g,砂仁 2g。将以上药物同入锅中,加水适量,煎煮 30 分钟,去渣取汁,倒入泡足桶中,待药液降至 30℃左右时,浸泡双足 15 分钟,每日 1 次,5 日为 1 个疗程。具有理气开胃的功效。适用于夏季小儿厌食症。

5. 推拿疗法

(1)补脾土,运内八卦,清胃经,掐揉掌横纹,摩腹,揉足三里。适用于脾失健运证厌食。

(2)补脾土,运内八卦,揉足三里,摩腹,捏脊。适用于脾胃气虚证厌食。

(3)揉板门,补胃经,运内八卦,分手阴阳,揉二马,揉中脘。适用于脾胃阴虚证厌食。

三、预防调护

1. 预防

(1)掌握正确的喂养方法,纠正不良饮食习惯,少食甘肥厚腻之品。按儿童年龄,给予品种多样,容易消化的食品。

(2)出现食欲不振症状时,要及时查明原因,采取针对性治疗措施。对病后胃气逐渐恢复者,要渐次增加饮食,切勿暴饮暴食而致脾胃复伤。

(3)注意精神调护,培养良好的性格,教育小儿要注意方式方法。

(4)变换生活环境要逐步适应,防止惊恐恼怒,情志不舒。

2. 调护

(1)加强体育锻炼,适当增加小儿户外活动时间,促进消化液分泌,增进食欲,促进食物的消化和吸收。

(2)合理喂养,患儿应以母乳喂养为主,科学添加辅食,饮食多样化,以增加食欲,给易消化食物,酌情增加蛋白质食物。培养良好的饮食习惯,进食要定时定量,不偏食、挑食,餐前不要进零食、饮料,注意营养平衡。

(3)针对原发疾病,合理用药,积极治疗,去除厌食的原因。

(4)吃饭应有稳定而安静的场所和轻松愉快的气氛。全家人一起吃饭,吃饭时忌批评和训斥患儿。

第五节　积　滞

积滞是小儿常见的消化系统病症。临床主要特征为不思饮食,脘腹胀满,嗳气酸腐,粪便不调。积滞又称食积,类似于西医学的功能性消化不良症。本病一年四季皆可发生,夏秋季节暑湿易于困遏脾气,发病率较高。小儿各年龄组皆可发病,但以婴幼儿多见。常在感冒、泄泻、疳证中合并出现。脾胃虚弱,先天不足及人工喂养的婴幼儿容易反复发病。本病预后大多良好,个别积滞日久,迁延失治,脾胃功能严重受损,造成气血生化乏源者,可转化为疳证。

一、诊断要点

1. 临床表现

(1)有伤乳、伤食史。

(2)乳食不思或少思,脘腹胀痛,呕吐酸馊,粪便溏泻,臭如败卵或便秘。

(3)烦躁不安,夜间哭闹,或有发热等。

2. 辅助检查

(1)实验室检查:血尿便常规;肝肾功能、生化常规、血沉等。

(2)影像学检查:B超、X线、CT、MRI等。

(3)其他:内镜检查。

3. 鉴别诊断

(1)厌食:为喂养不当,脾运失健所致。除长期食欲不振,厌恶进食外,一般无嗳气酸腐,粪便酸臭,脘腹胀痛等。

(2)伤食:由于乳食不节(或不洁)引起,病呈急性发作(新病),表现为呕吐、腹痛、腹泻,一般症状较急较重。

(3)疳证:可由积滞日久,迁延失治而转化成。表现为神情萎藦,形体羸瘦,气血不荣,腹胀或凹陷,甚则青筋暴露;饮食异常(厌食、嗜食或异食),病情缠绵日久,生长发育明显迟缓。

4. 中医辨证要点

(1)辨虚实:本病辨证主要是辨病症的虚实寒热。初病多实,积久则可见虚实夹杂或实多虚少,或虚多实少。先天不足脾胃虚弱者,初起即可见到虚实夹杂症候。

(2)辨寒热:若素体阴盛,喜食辛辣肥甘之品,所致不思饮食,脘腹胀满或疼痛,得寒则舒,伴见手足心热、口气臭秽、大便秘结、舌红苔黄厚腻者,为热证。若素体阳虚,过食寒凉之物,或药物克伐,导致脘腹胀满、喜温喜按、四肢欠温、大便溏稀、舌淡、苔白腻者,为寒证。

二、治疗

积滞为有形乳食之停聚,非消不能去,故本病治疗以消积导滞为基本法则。实证去积为要,偏热者辅以清解积热,偏寒者佐以温阳助运。积滞较重,或积热结聚者,当通腑导滞,泄热攻下,以期积去而脾胃和。导滞之品多攻伐伤正,应中病即止,以平为期。属虚实夹杂者,宜消补兼施,积滞重脾虚轻者,宜消中寓补;积滞轻脾虚重者,宜补中寓消,以达"养正而积自除"之目的。积滞消除后,又当调理脾胃以善其后。本病治疗,除内服药物外,推拿、外治、针灸等疗法也常运用。

(一)辨证治疗

1. 乳食内积

症候:不思乳食,嗳腐酸馊或呕吐食物、乳片,脘腹胀满疼痛,粪便酸臭,烦躁啼哭,夜眠不安,手足心热,舌质红,苔白厚或黄厚腻,脉象弦滑,指纹紫滞。

病机:乳食内积,气机郁滞,故脘腹胀满,疼痛拒按;胃肠道不适,则夜卧不安,烦躁哭闹;中焦积滞,胃失和降,气逆于上,则乳食不思,食欲不振或拒食,嗳腐恶心,呕吐酸馊乳食;腐秽壅积,脾失运化,则粪便秽臭;中焦郁积化热,则有低热,肚腹热甚。舌红苔腻为乳食内积实证之象。

治法:消食化乳,理气行滞。

方药:乳积者选消乳丸加减(香附 10g,甘草 2g,陈皮 5g,砂仁 2g,神曲 10g,茯苓、谷芽、麦芽各 10g);食积者用保和丸加减(山楂、神曲、鸡内金、莱菔子、连翘、茯苓、香附各 6g,制半夏、陈皮、砂仁各 3g)。

用法:每日 1 剂,水煎服。

方解:消乳丸中麦芽、砂仁、神曲消乳化积;香附、陈皮理气化滞;谷芽、茯苓和中健脾。保和丸中山楂、神曲、鸡内金、莱菔子消食化积,其中山楂擅消肉积,神曲、鸡内金擅消陈腐食积,莱菔子擅消面食之积。香附、陈皮、砂仁理气宽中;茯苓、半夏健脾化湿;连翘清解郁热。

加减:腹胀明显者,加木香、佛手、枳实,以行气导滞除胀;呕吐明显者,加竹茹、生姜、旋覆花等,以降逆止呕;大便秘结者,加生大黄、芒硝,以通腑导滞;湿热明显者,加黄连、黄芩,以清解中焦湿热;口渴者,可加天花粉、石斛、麦冬,以清热生津止渴。

2. 脾虚夹积

症候:神倦乏力,面色萎黄,形体消瘦,夜寐不安,不思乳食,食则饱胀,腹满喜按,呕吐酸馊乳食,粪便溏薄,夹有乳凝块或食物残渣,舌淡红,苔白腻,脉沉细而滑。

病机:先天脾胃不足,或病后脾胃失调,中气不运,不能化生气血精微,故见面色萎黄,形体消瘦,神疲肢倦;气虚不运,饮食停聚中脘则见不思乳食,食则饱胀,粪便溏薄夹有不消化食物残渣。舌质淡,苔白腻,脉细滑,指纹淡滞均为脾虚之象。

治法:健脾助运,消食化滞。

方药:健脾丸加减。白参 1g,白术、茯苓、山楂、神曲、麦芽各6g,甘草、陈皮、枳实、砂仁(后下)各 3g。

用法:每日 1 剂,水煎服。

方解:方中用白参、白术、茯苓、甘草健脾益气以扶正;山楂、神曲、麦芽消食化积;陈皮、枳实、砂仁醒脾理气化滞。诸药合用,则有健脾消积作用。

加减:呕吐者,加生姜、丁香、法半夏,以温中和胃,降逆止呕;大便溏稀、小便少者,加炒薏苡仁、茯苓,以健脾化湿;寒凝腹痛者,加干姜、白芍、木香,以温中散寒,缓急止痛;舌苔白腻者,加藿香、佩兰,以芳香醒脾化湿。

(二)单方验方

(1)炙鸡内金 30g。研细末,每次 1g,每日 2～3 次,开水冲服。适用于乳食内积证。

(2)炒牵牛子、炙鸡内金各等份。共研细末,每次 0.5～1g,每日 2 次,开水冲服。适用于乳食内积便秘者。

(3)巴豆 10 粒,胡椒 20 粒,丁香 20 粒,青皮 20 枚,醋 500g。将巴豆去皮,分成 20 粒,青皮汤浸,去白,每枚纳入巴豆、胡椒、丁香各 1 粒,用棉绒缠之;再与米醋共煮,至醋尽取出,焙干为末,制成如粟米大的药丸。每次 2 粒,米汤送下。

(4)蟾蜍 1 只,白糖适量。将蟾蜍焙焦黄,研为细末,加入白糖,沸水冲泡,代茶饮。

(5)党参、茯苓、白术各 6g,陈皮 3g,甘草 3g,焦山楂 4.5g,炒麦芽 4.5g。以上 7 味中药加水煎,分 2 次服,每日 1 剂。

(6)神曲、山楂炭各等份。将神曲、山楂炭煎汤服用。

(7)白术 10g,鸡内金 5g,蝉蜕 3g。上药共研为细末,每次 1～1.5g,温开水调服。

(8)鸡内金 3g。鸡内金研为细末,沸水冲泡,代茶饮,每日 3 次。

（三）中成药

（1）化积口服液：每次 5～10ml，每日 2～3 次，口服。适用于乳食内积证。

（2）健胃消食口服液：每次 5～10ml，每日 2～3 次，口服。适用于虚实夹杂证。

（3）清热化滞颗粒：1～3 岁每次 1 袋，4～7 岁每次 2 袋，8～14 岁每次 3 袋。均每日 3 次，口服。适用于积滞化热证。

（4）王氏保赤丸：每次 1/3～1 支，每日 2～3 次，口服。适用于乳食内积证。

（5）枳实导滞丸：每次 2～3g，每日 2～3 次，口服。适用于积滞重且化热便秘者。

（6）小儿健脾丸：每次 2～3g，每日 2～3 次，口服。适用于脾虚夹积证积滞。

（7）小儿香橘丹：每次 2～3g，每日 2～3 次，口服。适用于脾虚夹积证积滞。

（四）食疗方

（1）白萝卜 500g。白萝卜切成细丝，挤出汁，炖热分 2 次饮、每日 1 剂。适用于食肉过多而致的积滞。

（2）槟榔 10g，金橘 3 个，白糖适量。将槟榔、金橘打碎入锅，水煎 20 分钟，取汁加白糖调味。每日数次，代茶饮。适用于小儿积滞兼有气滞者。

（3）麦芽、谷芽各 15g，大米 30g，红糖适量。谷芽、麦芽煎水去渣，与大米煮粥，加红糖调味，食粥。

（4）生山药 10g，白糖适量。山药煮成糊，加白糖调味，温食。

（五）其他疗法

1. 西医疗法 主要是对症治疗,遵循综合治疗和个体化治疗的原则。

(1)一般治疗:建立良好的生活习惯,避免服用非甾体抗炎药。无特殊食谱,避免个人生活经历中诱发症状的食物。注意根据患儿不同特点进行心理治疗。失眠、焦虑者可适当予以镇静药。

(2)药物治疗:无特效药,主要是经验治疗。

①抑制胃酸分泌药。一般用于以上腹痛为主要症状的患儿,可选择性地用 H_2 受体拮抗药或质子泵抑制药。

②促胃肠动力药。一般适用于上腹胀、早饱、嗳气为主要症状患儿,选择性地服用多潘立酮、伊托必利等。

③根除幽门螺杆菌治疗。对小部分有幽门螺杆菌感染的患儿可能有效,对于症状严重者可试用。

④抗抑郁药。上述治疗疗效欠佳而伴随精神症状明显者可试用。常用的有三环类抗抑郁药选择性抑制 5-羟色胺再摄取药(氟哌噻吨、美利曲辛片)等,宜从小剂量开始,注意药物的不良反应。建议在专科医师指导下服用。

⑤其他:可用黏膜保护药,如氢氧化铝凝胶、铋剂、硫糖铝、麦滋林-S 等。

2. 针灸疗法 主穴取足三里、中脘、梁门。乳食内积者,加里内庭、天枢穴;积滞化热者,加曲池、大椎穴;烦躁者,加神门穴;脾虚夹积者,加四缝、脾俞、胃俞、气海穴。每次取 3~5 穴,中等刺激,不留针。实证用泻法为主,辅以补法;虚证用补法为主,辅以泻法。

3. 贴敷疗法

(1)取耳穴胃、大肠、神门、交感、脾。每次选 3~4 穴,用王不留行贴压,左右交替,每日按压 3~4 次。

（2）炒大黄 30g,芒硝 20g。上药研粗末,混合装入布袋,外敷患儿脐腹部。适用于积滞腹胀腹痛便秘者。

（3）酒糟 100g。酒糟入锅内炒热,分 2 袋装,交替放腹部热熨,每日 1 次,每次 2～3 小时。适用于脾虚夹积者。

（4）玄明粉 3g,胡椒粉 0.5g。上药均研细末拌匀,置于脐中,外用纱布覆盖,胶布固定,每日 1 次。适用于乳食内积证。

（5）朴硝 100g。将朴硝炒微热,用纸包后放入布袋内,敷于脐上。

（6）槟榔 12g,枳实 10g,莱菔子 10g,醋适量。以上前 3 味共研细末,加醋调匀,敷于脐上。

（7）灯心草 0.6g,竹叶 12g,伏龙肝 12g,鸡蛋（用蛋清）1 个。将药物捣烂,调拌蛋清,外贴敷脘腹部。

4. 药浴疗法

（1）党参、白术、麦芽、陈皮各适量。以上 4 味水煎沐浴,每日 1 次。

（2）枳实、木香、陈皮、莱菔子各适量。以上 4 味水煎,待药液温热适宜时沐浴,每日 1 次。

5. 推拿疗法 捏脊疗法是小儿推拿治疗的一种方法。具有调阴阳、理气血、和脏腑、通经络的作用。每日清晨空腹施术 1 次,10 次为 1 个疗程。

三、预防调护

1. 预防

（1）注意小儿饮食要有规律、定时定量。饮食种类要丰富,但应富有营养而易于消化吸收。忌暴饮暴食及过食肥甘厚味、生冷油腻。

（2）掌握小儿辅食添加的原则,不可骤然过量过多,防止损伤脾胃,影响腐熟消化功能造成积滞。

（3）平时应保持粪便通畅，养成良好的排便习惯。

2. 调护

（1）饮食、起居有时，不吃零食，纠正偏食，少吃甜食，更不要乱服滋补品。

（2）注意观察小儿病情变化给予适当处理。呕吐者应暂禁食物，给予生姜汁数滴加少许糖水口服；腹胀者可轻轻按摩腹部。粪便不通者可肛门外用开塞露5～10ml。脾虚者可灸足三里穴。

第六节 疳 证

疳证是由于喂养不当，或因多种疾病的影响，导致脾胃受损，气液耗伤而形成的一种小儿慢性病症。临床以形体消瘦，面黄发枯，精神萎靡或烦躁，饮食异常，粪便不调为特征。以前由于生活水平低下，本病发病率较高，可见于各年龄段儿童，且无明显的季节性。近年来，随着人民生活水平不断提高，医疗保健知识的普及，本病发病率明显下降，重症病例减少。本病相当于西医的慢性营养不良、维生素缺乏症。"疳"有两种含义：一为"疳者甘也"，谓其病由恣食肥甘厚腻所致；二为"疳者干也"，是指病见气液干涸，形体干瘪消瘦的临床特征。前者言其病因，后者言其病机和症状。由于本病起病缓慢，病程较长，迁延难愈，严重影响小儿生长发育，甚至导致阴竭阳脱，猝然而亡。故前人视为恶候，列为儿科四大要证之一。

一、诊断要点

1. 临床表现

（1）饮食异常，粪便干稀不调，或肚腹膨胀等明显脾胃功能失调症状。

（2）形体消瘦，体重低于正常值15％～40％，面色不华，毛发稀疏枯黄。严重者形体干枯羸瘦,体重可低于正常值 40% 以上。

(3)兼有精神不振,或好发脾气,烦躁易怒,或喜揉眉擦眼,或吮指磨牙等。

(4)有喂养不当或病后失调及长期消瘦病史。

2. 辅助检查 贫血者,血红蛋白及红细胞数都减少。属于营养性水肿者,血清总蛋白量大多在 45g/L 以下,人血白蛋白常在 20g/L 以下。

3. 鉴别诊断

(1)厌食:以长时期的食欲不振,厌恶进食为特征,无明显消瘦,精神状态尚好,病在脾胃,不涉及他脏,一般预后良好。

(2)积滞:以不思乳食,腹胀嗳腐,粪便酸臭或便秘为特征,虽可见形体消瘦,但没有疳证明显,一般病在脾胃,不影响它脏。两者有密切的联系,积滞日久可致疳证,正如《证治准绳·幼科》所言:"积是疳之母,所以有积不治乃成疳候"。但疳证并非皆由积滞转化而成。疳夹有积滞者,称为疳积。

4. 中医辨证要点 本病辨证主要是分清主症和兼症。主症分为疳气、疳积、干疳三种症候。兼症分为肺疳、肝疳、心疳、肾疳和疳肿胀。皮肤紫癜为疳之恶候,提示气血大衰,血络不固。若出现萎靡不振,气息微弱,杳不思纳,为阴竭阳衰的危候,可出现阴阳离决之变,需特别引起重视。

二、治疗

疳证的总治疗原则以顾护脾胃为本。如饮食尚可,则胃气尚存,预后较好;如杳不思纳,则脾胃气竭,预后不良。正所谓:"有胃气则生,无胃气则死。"临床根据疳证的不同阶段,采取不同的治法,疳气以和为主,疳积以消为主或消补兼施,干疳以补为主。出现兼症应当随证治之。

（一）辨证治疗

1. 主症

（1）疳气

症候：形体略消瘦，面色少华，毛发稀疏，不思饮食，或能食善饥，粪便干稀不调，精神欠佳，性急易怒，舌瘦略淡，苔薄白或花剥，脉细，指纹青淡。

病机：脾胃失健，水谷精微化生气血不足，形体失于充养，故见形瘦，面色少华，毛发稀疏，精神欠振；脾胃失和，则饮食不香，甚则厌食；清气不升则便溏，浊气不降则便秘，故粪便时干时稀；若胃火偏亢则能食善饥，脾虚肝旺则易发脾气。

治法：养胃生津，理脾消疳。

方药：资生健脾丸加减。党参、白术、茯苓、山药、神曲、焦山楂各 10g，陈皮、白豆蔻、薏苡仁、泽泻、藿香、麦芽各 6g。

用法：每日 1 剂，水煎服。

方解：党参、白术、山药益气健脾，茯苓、薏苡仁、泽泻健脾渗湿，藿香、白豆蔻醒脾开胃，陈皮、山楂、神曲、麦芽消食助运。

加减：腹胀嗳气、厌食、苔厚腻者，去党参、白术、山药，加苍术、陈皮、鸡内金，以运脾燥湿，理气宽中，消食助运。粪便溏者，加少量炮姜，以温运脾阳；粪便干者，加决明子、莱菔子，以润肠通便；能食善饥、易发脾气者，加胡黄连、决明子，以清火除烦。

（2）疳积

症候：形体明显消瘦，面色萎黄，肚腹膨胀，甚则青筋暴露，毛发稀疏结穗，精神烦躁，夜卧不宁，或伴揉眉挖鼻，咬指磨牙，动作异常，食欲不振或多食多便，或嗜食异物，舌淡苔腻，脉细数。

病机：本证多由疳气发展而来，积滞内停，壅滞气机，阻滞肠胃，或夹有虫积，导致脾胃为病，属于虚实夹杂的症候，其本为虚，其标为实，形瘦面黄为虚，腹大膨胀为实。疳之有积无积，在于腹之满与不满,腹满者多有积滞。虫积者腹中可扪及索条状痞块,推之可散;积滞者脘腹胀满,叩之音实;气积者大腹胀满,叩之如鼓;血积者右肋下痞块质硬,腹胀青筋显露。病久脾虚,气血生化乏源,故形瘦面色无华,发稀结穗。胃有虚火,脾虚失运,即胃强脾弱,则多食多便,饮食不为所养而消瘦。心肝之火内扰,则睡眠不宁,脾气急躁易怒。

治法:消积理脾。

方药:消疳理脾汤加减。芜荑 6g,三棱 6g,莪术 6g,青皮 5g,陈皮 6g,芦荟 3g,槟榔 3g,使君子肉 5g,川黄连 2g,麦芽 10g,神曲 10g,生甘草 2g。

用法:每日 1 剂,水煎服。

方解:方中麦芽、神曲消食导滞为君药;三棱、莪术消积祛瘀为臣药;青皮、陈皮理气祛滞为佐药;芜荑、槟榔、使君子肉杀虫消积为佐药;芦荟清肝热,川黄连消积热为佐药;甘草调和诸药,引药直达脾胃为使药。

加减:无虫积者,去芜荑、使君子肉;食积为主者,加苍术、鸡内金,以运脾消积;腹胀疼痛者,加枳实、木香,以行气止痛;脾虚多、食积少者,加党参、白术、山药,以健脾益气,或用肥儿丸加减;性情急躁易怒、动作异常者,加决明子、钩藤、白芍,以清火柔肝;飧泄清谷者,加炮姜、肉果,以温运脾阳;舌红、苔剥、口干者,去黄连,加石斛、沙参、麦冬,以养阴生津。

(3)干疳

症候:形体极度消瘦,皮肤干瘪起皱,皮包骨头,精神萎靡,啼哭无力且无泪,毛发干枯,腹凹如舟,杳不思纳,粪便稀薄或便秘,时有低热,口唇干燥,舌质红嫩,苔少,脉沉细弱。

病机:干疳为疳证之重症,多进入疾病后期,皆由脾胃衰败,津液消亡,气血俱虚所致。脾虚气衰,故精神萎靡,啼哭无力;胃气衰败,则杳不思纳;脾虚不运,则粪便稀溏;阴液耗竭,上则口唇干燥、啼哭无泪、舌光红少津,下则肠失濡润而便秘;阴亏生内热,则时有低热。

治法:补益气血,理脾消疳。

方药:八珍汤加减。党参、黄芪、白术、茯苓、当归、白芍、熟地黄、川芎各 10g,炙甘草 3g。

用法:每日 1 剂,水煎服。

方解:方中常用党参、黄芪、白术、茯苓、甘草补脾益气;熟地黄、当归、白芍、川芎养血补血。

加减:舌淡、脾阳虚者,去熟地黄、白芍,加炮姜、附子,以温阳助运;舌干红、无苔者,加乌梅、石斛、麦冬,以酸甘化阴;不思饮食者,加陈皮、砂仁、焦山楂,以鼓舞胃气,醒脾助运;时有低热、汗出不温者,合桂枝龙骨牡蛎汤加减。

2. 兼症　出现于疳积重症和干疳阶段,常见的有眼疳、口疳、疳肿胀。

(1)眼疳

症候:初起夜盲,两目干涩,畏光,时常眨眼,眼角赤烂,目睛失泽,甚则黑睛混浊,白睛生翳,夜晚视物不清,苔薄白少津,脉细。

病机:脾病及肝,肝之阴血不足,不能上荣于目,故两目干涩,畏光,目睛失泽,黑睛混浊,白睛生翳,夜晚视物不清;肝阴不足,肝火上炎,故眼角赤烂;土虚木旺,则时常眨眼。

治法:养血柔肝,滋阴明目。

方药:石斛夜光丸加减。石斛 30g,白参 120g,山药 45g,茯苓120g,甘草 30g,肉苁蓉 30g,枸杞子 45g,菟丝子 45g,熟地黄 60g,生地黄 60g,麦冬 60g,五味子 30g,天冬 120g,苦杏仁 45g,防风30g,川芎 30g,枳壳(炒)30g,黄连 30g。

用法:上药制成棕色的水蜜丸、棕黑色的小蜜丸或大蜜丸,味甜而苦。水蜜丸每次口服 6g,或小蜜丸每次 9g,或大蜜丸每次 1丸,每日 2 次。

方解:方中以石斛、麦冬、天冬、生地黄、熟地黄共为君药,其中麦冬、天冬滋阴润燥,养阴生津;生地黄、熟地黄补肾生精,养血滋阴,二冬合二地,金水相生,再加石斛清热生津,滋阴明目,共收生津补肾,滋阴养血之功。臣以肉苁蓉、菟丝子、枸杞子补益肝肾,益精明目。佐以白参、茯苓、山药,补脾健肺,资生气血;川芎、防风、枳壳、杏仁行气活血,畅达气机;五味子酸涩暖肾,固精生津。使以甘草调和药性。诸药配合,共奏滋阴补肾,清肝明目之功。

加减:夜盲者,加服羊肝丸。

(2)口疳

症候:口舌生疮,甚或满口糜烂,秽臭难闻,面赤唇红,烦躁易哭,夜卧不宁,小便短黄,舌质红,苔薄黄或少苔,脉细数,指纹淡紫。

病机:口为脾之窍,舌为心之苗,疳证日久,脾病及心,心火上炎,熏蒸口舌,故口舌糜烂生疮,发为口疳。心火上炎,则面赤唇红,烦躁哭闹;心热移于小肠,则小便黄赤。

治法:清心泻火,理脾消疳。

方药:泻心导赤散加减。生地黄 10g,黄连 3g,木通、灯心草、生甘草梢各 2g。

用法:每日 1 剂,水煎服;可外用冰硼散或珠黄散搽口腔患处。

方解:泻心导赤散方中生地黄养阴凉血为君药;黄连泻心火为臣药;木通泻火通淋,灯心草利小便泻心火,二药共为佐药;生甘草梢利尿泻火,调和诸药为使药。

加减:心烦不安者,加连翘;心火亢盛,口干欲饮者,加生石膏、芦根、天花粉;小便黄少者,加车前草、茯苓、滑石。

(3)疳肿胀

症候:颜面及全身水肿,面色无华,神疲乏力,四肢欠温,小便短少;舌质淡嫩,苔薄白,脉沉缓,指纹隐伏不显。

病机:疳证日久,脾气虚弱,中阳不振,水湿不运,泛溢肌肤,而致足踝、目胞、四肢水肿,按之凹陷难起,小便短少;面色无华、全身乏力,舌淡嫩,苔薄白,均为脾虚气弱之象。

治法:温阳利水,理脾消疳。

方药:真武汤加减。制附子 5g,茯苓、白芍各 9g,白参 3g,白术 10g,炙甘草 2g。

用法:每日 1 剂,水煎服。

方解:方中用附子温补肾阳为君药;白术、茯苓健脾渗湿、利水消肿为臣药;白芍养阴柔肝,为佐药;炙甘草调和诸药,为佐使药。

加减:水肿明显者,加五苓散合五皮饮;水肿明显伴夜尿多者,加金匮肾气丸。

(二)单方验方

(1)鸡肝 1 具,苍术 6g。鸡肝煮熟,食肝喝汤,每日 1 次,连服 2 周。适用于眼疳。

(2)大麦芽、苍术各等份。上药研末,以白糖水每次冲服 3～9g,每日 2 次。

(3)山药、鸡内金、焦白术、扁豆、山楂各 9g,干蟾酥 2g,青皮、陈皮各 4g,大枣 5 枚。上药研成细粉,每次 1.5～3g,冲服,每日 2 次。

(4)炒玉米 15g,炒扁豆 15g,神曲 10g,炒麦芽 10g,炒莲肉 12g,煨肉豆蔻 5g,茯苓 12g,使君子肉 10g,陈皮 6g。上药焙干,研为细末。将药末 1.5～2g 放在去蛋清的鸡蛋中,以面粉包裹煨熟。0.5～3 岁患儿每日食蛋 1 个,4～6 岁每日食蛋 2 个,30 日为 1 个疗程。

(5)鸡蛋壳适量。烤干,研极细粉。0.5～1 岁每次服用蛋壳粉 0.5g,1～2 岁每次服用蛋壳粉 1g。

(6)鸡内金 30g,神曲、麦芽、山楂各 100g。上药研末,每次 1.5～3g,以糖水调服,每日 3 次。

（三）中成药

（1）消食健儿糖浆：3 岁以下每次服 5ml，3 岁以上每次服 10ml，每日 3 次。适用于疳积证。

（2）蒲地蓝消炎口服液：每次 10ml，每日 3 次，口服。适用于口疮证。

（3）健脾肥儿片：每次 4～6 片，每日 3 次，口服。适用于疳积脾虚夹虫积者。

（4）肥儿丸：每次 1 丸，日 1～3 次，口服。适用于脾虚肝旺、食滞虫积患儿。

（5）十全大补丸：每次 1 丸，日 2 次，口服。适用于干疳证。

（四）食疗方

（1）白扁豆粒 15g，怀山药 15g，赤小豆、薏苡仁各 30g，鲜荷叶 1/2 张，灯心草少许。将白扁豆粒、怀山药、赤小豆、薏苡仁、鲜荷叶、灯心草分别清洗，同放入砂锅，加入适量清水，用小火慢煮，以豆熟烂为度。每日 1 次，空腹食用。

（2）鸡内金 6g，干橘皮 3g，砂仁 1.5g，大米 30g，白糖适量。将鸡内金、橘皮、砂仁打成细粉，调入大米熬成粥，加白糖。每次温食 1 小碗，每日 2～3 次。

（3）饭锅巴 150g，山楂 10 片，橘饼 30g，白糖 100g。将饭锅巴放入锅内，加水 800ml 左右，上火烧开，加白糖及切成碎米粒状的山楂片和橘饼，煮烂成粥即成。温食，每日 1 次，连食 2～3 日。

（4）陈皮 10g，大米 50g。用水如常法煮米熬粥，水沸后将橘皮研成细末入粥中，继续熬至稠粥。早晚餐食用。

（5）山药、薏苡仁、大米各 100g。把山药、薏苡仁同入锅内炒香至微黄，大米洗净后亦入锅内，加水煮粥至稠，咸甜随意调味。每日 1 剂，随意食用，连食数日。

（五）其他疗法

1. 西医治疗

（1）助消化药：胃蛋白酶合剂每 100ml 内含胃蛋白酶 2～3mg。2 岁以内小儿每次服 1～2.5mg，2 岁以上小儿每次服 3～5mg，每日 3 次；乳酶生每次服 0.3g，每日 3 次。

（2）促进代谢药物：苯丙酸诺龙常用 5～10mg，每周 1～2 次，肌内注射，连续用药 2～3 周。普通胰岛素每次肌内注射 2～3 单位，每日 1 次，用药前先服葡萄糖 20～30g，1～2 周为 1 个疗程。有水肿者忌用。

（3）其他

①硫酸锌。血锌偏低者，可口服 1‰硫酸锌溶液，从每日 0.5～1ml/kg 开始，逐渐增加至每日 2ml/kg，连用 4 周。

②维生素。可口服各种维生素，必要时可肌内注射或静脉滴注。

③输血或血浆。严重贫血者可输血，低蛋白血症者可输血浆。依少量多次的原则，一般每次按 5～10ml/kg 输新鲜血液，1～2 周 1 次。输血浆每次 25～50ml，隔 2～3 日 1 次。

2. 推拿疗法 推三关，退六腑，推脾土，推板门，运土入水，揉阴陵泉，揉足三里，分腹阴阳，摩腹，推脊，捏脊。每次 15～20 分钟，每日 1 次。适用于疳气。

三、预防调护

1. 预防

（1）提倡母乳喂养，按时添加辅食；纠正不良饮食习惯，注意营养平衡及饮食卫生。

（2）注意小儿生长发育情况，积极防治脾胃疾病和寄生虫病，及时矫治先天性畸形如兔唇、腭裂，做好病后调养和护理。

2.调护

（1）定期测量患儿身高和体重，观察病情变化。

（2）疳证患儿经治疗后，食欲增加时，饮食应注意不要过多、过饱，应逐渐增加食量。

（3）对重症疳证患儿要注意观察面色、精神、饮食、大小便、哭声等情况，防止发生突变。

（4）做好重症患儿的皮肤、口腔、眼部护理，防止发生压疮、口疳、眼疳。

（5）眼疳患儿，应注意保护眼睛。眼睛干涩明显者可适当滴润睛眼药或人造眼泪。

（6）根据病情需要配制相应食谱，如疳肿胀患儿可吃乌鱼汤，以利疾病早日康复。

（7）疳肿胀患儿注意观察尿量变化，记录 24 小时出入量，防止发生意外。

第七节　呕　吐

　　呕吐是因胃失和降，气逆于上，以致乳食由胃中上逆经口而出的一种病症。古人将有声有物谓之呕，有物无声谓之吐，有声无物谓之哕。因呕与吐常同时出现，故多称呕吐。呕吐可见于西医学的多种疾病发生发展过程中，发病无年龄及季节限制，但临床以婴幼儿和夏秋季多见。小儿呕吐是由于外邪侵袭、乳食积滞、胃中积热、脾胃虚寒或肝气犯胃所导致。病位在胃，但因病因不同，临床表现及病情亦不同。感受外邪、乳食伤胃、肝气犯胃等病症，病来急骤，病程短，临床表现较重，属实证；而脾胃受损，中阳不足之呕吐则病程长，病势缓，迁延不愈，属虚证。若呕吐日久不愈，伤及气阴，甚则影响阳气，则可导致小儿生长发育迟缓，重者甚至危及生命。本病一般预后良好；但若呕吐严重则耗伤津液，日久可致脾胃虚损,气血化源不足而影响生长发育。

一、诊断要点

1. 临床表现

(1)有感受外邪、乳食不节、饮食不洁、情志失调等病史。

(2)乳食水液等从胃中上涌,经口而出。

(3)常伴嗳腐食臭,恶心纳呆,胃脘胀闷等。

(4)重症呕吐者,有阴伤液竭之象,如饮食难进,形体消瘦,神萎烦渴,皮肤干瘪,囟门及目眶凹陷,啼哭无泪,口唇干红,呼吸深长,甚至尿少或无尿,神昏抽搐,脉微细欲绝等。

2. 辅助检查 如果呕吐日久不愈,可行腹部 X 线、腹部 CT 或 B 超等检查。

3. 鉴别诊断

(1)溢乳:为小婴儿哺乳后,乳汁自口角溢出,但纳食如常,生长发育不受影响。这是由于小婴儿胃发育不健全,贲门括约肌松弛,如哺乳过量、过急,吞咽过多空气所致,并非病态。如改进哺乳方法,或随着年龄的增长,可逐渐自愈。

(2)与其他疾病相鉴别:本病要注意与小儿消化道畸形、急腹症、颅脑病变、药物中毒、食物中毒等疾病相鉴别。必要时应结合现代医学知识,进行系统检查。

4. 中医辨证要点

(1)辨呕吐物:呕吐物量多,气味腐臭,多为伤食;呕吐物清冷淡白,移时方吐,为胃寒;呕吐物热臭气秽,为胃热;呕吐苦水黄水,食入即吐,多为肝气犯胃。

(2)辨病性:伤食不消,蕴为热吐;久吐不止,化为寒吐;脾胃虚寒,伤于暑热或热食,可形成寒热错杂之证;暴吐不止,津液大伤,可导致阴竭阳脱的虚脱变症;久吐不止,损伤脾胃,耗气伤阴,迁延不愈则可形成疳证。

二、治疗

呕吐病机总属胃失和降,胃气上逆,所以和胃降逆是呕吐的基本治疗原则。临证时,应同时审因论治,辨明病因以治本。外邪犯胃呕吐者宜疏解表邪;食积呕吐者宜消食导滞;胃热呕吐者宜清热和胃;脾胃虚寒呕吐者宜温中散寒;肝气犯胃呕吐者宜疏肝理气,并同时注意饮食调护。伴有阴竭阳脱之变症者,应及时给予液体疗法救治。若因误食毒物、药物引起呕吐者,切忌盲目止吐,应立即采用洗胃或灌肠等方法帮助患儿将有毒之物尽快排出,以挽救生命。

(一)辨证治疗

1.感受外邪

症候:突发呕吐,吐物清冷,胃脘不适或疼痛,伴发热恶寒,鼻塞流涕,全身不适,舌淡红,苔薄白,指纹红,脉浮紧。

病机:外邪口鼻而入,首先犯肺,邪正相争于表,则见流涕,恶寒发热,全身酸痛;外邪犯胃,影响脾胃运化功能,胃气上逆,则呕吐。

治法:疏风散寒,化湿和中。

方药:藿香正气散加减。藿香90g,大腹皮、白芷、紫苏叶、茯苓各30g;制半夏、白术、陈皮、厚朴、桔梗各60g,炙甘草75g。

用法:上药为细末,每次6g,生姜、大枣煎汤送服。

方解:藿香芳香化湿,理气和中兼以解表,为君药;紫苏叶、白芷、桔梗散寒利膈,佐发表邪,厚朴、大腹皮行水消满,共为臣药;半夏、陈皮降逆除痰,佐助疏泄里滞,为佐药;甘草、白术健脾除湿,扶助正气为使药。

加减:腹胀明显者,加木香、枳壳;腹痛甚者,可加延胡索、白芍,以缓急止痛。

2. 乳食积滞

症候：呕吐酸臭食物或呕吐不消化食物，口气臭秽，不思饮食，脘腹胀满，呕吐之后方觉舒服，大便秘结或泻下酸臭夹有不消化食物，舌质红，舌苔厚腻，脉滑数有力，指纹紫滞。

病机：小儿过量进食，有伤乳、伤食史，食物积滞中焦，胃纳不受，气逆于上则见呕吐；食积化热，故见呕吐物酸臭，口气臭秽，舌红苔厚腻，脉滑数有力。若素体脾虚胃寒，伤食后呕吐物气味不重，舌苔多白腻。

治法：消乳消食，和胃止吐。

方药：伤乳用消乳丸加减（山楂 30g，香附 30g，炙甘草 15g，陈皮 15g，缩砂仁 30g，神曲 30g，麦芽 30g）；伤食用保和丸加减（焦山楂 300g，六神曲 100g，制半夏 100g，茯苓 100g，陈皮 50g，连翘 50g，莱菔子 50g，麦芽 50g）。

用法：消乳丸中所有中药为末，制丸如黍米大，7 岁以上食绿豆大，每次 20 丸，食后姜汤送下；保和丸中所有中药为末，制丸，每次口服 5g，每日 2 次，小儿酌减。

方解：消乳丸中山楂消乳化积，为君药；香附、砂仁、陈皮理气止呕为臣药；甘草、麦芽调和诸药，为佐药。保和丸中山楂消一切饮食积滞，为君药；神曲消食健脾，莱菔子消食下气，麦芽健脾开胃，共为臣药；半夏、陈皮行气化滞、和胃止呕，茯苓健脾利湿、和中止泻，连翘清热散结为佐药。

加减：呕吐频繁者，加少许生姜汁，以降逆止呕；大便秘结者，加大黄、枳实，以通腹导滞；胃寒者，去连翘，加丁香、藿香、白豆蔻，以温胃降逆止呕；食积化热者，可加黄连、竹茹，以清热和胃。

3. 胃热气逆

症候：食入即吐，呕吐频繁声响，吐物量多臭秽，气热熏发，口渴多饮，面赤唇红，或伴发热，烦躁不安，大便秘结，小便短赤，舌红苔黄，脉滑数，指纹紫滞。

病机:乳母过食辛辣炙煿之物,实热内蕴,小儿进食母乳,热积于胃;或较大小儿进食大量辛热食品,感受暑热、湿热之邪,热积胃中,影响脾胃运化,胃气上逆则呕吐;热邪伤津液则口渴多饮;内热扰动心神则烦躁多啼,夜卧不安,面红唇赤;舌红苔黄,脉滑数,指纹紫滞均为胃热气逆之象。

治法:清热泄火,和胃降逆。

方药:黄连温胆汤加减。黄连 3g,竹茹 6g,枳实 6g,制半夏 6g,陈皮 6g,炙甘草 2g,生姜 6g,茯苓 10g。

用法:每日 1 剂,水煎服。

方解:方剂中黄连清胃泄火为君药;陈皮、枳实理气导滞为臣药;制半夏、竹茹降逆止呕为佐药;茯苓、甘草和胃调中为使药。

加减:兼食积者,加焦神曲、焦山楂、炒麦芽,以消食化积;大便秘结,脘腹胀满者,加生大黄,或合大承气汤,以通腑泄热;口渴唇干者,加麦冬、生地黄、天花粉,以养胃生津;呕吐频繁者,加生代赭石,以降逆止呕。

4. 脾胃虚寒

症候:起病缓慢,病程较长,食久方吐,时作时止,食少不化,吐物多为清稀痰水或乳食残渣,色淡少味。伴面色苍白,精神疲倦,四肢欠温,腹痛绵绵,得温较舒,大便溏稀,舌质淡,舌苔白,脉迟缓无力,指纹淡。

病机:患儿一般病程较长,多因禀赋不足,脾胃虚弱,中阳不振导致。寒凝中焦,运化通降不利,食物停滞久而不化,故上逆而吐,吐物清稀不臭。舌淡苔白,指纹淡,脉迟缓无力均为脾虚中阳不振的表现。

治法:温中散寒,和胃降逆。

方药:丁萸理中汤加减。党参、白术、紫苏梗、陈皮各 6g,甘草、干姜、丁香、吴茱萸各 2g。

用法:每日 1 剂,水煎服。

方解:方中党参、白术健脾益胃,补益中气为君药;干姜、丁香、吴茱萸温中散寒,降逆止呕为臣药;甘草调和诸药为佐药。

加减:呕吐清水、腹痛绵绵、四肢欠温、腹部怕冷者,可加高良姜;大便溏稀或五更泻者,可加附子、肉桂,以温阳祛寒。

5.肝气犯胃

症候:呕吐酸水或食物,嗳气频频,每因情志刺激加重,胸胁胀痛,精神郁闷,易怒多啼,舌边红,舌苔黄或黄腻,脉弦数有力,指纹紫。

病机:小儿情志不舒,所欲不遂,肝气郁结,横逆犯胃,胃失和降,则上逆而吐,呕吐酸苦,或嗳气频作。

治法:疏肝理气,和胃止吐。

方药:解肝煎。陈皮、法半夏、厚朴、茯苓各 5g,紫苏梗、白芍各 3g,砂仁 2g。

用法:每日 1 剂,水煎服。

方解:白芍缓肝急;紫苏梗疏肝气;砂仁、厚朴调理脾胃气机;陈皮、法半夏降逆止呕。

加减:肝火犯胃者,可用左金丸合四逆散加减;火郁伤阴者,加沙参、石斛、生地黄,以清养胃阴;呕吐酸苦、两胁胀满疼痛者,可用丹栀逍遥散加旋覆花、代赭石等。

(二)单方验方

(1)白参 2g、白术、茯苓各 6g,炙甘草 2g,丁香 3g,沉香 2g。水煎服。具有补胃温脾的功效。适用于小儿呕吐。

(2)陈皮、半夏(姜制)、缩砂仁(研)、苍术(炒)、厚朴(姜制)、藿香叶、香附(炒)、甘草(炙)、山楂、神曲(炒)各 10g。每日 1 剂,水煎,生姜水为引服。具有清胃止吐的功效。适用于小儿呕吐。

(3)白参 2g,黄芪、扁豆、茯苓各 10g。上药以姜枣煎调服,视小儿大小酌量。具有截风定吐的功效。适用于小儿呕吐。

(4)藿香、砂仁、白术、陈皮、茯苓、制半夏、炙甘草各 6g。每日

1剂,水煎服。具有健胃顺气的功效。适用于小儿呕吐。

(5)生姜3g,陈皮5g,炙甘草2g。上药共研细末,温枣汤调服。具有温中散寒的功效。适用于小儿呕吐。

(6)陈皮、半夏(姜制)、麦冬(去心)、枳实(麸炒)、生甘草、竹茹各7g,黄连(姜炒)1g,茯苓10g。每日1剂,水煎服。具有清热温胆的功效。适用于小儿呕吐。

(三)中成药

(1)玉枢丹:3岁以下小儿每次0.3g,4～7岁小儿每次0.6g。均每日2次,口服。适用于外感呕吐。

(2)藿香正气软胶囊:每次2粒,每日3次,口服。适用于暑湿外感所致呕吐。

(3)藿香正气液:每次5～10ml,每日2～3次,口服。适用于暑湿犯胃证。

(4)保和丸:每次6～9g,每日2～3次,口服。适用于乳食内积证呕吐。

(5)四磨汤口服液:每次5～10ml,每日2～3次,口服。适用于乳食内积呕吐。

(6)牛黄清胃丸:每次1丸,每日2次,口服。适用于胃热气逆呕吐。

(7)香砂养胃丸:每次3g,每日2～3次,口服。适用于脾胃虚寒呕吐。

(8)舒肝丸:每次1/2～1丸,每日2次,口服。适用于肝气犯胃呕吐。

(四)食疗方

(1)葡萄汁1盅,生姜汁少许。葡萄汁加入生姜汁,吐时调和饮。

(2)炒麦芽10g,炒山楂片3g,红糖适量。放入锅中,加水煎汤,调入红糖,代茶饮。

(3)橘皮5g,大米50g。橘皮晒干,碾炒细末。与大米入砂锅内,加水煮成稀粥,入橘皮末稍煮片刻,待粥稠停火。每日早晚食用,5日为1个疗程。适用于脾胃气滞所致伤食之呕吐。

(4)鲜生姜5片,大枣7枚,大米50g,陈米醋适量。将生姜入水中煎煮片刻,去姜取汁,再入大枣、大米熬粥,粥成后加入米醋,略煮片刻,温热食用。

(5)生姜、醋、红糖各适量。生姜洗净,切片,用醋浸腌24小时。用时取3片姜,加适量红糖,以沸水冲泡片刻,代茶饮。具有和胃止呕的功效。适用于小儿呕吐。

(五)其他疗法

1. 西医治疗

(1)一般治疗:呕吐重者,可暂时禁食6~8小时,少量多次给予口服补液盐。婴儿禁食后给予母乳或稀牛奶,3~4日恢复正常奶量,液量不足时加含糖口服液。幼儿及儿童禁食后,渐予半流质饮食,3~4日渐恢复正常饮食。

(2)对症治疗

①胃肠动力药。多潘立酮每次0.3mg/kg,每日3次,于饭前15~30分钟服用;严重呕吐者,可给予多潘立酮栓每次1~2枚,每日2~3次,直肠给药。

②H_2受体阻滞药。西咪替丁每日20~40mg/kg,分2~4次口服或静脉滴注,以减轻胃酸过多对胃黏膜的刺激。

③补充液体。重度呕吐常有脱水、电解质、酸碱平衡紊乱,应静脉补液,以纠正脱水。

(3)体位治疗:新生儿和小婴儿最好取前倾俯卧体位,上身抬高30°。儿童在清醒状态下最佳体位为直立位和坐位,睡眠时保持右侧卧位,以防止胃内容物吸入气管。

2. 针灸疗法

(1)体针:取中脘、足三里、内关穴。热盛者,加合谷穴;寒盛者,加上脘、大椎穴;食积者,加下脘穴;肝郁者,加阳陵泉、太冲穴。实证用泻法,虚证用补法,每日 1 次。

(2)耳针:取耳穴胃、肝、交感、神门、皮质下等穴。每次 2～3 穴,强刺激,留针 15 分钟,每日 1 次。

3. 祛火丁疗法　医生右手戴消毒手套,食指蘸少许冰硼散,伸入患儿口中,快速按压在患儿舌根部的"火丁"(悬雍垂对面的会厌软骨上)1～3 分钟,按后 1 小时方可进食。尤适用于小儿吐奶。

4. 贴敷疗法

(1)鲜地龙数条。捣烂敷双足心,用布包扎,每日 1 次。适用于胃热呕吐。

(2)鲜生姜切片 0.1～0.3cm 厚,直径 1cm,用胶布固定在双侧太溪穴上,使姜片压在动脉上,5 分钟后再用口服药。适用于服药呕吐或晕车、晕船之呕吐。

(3)大蒜 5 个,吴茱萸 10g。大蒜去皮,捣烂,吴茱萸研末,共拌匀,揉成壹角钱硬币大小的药饼,外敷双足心,每日 1 次。适用于外感风寒证、脾胃虚寒呕吐。

(4)大葱、胡椒、吴茱萸各适量。共捣烂,炒热敷于脐部,纱布覆盖,胶布固定,每日 1 次。适用于外感风寒、脾胃虚寒呕吐。

(5)胡椒 10g,绿茶 3g,酒曲 2 个,葱白 20g。共捣成糊状,分贴于中脘、膻中、期门穴。每日 1 次,每次 6～12 小时。适用于肝气犯胃呕吐。

(6)吴茱萸、精盐各 60g。以上 2 味同炒,用布包,熨脐腹部,冷则加热水袋熨 1～2 小时。具有温胃止呕的功效。适用于小儿寒性呕吐、腹痛、疝气。

5. 推拿疗法

(1)运板门,清补脾土,运内八卦,揉中脘,分腹阴阳,揉足三里,横纹推向板门,顺时针方向摩腹。适用于乳食积滞呕吐。

(2)清胃,清大肠,退六腑,清天河水,运内八卦,推天柱骨,推下七节骨。适用于胃热气逆呕吐。

(3)补脾经,揉外劳宫,推三关,揉中脘,横纹推向板门,推天柱骨。适用于脾胃虚寒呕吐。

(4)揉小天心,清肝经,掐五指节,分手阴阳,补脾经,运内八卦,横纹推向板门。适用于肝气犯胃呕吐。

三、预防调护

1. 预防

(1)加强锻炼,增强小儿抵抗外邪的能力,特别注意穿衣要随季节、温度而调整,不可过暖过厚。

(2)喂养小儿时掌握进食量、进食速度,不宜太饱太多,防止乳食积滞。

(3)小儿乳食物宜清淡、营养丰富,定时、定量,忌恣食生冷、肥甘、煎炸、炙煿、辛辣的食物、饮料等。

(4)注意饮食卫生,不吃腐败变质食品,预防食物及药物中毒。

2. 调护

(1)呕吐者应有专人护理,安静休息,消除恐惧心理。呕吐时取坐位或侧卧位,以防呕吐物吸入气管。

(2)呕吐后清水漱口,暂不进食,休息一段时间后,先少量给予米汤或流质食物,待呕吐止后方能正常进食。

(3)呕吐严重者应禁食,静脉补液,防止脱水。

(4)服用中药应少量频服,以不引起呕吐为度。药液可浓缩,冷热适中。呕吐重者,可用中药保留灌肠,必要时补液治疗。

第八节　腹　痛

　　腹痛是小儿时期常见的一种病症,以胃脘以下、脐周及耻骨以上部位疼痛为主要症状。疼痛发生于胃脘以下、脐部以上部位者为大腹痛;发生于脐周部位者为脐腹痛;发生于小腹两侧或一侧者为少腹痛;发生于脐下腹部正中者为小腹痛。腹痛的形式多样,可见阵发性或持续性疼痛、剧烈绞痛、隐隐作痛、刺痛、胀痛等。时间可长可短。小儿腹痛多因感受风寒或暑湿之邪、饮食内伤、虫积肠胃、素体中阳不足、情志不舒或跌扑损伤所引起。轻者病程短,腹痛阵发,患儿一般情况良好,无其他不适;重者腹痛迁延不愈,病程较长,可伴有食欲不佳、精神倦怠、形体消瘦等其他症状。若为单纯性腹痛,治疗较容易,若有其他病症则治疗较难。腹痛可以急性起病,也可以慢性发作,病情复杂,经久不愈,正气耗伤,则可成为危重症候。本病可发生于任何年龄与季节,年长儿多能自诉腹部疼痛,婴幼儿往往不能正确表达,常以无故啼哭为主要临床表现。不同年龄小儿的常见腹痛原因有所不同,如新生儿期以肠痉挛最为多见,也可见于先天性消化道畸形等;婴儿期多由肠炎、肠套叠、嵌顿疝所致;幼儿及儿童期则以再发性腹痛、胃炎、溃疡病、蛔虫病等为多见。

一、诊断要点

1. 临床表现

　　(1)发病情况:起病急骤,疼痛剧烈,部位固定,病程短或阵发性加重者,常为外科疾病所致,如肠套叠、肠梗阻、食物中毒等;起病缓慢,病程长而疼痛持续,能够耐受者,多由内科疾病引起,如慢性胃炎、溃疡病等。

　　(2)腹痛性质及伴随症状:轻度钝痛或隐痛,短期内减弱或消失者,多为内科性疾病。有以下情况者多考虑外科性疾病:急骤起病,剧痛,特别是疼痛持续超过 3 小时者;先腹痛,后发热者;先腹痛,后频繁呕吐,但无腹泻,尤其伴有便秘、肛门不排气、腹胀等更提示肠梗阻可能;有压痛及腹肌紧张,摸到包块。

(3)再发性腹痛:又称肠痉挛或肠绞痛。是由肠壁平滑肌突发强烈收缩引起的阵发性腹痛,在小儿急性腹痛中最为常见,且常反复发生。上呼吸道感染、暴饮暴食、局部受凉、奶中糖分含量较高、便秘、哭闹等因素均可诱发。其临床特点有:腹痛突然发作,持续时间不一,多能自行缓解,发作间歇一切正常;腹痛以脐周为主,但腹部柔软,无固定压痛;无伴随的病灶器官症状,如发热、吐泻、咳喘、尿急、尿痛等,无全身阳性体征;有反复发作的特点,每次发作症状相似,疼痛轻重程度不等。

2. 辅助检查

(1)体检:体检时除注意神志、面色、脉搏、呼吸、血压、体温、皮肤,以及咽、胸、神经、脊柱等方面的情况外,尤其要注意腹部的检查。

(2)血、尿、粪常规检查:血红蛋白及红细胞逐渐下降,需警惕有内脏出血;白细胞升高为炎症的表现;尿内有多量红细胞提示有泌尿系结石,尿内有白细胞、脓细胞提示有泌尿系感染;粪便有黏液、脓细胞、巨噬细胞时多为痢疾、结肠炎。

(3)X 线检查:肠梗阻时肠内有梯形液平面,肠内充气较多;腹膜炎时肠间隙加宽;钡灌肠或肠腔充气见有杯形气影或缺损时,为肠套叠表现;腹腔内见有膈下游离气体时,应考虑胃肠穿孔。

3. 鉴别诊断 主要应与急腹症相鉴别。因内容较多,详细内容请参照相关西医教材。

4. 中医辨证要点

(1)辨病位:中上腹痛其病位在脾、胃、肝、胆;脐腹痛病位在大肠、小肠;少腹痛病位在肝;脐以下腹部正中疼痛病位在膀胱和大肠。

（2）辨病性：腹痛有寒热虚实之分。热邪内结，疼痛阵作，得寒则减，伴有口渴引饮、大便秘结，为热证；若突然暴痛，得热则减，伴有口不渴、大便溏稀、小便清利、舌淡苔白，为寒证；若腹痛急性发作，痛有定处，拒按，饱则痛甚多为实证；若腹痛绵绵，喜温喜按，痛无定处，多为虚证。

（3）辨气、血、虫、积：气滞者，起病前多有情志失调史，腹痛多为胀痛，时聚时散，痛无定处；血瘀者，常有跌仆损伤或手术史，腹痛多为刺痛，固定不移，按之加重；虫积者，腹痛时发时止，伴有粪便排虫史或粪便镜检有虫卵，腹痛部位多在脐部；饮食积滞者，有饮食不节史，腹部胀满疼痛，伴有呕吐酸腐、粪便夹有不消化食物等。

（4）辨轻重缓急及病情转化：腹痛轻者病程短，可自行缓解，患儿一般情况良好；重者病程长，来势凶猛，患儿一般情况差。急性腹痛患儿正气尚足，慢性腹痛病久耗伤正气。急性腹痛失治误治可转化为慢性腹痛，慢性腹痛可急性发作；腹痛暴作，伴有高热、便血或大汗淋漓，面色灰白，四肢厥冷，则为危重症候。

二、治疗

本病多因脏腑经脉失调，气机运行不畅所致。根据"不通则痛""六腑以通为顺"的机制，治疗应以调理气机，疏通经脉为原则。根据病因不同，分别治以温散寒邪、消食导滞、通腑泄热、温中补虚、活血化瘀等法。除内服药物外，还常配合推拿、外治、针灸等以提高疗效。

（一）辨证治疗

1. 腹部中寒

症候：突发腹痛，疼痛剧烈，阵阵发作，痛处喜暖，得温则舒，遇寒痛甚，肠鸣辘辘，面色苍白，痛甚者额冷汗出，唇色紫暗，肢冷，或伴吐泻，小便清长，舌质淡红，舌苔白滑，脉沉弦紧，指纹红。

病机:患儿外感寒邪或过食生冷,寒邪直中脏腑,寒主收引,气机不利,则见腹痛阵作,肠鸣辘辘,得温则缓,遇冷则重。

治法:温中散寒,理气止痛。

方药:养脏汤加减。木香、丁香、香附、白芍各 3g,川芎、白术各 6g,炙甘草、肉桂各 2g。

用法:每日 1 剂,水煎服。

方解:方中木香、丁香、香附芳香散寒,调理气机;川芎温通血脉;肉桂温中散寒止痛。

加减:腹胀明显者,加砂仁、枳壳,以理气消胀;恶心呕吐者,加法半夏、藿香、姜竹茹,以降逆止呕;若见泄泻者,加炮姜、煨肉豆蔻,以温中止泻;抽搐阵痛者,加小茴香、延胡索,以温中理气,活血止痛。

2. 乳食积滞

症候:脘腹胀满,按之疼痛加剧,不思乳食,嗳腐吞酸,或腹痛欲泻,泻后痛减,或时有呕吐、吐物酸馊,矢气频作,粪便臭秽,夜卧不安,舌质红,苔厚腻,脉沉滑,指纹紫滞。

病机:有饮食不节、伤乳伤食病史,以脘腹胀满,疼痛拒按,腹痛欲泻,泻后痛减为主要特点,伴嗳吐酸腐,矢气频作,粪便酸臭,不思乳食等伤乳伤食兼症。

治法:消食导滞,理气正痛。

方药:香砂平胃散加减。香附、苍术、焦山楂、焦神曲、焦麦芽、枳壳各 10g,陈皮、砂仁、白芍、炙甘草各 3g。

用法:每日 1 剂,水煎服。

方解:苍术、陈皮、砂仁、香附、枳壳理气行滞;焦山楂、焦神曲、焦麦芽消食化积;白芍、甘草缓急止痛。

加减:腹胀明显者,加槟榔、莱菔子,以理气行滞;伴呕吐者,加半夏,以和胃降逆止呕;兼感寒邪者,加乌药、干姜,以温中散寒行滞;食积郁而化热、面赤烦躁者,加黄芩、连翘,以清解积热;大便秘结不通者,加生大黄,以清热通腑,或用枳实导滞丸理气行滞,泄下肠胃积热。

3. 胃肠积热

症候:腹痛胀满,疼痛拒按,烦躁口渴,喜冷饮,面赤唇红,手足心热,大便秘结,小便黄赤,舌质红,苔黄燥,脉滑数,指纹紫滞。

病机:本证型有邪正俱实和邪实正虚之区别。邪热聚集肠胃,里实已成,正气未虚,则腹痛胀满,拒按喜冷,大便秘结,痞、满、燥、实四症俱备;若里热伤阴,正气衰惫,燥热未结,里实未去,则腹痛,胀满不甚,且精神疲惫,舌干少津,脉象沉而无力。

治法:通腑泄热,行气止痛。

方药:大承气汤加减。生大黄、枳实各 3g,厚朴 4g,枳实 5g,木香、升麻、黄连各 3g,芒硝 1g。

用法:每日 1 剂,水煎服。

方解:生大黄、芒硝泄热通便,荡涤胃肠,活血祛瘀;厚朴行气破结,消痞除满;升麻、黄连清泄胃热;木香、枳实理气行滞散结。

加减:口干口渴、舌质红、苔少者,加玄参、麦冬、生地黄,以养阴生津;若为肝热犯胃腹痛者,可用大柴胡汤加减;若正气已虚、精神疲惫,不可妄用攻下,应扶正祛邪,可用增液承气汤加减。

4. 脾胃虚寒

症候:腹痛绵绵,时作时止,痛处喜温喜按,得食稍缓,面白少华,精神倦怠,手足不温,乳食减少,食后作胀,大便溏稀,小便清长,舌淡苔薄白,脉沉缓无力。

病机:患儿先天禀赋不足或后天失养,或药物克伐,导致中阳不足,失于温养,则脏腑气机不利,腹部拘急疼痛;起病缓慢,故腹痛绵绵,痛处喜温喜按,形体消瘦。手足不温,唇色淡白,均为脾胃虚寒之象。

治法:温中健脾,理气止痛。

方药:小建中汤合理中丸加减。桂枝、白芍、干姜各 6g,大枣 3

枚,党参、白术各 6g,饴糖、甘草各 3g。

用法:每日 1 剂,水煎服。

方解:桂枝温经和营;白芍、甘草缓急止痛;饴糖、大枣、党参、白术甘温补中;干姜温中祛寒。

加减:手足不温、虚寒内盛明显者,加附子、肉桂,以温阳散寒;气血亏虚者,加黄芪、当归,以补气养血;气滞脘闷者,加木香、砂仁,理气除胀;脾虚夹积、纳呆腹胀者,选健脾丸,加鸡内金、厚朴,以健脾理气化积;痛而呕吐清涎者,加丁香、吴茱萸,以温中降逆;大便溏稀者,加山药、薏苡仁,以健脾渗湿。

5. 气滞血瘀

症候:腹部刺痛或胀痛,经久不愈,痛有定处,按之痛剧,或腹部有癥瘕结块拒按,肚腹硬胀,青筋显露,舌紫黯或有瘀点,脉涩,指纹紫滞。

病机:外伤或手术之后,或腹部出现癥瘕,导致气滞血瘀,不通则痛,故见腹痛,痛有定处,胀满拒按,青筋暴露。

治法:活血化瘀,理气止痛。

方药:少腹逐瘀汤加减。小茴香 5 粒,干姜 1g,延胡索 3g,没药 6g,当归 6g,川芎 6g,官桂 2g,赤芍 6g,蒲黄 3g,五灵脂 3g。

用法:每日 1 剂,水煎服。

方解:官桂、干姜、小茴香温通经脉;蒲黄、五灵脂、赤芍、当归、川芎活血散瘀;延胡索、没药理气活血,软坚止痛。

加减:气滞胀痛明显者,加川楝子、郁金,以理气止痛;有癥瘕或有手术、外伤史者,加三棱、莪术、穿山甲,以活血散瘀消癥;肚腹拘急硬痛、大便秘结不通者,加桃仁、大黄、芒硝,以通腑消胀;形气不足、神倦乏力者,加黄芪、人参,以益气扶正。

(二)单方验方

(1)炮莪术适量,研细末,每次冲服 3g;或鸡内金、枳实各 9g,

水煎服。适用于寒实腹痛。

(2)丁香、川椒、干姜各等份。上药研末,每次1g,开水送服。适用于虚寒腹痛。

(3)焦山楂、鸡内金各5g。上药水煎服,每日2～3次。适用于食积腹痛。

(4)肉桂3g,川椒1g,炒白芍9g,炙甘草3g。每日1剂,水煎服。适用于虚寒腹痛。

(5)延胡索粉1g,沉香粉0.6g,肉桂粉0.3g。每日1剂,顿服。适用于寒积腹痛。

(6)青藤香、枳壳各6g,制香附9g。每日1剂,水煎服。适用于气滞血瘀腹痛。

(三)中成药

(1)四磨汤口服液:每次10ml,每日2～3次,口服。适用于乳食积滞腹痛。

(2)藿香正气液:每次5～10ml,每日2～3次,口服。适用于外感风寒证。

(3)少腹逐瘀胶囊:每次1～2粒,每日2～3次,口服。适用于气滞血瘀证。

(4)藿香正气软胶囊:年龄较大儿童每次2～4粒,每日3次,口服。适用于外感风寒或内伤饮冷,腹部中寒之腹痛。

(5)元胡止痛片:每次1～2片,每日3次,口服。适用于气滞血瘀腹痛。

(6)羚黄宝儿丸:1～2岁小儿每次10丸,2～5岁每次20丸,1周岁以内小儿在医生指导下使用。均每日2～3次,饭前30分钟温水送服。适用于食积腹痛。

(7)乌梅丸:每次3～6g,每日2次,口服。适用于虫积腹痛。

(8)良附丸:每次3～6g,每日2次,口服。适用于腹部中寒腹痛。

(9)保和丸:每次 3～6g,每日 2 次,口服。适用于乳食积滞腹痛。

(10)健脾丸:每次 3～6g,每日 2 次,口服。适用于脾虚夹积腹痛。

(11)附子理中丸:每次 2～3g,每日 2～3 次,口服。适用于脾胃虚寒腹痛。

(12)木香顺气丸:每次 3～6g,每日 2～3 次,口服。适用于中焦气滞腹痛。

(四)食疗方

(1)焦麦芽、焦谷芽、焦山楂各 10g,白糖适量。前 3 味中药水煎 15 分钟取汁,用纱布过滤、调入白糖,趁热代茶饮,每日 2～3 次。

(2)高良姜 6g,陈皮 3g,大米 30g。前 2 味中药煮汁去渣,与大米一同煮成粥,早晚餐食用。适用于腹部中寒之小儿腹痛。

(3)鲫鱼 250g,生姜 30g,橘皮 10g,胡椒 3g。鲫鱼去鳞、鳃、内脏、洗净;生姜洗净,切片,与橘皮、胡椒同包扎在纱布袋中,填入鱼肚,置锅内,加适量的水,小火煨熟,加少许食盐。空腹喝汤,食鱼,每日 2 次。适用于感寒后小儿腹痛。

(五)其他疗法

1. 西医治疗

(1)首先应明确病因,疑有肠梗阻者,应禁食、禁水,待诊断明确,且腹痛与呕吐停止后才可逐渐进食,先给予稀软易消化的食物。不能排除外科急腹症者,禁用吗啡、哌替啶等镇痛药,以免掩盖症状而延误诊治。

(2)疑有外科急腹症者,应及时请外科会诊,有手术指征者应尽早手术治疗。对内科性腹痛,在明确诊断后,采取相应的内科治疗。感染性疾病者,酌情选用抗生素治疗。因消化功能紊乱引起者,可给予金双歧、枯草杆菌二联活菌颗粒(妈咪爱)、乳酶生等活菌制剂、酶制剂调整消化功能。因暴食便秘者,给予开塞露排便排气。有肠寄生虫病者,给予杀虫驱虫。

(3)有脱水症状及不能进食者,应根据其脱水程度、脱水性质、继续丢失量给予相应的静脉补液纠正脱水。

(4)对功能性腹痛及排除外科急腹症的其他腹痛,可给予解痉止痛等药物治疗。颠茄酊每次 0.05ml/kg,口服。丙胺太林 2mg/kg,分 3 次口服;山莨菪碱每次 0.2~0.3mg/kg,口服,重者每次 0.3~0.5mg/kg,肌内注射。或阿托品每次 0.01mg/kg,口服;每次 0.2~0.3mg/kg,肌内注射。对明确诊断为再发性腹痛患儿疼痛剧烈者,可给予复方氯丙嗪,每次 1mg/kg,肌内注射。

2. 针灸疗法

(1)体针:取足三里、合谷、中脘穴。寒证者,加灸神阙穴;热结者,加上巨虚,食积者,加里内庭穴;虚寒证者,加脾俞、胃俞穴;呕吐者,加内关穴。一般取患侧,亦可取双侧穴,用 3~5cm 毫针,快速进针。实热、积滞证用泻法,寒证可用温针灸;虚证用补法,捻转或提插。婴幼儿不留针,年龄较大儿童可留针 15 分钟,或留至腹痛消失。

(2)耳针:取耳穴胃、脾、肝、胆穴。虚证加肾;实证者,加大肠、三焦穴;便秘者,加肛门、直肠穴。热证用绿豆,寒证用王不留行子贴压耳穴。每日按压 3~5 次,每周换贴 2~3 次,6 次为 1 个疗程。适多用于慢性腹痛。

3. 贴敷疗法

(1)公丁香、白豆蔻各 3g,白胡椒 4g。上药共研细末,过 100 目筛,用时取药末 1~5g,填敷脐中,外贴万应膏。适用于腹部中寒、脾胃虚寒腹痛。

(2)生姜、葱白各适量。生姜、葱白捣烂,贴敷肚脐。适用于腹部中寒或虚寒腹痛。

(3)白芥子、乌药、细辛、木香、降香、砂仁各 2g。上药共研细末,填于脐部,外用热水袋熨 30 分钟,每日 1~2 次。适用于寒性腹痛。

(4)干姜、附子、小茴香、食盐各 2g。上药共研细末,用大葱、姜汁调涂脐上,以纱布包扎,用热水袋熨之。适用于寒性腹痛。

4. 推拿疗法

(1)揉一窝风,揉外劳宫,摩腹,拿肚角,按脾俞、胃俞。适用于腹部中寒腹痛。

(2)清胃经,运八卦,推四横纹,清板门,清大肠,分腹阴阳。适用于乳食积滞腹痛。

(3)运八卦,清胃,退六腑,推四横纹,清板门,清大肠。适用于胃肠积热腹痛。

(4)补脾经,揉外劳宫,运八卦,推三关,揉一窝风,揉脐。适用于脾胃虚寒腹痛。

三、预防调护

1. 预防

(1)注意气候变化,避免感受外邪,注意腹部保暖。

(2)注意饮食卫生,忌过食生冷瓜果、饮料、不洁食品,防止暴饮暴食。

(3)每餐之后休息 30 分钟,餐后不宜立刻做剧烈运动。

2. 调护

(1)腹痛剧烈或持续不减者,应密切观察病情变化,注意腹部体征,配合腹部 X 线摄片或造影、B 超等必要的辅助检查,以便尽早确诊,采取有效措施。

(2)根据病因,给予相应饮食调护。对食积腹痛者,应暂禁食,或给流质半流质饮食;虫积腹痛者,忌用甜食,适当给予酸性食物,可缓解疼痛；热证腹痛者，忌食辛辣肥甘厚味；虚寒证腹痛者，宜食甘温之味。

（3）腹痛发作时，应卧床休息，观察腹痛情况，防止发生变症、危重症。

（4）避免精神刺激，做好心理安抚工作。

（5）寒性腹痛者应温服或热服药液，伴呕吐者，药液要少量多次分服。

第九节 便 秘

便秘指粪便干燥坚硬，秘结不通，排便时间间隔延长，或虽有便意但排出困难的一种病症。西医学的功能性便秘属于本病范畴。便秘主要以大便秘结不通或粪便排出困难为主要症状，可为单独一症状，也可是其他疾病的一个伴随症状。多数患儿病势轻浅，经饮食调理或药物治疗后很快缓解，少数病情严重或日久不愈者，可出现便血、脱肛、痔疮等病变。本病可发生于任何年龄，一年四季均可发病。若便秘长期未能得到适宜治疗，尚可影响患儿生长发育及身心健康。

一、诊断要点

1. 临床表现

（1）有排便疼痛或费力史。

（2）粪便干燥坚硬，秘结不通，或虽有便意但排出困难。

（3）排便时间间隔延长，每周排便≤2次。

（4）直肠内存在大量粪便团块，或有大量粪便潴留史或有大块粪便阻塞厕所史。

至少出现上述2条以上症状，持续1个月以上。

2. 鉴别诊断

(1)先天性巨结肠:本病在患儿出生后 48 小时内多无胎便或仅有少量胎便排出,可于出生后 2～3 日出现低位性肠梗阻症状。后期有顽固性便秘,3～7 日甚至于 1～2 周排便 1 次。严重者发展成不灌肠则不排便。腹胀逐渐加重,腹壁紧张发亮,有静脉扩张,可见肠型及蠕动波。小儿由于长期便秘,食欲下降,营养物质吸收障碍导致发育迟缓、消瘦、贫血或有低蛋白血症。本病经 X 线检查及钡剂灌肠方可诊断。

(2)肛裂:肛管皮肤破裂形成菱形裂口或溃疡,以排便时刀割样疼痛,便时出血为特点,反复发作,患儿常因疼痛而忍便,长期忍便就会出现粪便干结形成便秘。

(3)先天性肠闭锁:小儿便秘应与本病相鉴别。先天性肠闭锁临床上常表现为低位肠梗阻的症状,直肠指检仅见少量灰白色胶冻样便,用盐水灌肠也不能排便。腹部直位平片可见整个下腹部无气,钡剂灌肠及 X 线造影可明确诊断。

3. 中医辨证要点

(1)辨虚实:实证多为乳食积滞、燥热内结,气机郁滞所致,粪质干燥坚硬,常伴腹胀拒按,口苦口臭,口腔溃疡,睡眠不安等症状。虚证多因气血亏虚,失于濡养,传导无力所致,病程较长,粪质不甚干结,但欲便不出或便出不畅,腹胀喜按,常伴神疲乏力,面白无华等虚证表现。

(2)辨寒热:热证便秘多有面赤身热,口干,尿黄,腹胀腹痛,舌红苔黄等症状。寒证便秘常见四肢不温,面色青白,喜温恶寒,小便清长,舌淡苔白等症状。

二、治疗

本病实证以祛邪为主,常用清热通导、疏肝理气、消积导滞之法;虚证以扶正为先,多用健脾益气、滋阴养血、润肠通便、温阳益肾等法。除口服药物外,可配合推拿、针灸等疗法进行治疗。同时,必须注意调整不合理的饮食结构,建立良好的排便习惯。

(一)辨证治疗

1. 实证便秘

(1)燥热便秘

症候:粪便干结,排出困难,甚至便秘不通,腹胀不适,或兼呕吐,口臭口疮,面赤身热,小便短黄,舌苔黄燥,脉象滑实,指纹紫滞。

病机:热病肺燥,下移大肠,或胎热素盛,肠道燥热,或恣食炙煿辛辣之物,伤津耗液,导致肠胃积热,耗伤津液,燥热内结,粪质干燥坚硬,难于排出;燥热内结,则面红身热,口干口臭。

治法:清热导滞,润肠通便。

方药:麻子仁丸加减。麻子仁6g,大黄3g,枳实、槟榔、苦杏仁、白芍各6g。

用法:每日1剂,水煎服。

方解:方中麻子仁润肠通便为君药;大黄通便泄热,杏仁、白芍养阴和里共为臣药;枳实下气破结、降浊通便为使药。

加减:口干舌燥者,加生地黄、玄参;口舌生疮者,加胡黄连、淡竹叶;腹胀痛者,加广木香,以行气通便。

(2)气滞便秘

症候:粪便闭涩,嗳气频作,肠鸣矢气,胸胁痞闷,腹中胀痛,舌质红,苔薄白,脉弦,指纹滞。

病机:情志不遂,肝郁气滞,气机壅塞,故胸胁痞满;胃气上逆,则嗳气频作;脾气不运则胃纳减少;气机郁滞,传导失司,糟粕内停则欲便不便,甚则腹胀疼痛。舌质红,苔白或腻,脉弦指纹紫均为肝气不舒,脾气失和之象。

治法:疏肝理气,导滞通便。

方药：六磨汤加减。木香、乌药各 6g，沉香（后下）2g，大黄（后下）3g，槟榔、枳实、郁金各 6g。

用法：每日 1 剂，水煎服。

方解：方中沉香顺气降逆，木香行气，乌药行气疏肝解郁，枳实破气消积，大黄通便泄热，槟榔行气化滞。

加减：服药后便通者，原方去大黄；胸胁痞满甚者，加桔梗、瓜蒌、香附，以行气开结；嗳气不除者，加旋覆花、紫苏子或紫苏梗，以顺气降逆；气郁化火、口干咽燥者，加黄芩、天花粉，以清热解郁；气郁寡言者，加柴胡、白芍、合欢皮。

（3）食积便秘

症候：大便秘结，脘腹胀满，不思乳食，或恶心呕吐，手足心热，心烦，睡眠不安，小便短黄，舌红苔黄厚，脉沉有力，指纹紫滞。

病机：小儿乳食失节，或过食辛辣香燥、油煎炙烤、生冷肥甘之品，或偏食挑食等，损伤脾胃，运化失常，乳食停滞中焦，久而成积，而致肠腑传导失常，引起便秘；气机阻滞，则脘腹胀满疼痛；胃气上逆则恶心呕吐；积滞日久，蕴结化热，则手足心热，心烦不安。

治法：消积导滞，开结通便。

方药：枳实导滞丸加减。大黄（后下）3g，枳实、黄芩各 6g，黄连 3g，六神曲、白术、茯苓、莱菔子各 6g。

用法：每日 1 剂，水煎服。

方解：大黄攻积泄热为君药；枳实行气消积、除脘腹胀满为臣药；黄连、黄芩清热燥湿为佐药；茯苓利水渗湿，白术健脾燥湿、攻积不伤正，神曲消食化湿。本方服用后粪便通则停药，以免攻伐太过，损伤正气。

加减：口臭者，加生石膏；腹胀痛者，加大腹皮、香附；积滞化热者，加连翘、胡黄连；伤乳者，加麦芽；呕恶者，加藿香、竹茹。

2. 虚证便秘

(1)血虚便秘

症候:面唇、爪甲淡白无华,自觉目眩心悸,粪便干结,难于排下,舌淡嫩,舌苔薄白,脉细弱,指纹色淡。

病机:心主血脉,其华在面,其荣在爪,面唇、爪甲淡白无华为血虚之象;血虚心失所养则心悸;头目失养则目眩;血虚津少,不能润滑肠道,故粪便干结难于排下。舌淡嫩,苔薄白,脉细弱,指纹色淡均为血虚之象。

治法:养血润燥,开结通便。

方药:四物汤加减。当归、熟地黄、川芎、白芍、火麻仁、制何首乌、枳壳各 6g。

用法:每日 1 剂,水煎服。

方解:四物汤中当归补血活血,熟地黄补血,川芎理血中之气,白芍敛阴养血,火麻仁润肠通便,何首乌养血,枳壳理气。

加减:方中可酌加郁李仁、柏子仁、肉苁蓉等润下之品。心悸重者,加酸枣仁、柏子仁;若血虚有热,兼见口渴心烦、夜寐不安、舌苔花剥、脉细数者,则加玄参、麦冬、牡丹皮、栀子;兼气虚者,加党参、黄芪,以益气养血。

(2)气虚便秘

症候:粪质干结,或并不干硬,虽有便意,但努责乏力,难于排出,汗出气短,便后疲乏,神倦懒言,面白无华,唇甲色淡,头晕心悸,健忘,多梦,舌淡,苔白,脉弱,指纹淡。

病机:禀赋不足,或病后失调,或喂养不当,进食过少,致气血亏虚,传导无力,粪便难以排出;气血亏虚,神形失养,故面白神疲,唇淡头晕;中气不足,则气短懒言;劳则气耗,故便后疲乏汗出。

治法:补气养血,润肠通便。

方药:黄芪汤合润肠丸加减。黄芪 10g,陈皮、火麻仁、党参、白术、当归、生地黄、桃仁、枳壳、白蜜各 6g。

用法：每日 1 剂，水煎服。

方解：黄芪益气补虚为君药；陈皮理气，帮助气化为臣药；火麻仁润肠通便，白蜜润燥通便。

加减：气虚较甚者，加人参；气虚下陷脱肛者，重用黄芪，加升麻、柴胡，或用补中益气汤；面白唇淡者，加制何首乌、枸杞子、阿胶；心悸健忘者，加酸枣仁、柏子仁；汗多气短、脉细者，合生脉散同用。

（二）单方验方

（1）金银花 15g，蜂蜜 30g。将金银花煎水，去渣放凉，分 2 次加入蜂蜜溶化后饮用。

（2）白术 30g，生地黄 20g，升麻 1g。每日 1 剂，水煎服。

（3）锁阳 15g，桑葚 15g，蜂蜜 30g。将锁阳（切片）与桑葚水煎取汁，入蜂蜜搅匀，每日 1 剂，分 2 次服。

（4）番泻叶 2g。用开水浸泡，代茶饮。

（5）全瓜蒌 10g，甘草 3g，蜂蜜 60g。全瓜蒌、甘草水煎，取汁去渣，调入蜂蜜，每日 1 剂，分 2 次服。

（三）中成药

（1）小儿七星茶颗粒：每次 3.5～7g，每日 3 次，开水冲服。适用于食积便秘。

（2）麻仁丸：3 岁以上每次 1/2 丸，每日 2～3 次，口服。适用于燥热便秘。

（3）枳实导滞丸：每次 2～3g，每日 2～3 次，口服。适用于乳食积滞便秘。

（4）逍遥丸：每次 6g，每日 1～2 次，口服。适用于气机郁滞便秘。

（5）补中益气丸：每次 3～5g，每日 3 次，口服。适用于气虚不运便秘。

（6）润肠丸：每次 6g，每日 1～2 次，口服。适用于血虚津亏便秘。

（四）食疗方

（1）脱脂奶 250g，奶油 10g，鸡蛋（用蛋黄）1 个，香蕉 1 个，甜橙 2 片，沙棘 10g，槐花蜂蜜 10g。将香蕉剥皮，粗粗切碎，倒入搅拌器内，再倒入沙棘、槐花蜂蜜、蛋黄和奶油，搅拌约 15 秒钟，打开搅拌器，加入脱脂奶，继续搅拌约 10 秒钟。将混合饮料均匀倒入杯内，在杯沿插上 1 片甜橙，再插上吸管即可饮用。

（2）牛奶 250g，炒核桃仁 20g，鸡蛋 1 个，蜂蜜 30g。炒核桃仁捣烂。将鸡蛋打散，冲入牛奶，加入捣烂的核桃仁煮沸，离火稍凉，调入蜂蜜，上下午分食。

（3）菠菜 200g，大米 30g。先煮大米成粥至熟，加入菠菜，凡沸即熟，任意食用。

（4）花生仁、核桃仁各 30g，大米、冰糖各 100g。核桃仁浸泡，去衣，切成小丁。花生仁、大米淘净，入锅加水煮，大米开花时，入冰糖、核桃仁煮成粥。每日 1 剂，宜常食用。

（5）松子仁 10g，大米 100g。同煮成粥，分次食完。

（6）香蕉 1～2 个，蜂蜜适量。香蕉去皮，加入蜂蜜，隔水炖熟，每日食 1～2 次，连食数日。用于小儿津枯肠燥之便秘。

（7）核桃仁、白芝麻各 15g，藕粉、白糖各适量。将核桃仁、白芝麻共捣烂，放入锅内，加白糖和适量水，煮沸后，用藕粉制成糊，每晚睡前食用。

（五）其他疗法

1. 西医治疗

（1）小儿简易通便法

①开塞露法。将开塞露尖端封口剪开，注意修剪光滑，患儿侧

卧位,显露肛门,先挤出少许药液滑润肛门,再将开塞露管口插入,将5～10ml药液射入肛门内,拔出空壳,肛门处夹一块干净纸巾,嘱咐患儿尽量忍住5～10分钟后排便,以使药液充分刺激肠蠕动、软化粪便,达到最佳通便效果。

②甘油栓法。将圆锥形甘油栓的包装纸打开,缓缓塞入患儿肛门内,轻轻按压肛门,尽量保留较长时间,使甘油栓充分融化后再排便。

(2)药物治疗:必要时适当应用药物,如枯草杆菌二联活菌颗粒(妈咪爱)、地衣芽孢杆菌活菌胶囊(整肠生)等。

2. 针灸疗法

(1)体针:主穴取大肠俞、天枢、支沟、上巨虚。燥热内结者,加合谷、曲池穴;气机郁滞者,加中脘、行间穴;气血虚者,加脾俞、胃俞穴。实证用泻法,虚证用补法。

(2)耳穴压丸:常用耳穴为直肠下段、大肠、便秘点。

3. 贴敷疗法

(1)每次取大黄细末3g,用温水调成饼状,贴于脐部神阙穴,用胶布或纱布固定。适用于实证便秘。

(2)蜂蜜适量,微火煎,手捻做锭,纳入肛门。

(3)葱白2根,酒糟10g。上药共捣烂炒热,趁温热敷于脐部,外用消毒纱布固定。适用于阳虚小儿便秘。

(4)大葱10g,生姜6g,淡豆豉9g,食盐9g。上药共捣烂,做成药饼,将药饼烤热敷于脐部,然后用消毒纱布扎紧,1～2小时见效。适用于阳虚小儿便秘。

4. 推拿疗法

(1)清大肠,退六腑,清补脾土,运内八卦,摩腹,按揉足三里,推下七节骨。适用于实证便秘。

(2)补脾土,推肾水,清大肠,推上三关,摩腹,捏脊。适用于虚证便秘。

三、预防调护

1. 预防

(1)注意合理的饮食结构,纠正不良的进食习惯。婴儿应适时添加辅食,幼儿应多吃蔬菜、水果,适当补充粗粮。

(2)增加活动量,避免少动、久坐、久卧。

(3)避免情志刺激,保持精神舒畅。

(4)加强排便训练,坚持良好的排便习惯。

2. 调护

(1)注意室内温度及便盆的舒适,使患儿对坐便盆不产生厌烦或不适感。从 3 个月开始,每日早晨喂奶后就可以帮助患儿定时坐便盆排便,训练养成定时排便的习惯。对大龄患儿,家长要随时提醒患儿排便。

(2)患儿要母乳喂养,人工喂养时鲜牛奶需煮沸,并加少量白糖,同时还要喂一些温开水、果汁和菜水。合理喂养,均衡膳食,不能偏食,鱼、肉、蛋与谷物的比例要适当,多进食各种新鲜水果、蔬菜。

(3)母乳喂养患儿可加适量滑肠食物,如含糖菜水、橘子汁、枣汁、蜂蜜水等。人工喂哺患儿可在牛奶内适当加橘子汁、菠萝汁、枣汁或白菜水,以刺激肠蠕动。

(4)每日应有一定的活动量,不能独立行走、爬行的患儿,父母要竖立多抱。不要长时间把患儿独自放在摇篮里。适当按摩腹部,四指并拢,手掌向下,平放在患儿脐部,绕脐顺时针方向轻轻按摩十余次。

第七章 肝系病症

肝系病症病位主要在肝。肝与其他脏腑有密切的联系,相互配合,共同维系人体的精神、神志等生理功能活动。肝肾同源,同居下焦。肝主筋,肾主骨,对小儿生长发育产生重要的影响。肾主水,肝主木,水生木,两者又为母子关系。肝与心、肺、脾、肾、胆等脏器合作共同完成调节人体精神情志活动。肝与胆为表里之脏。小儿体禀少阳,具有肝常有余的生理特点,在生理上有利于生长发育,在病理上易于动风生火。近年来,由于生活节奏的加快、家长望子成龙心切、儿童负担的加重等方面的原因,导致儿童精神过度紧张,心、肝病症发病率呈上升趋势,尤其是注意力缺陷、多动症、多发性抽动症的发病率增加更为明显,日益受到家长和儿科医师的重视。

第一节 儿童多动症

儿童多动症又称"轻微脑功能障碍综合征"(MBD)、儿童多动综合征,是儿童时期一种较常见的行为异常性疾病。患儿智力正常或接近正常,以难以控制的动作过多,注意力不集中,情绪不稳,冲动任性,并有不同程度学习困难为临床特征。儿童多动症男孩明显多于女孩,症状多在学龄前期出现,但在学龄期最为突出。发病与遗传、环境、教育、产伤等有一定关系。近年来,有发病增多的趋势,严重影响儿童的身心健康成长。本病预后良好,绝大多数患儿到青春期逐渐好转并痊愈。本病在古代中医书籍中未见专门记载,根据其临床表现可归于"躁动""健忘""失聪"等病症范畴。

一、诊断要点

1. 临床表现

（1）7 岁以前起病，病程持续 6 个月以上，其表现与发育水平不相称。

（2）注意力涣散，上课时思想不集中，坐立不安，喜欢做小动作，活动过度。

（3）情绪不稳，冲动任性，常与人打斗，动作笨拙。

（4）学习成绩不稳定，但智力正常或近于正常。

（5）排除其他精神发育障碍性疾病。

2. 辅助检查　体格检查可有动作不协调，翻手试验、对指试验、指鼻试验、指指试验可呈阳性。注意力测试常呈阳性。

3. 鉴别诊断

（1）正常顽皮：儿童虽有时出现注意力不集中，但大部分时间仍能集中注意力，正常学习，为了贪玩，常草率地迅速完成作业，并不拖拉，能遵守纪律，上课一旦出现小动作，经指出即能自我制约而停止。多动症患儿常作业拖拉，不能遵守纪律，自我控制力差。

（2）儿童抽动症：主要表现为头面部、四肢或躯干肌群不自主的快速、短暂、不规则抽动，如挤眉眨眼、耸肩、点头、挥手、蹬足等，或有不自主的发声抽动，如喉咙吭吭、吼叫声或秽语等。多动症患儿无以上抽动症状。

（3）其他：多动症还应与智力低下，或因视、听感觉功能障碍所致的注意力涣散与学习障碍相区别。

4. 中医辨证要点　本病的三大症状是多动、冲动、注意力缺陷。临床辨证时除考虑年龄特征外，还应注意辨脏腑、分虚实、判阴阳。

（1）辨脏腑：在心者，注意力不集中，情绪不稳定，多梦烦躁；在肝者，易于冲动，好动难静，容易发怒，常不能自控；在脾者，兴趣多变,做事有头无尾,记忆力差;在肾者,脑失精明,学习成绩低下,记忆力欠佳,或有遗尿、腰酸乏力等。

(2)辨虚实:本病一般初起多实证,以心肝火旺、痰火内扰为多;病久多虚证,以肝肾阴虚、心脾两虚为主。同时,由于本病病因复杂,病程较长,故常虚实夹杂或本虚标实。

(3)辨阴阳:阴静不足,表现为注意力不集中,自我控制力差,情绪不稳,神思涣散;阳亢躁动,表现为多动不安,说话过多,冲动任性,急躁易怒。

二、治疗

以调和阴阳为根本治疗原则。肝肾阴虚者,治以滋阴潜阳;心脾两虚者,治以补益心脾;痰火内扰者,治以清热涤痰。虚实夹杂治以攻补兼施,急则治其标,缓则治其本,或标本兼顾。治疗时要注意安神益智,常配远志、石菖蒲、龟甲、龙骨等药。除服药外,还应注意心理方面的疏导,医师、家长、老师密切配合,耐心教育。

(一)辨证治疗

1. 肝肾阴虚

症候:多动难静,急躁易怒,冲动任性,神思涣散,注意力不集中,难以静坐,记忆力欠佳,学习成绩低下,五心烦热,盗汗,口干咽燥,或有遗尿,大便秘结,舌质红,苔少,脉细弦。

病机:肝肾阴虚,水不涵木,肝阳上亢,则神思涣散,烦躁多动,冲动任性,睡眠不安,遇事善忘;阴精不足,机体失养则形体消瘦;虚热内蒸,耗津伤液,而见五心烦热,口干唇红,颧红盗汗,粪便干结。舌红少津,苔少,脉弦细数为阴虚之象。

治法:滋养肝肾,潜阳定志。

方药:杞菊地黄丸加减。熟地黄、紫河车、枸杞子、山茱萸、山药、茯苓、菊花、牡丹皮、泽泻、龙齿、龟甲各6g。

222

用法：每日 1 剂,水煎服。

方解：熟地黄、山茱萸、山药、枸杞子滋肾养肝,菊花、牡丹皮平肝潜阳,龙齿、龟甲宁神定志。

加减：暴躁多动、哭闹毁物者,加龙胆草、栀子、青黛,以平肝泄火;不寐健忘者,加酸枣仁、柏子仁、益智仁,以安神益智;夜寐盗汗者,加浮小麦、龙骨、牡蛎,以敛汗固涩;大便秘结者,加火麻仁,以润肠通便。

2. 心脾两虚

症候：神思涣散,注意力不能集中,神疲乏力,形体消瘦或虚胖,多动而不暴躁,做事有头无尾,言语冒失,睡眠不实,记忆力差,伴自汗盗汗,偏食纳少,面色无华,舌质淡,苔薄白,脉虚弱。

病机：心主神明,脾主思,心脾两虚,气血不足,心脑失养,故神思涣散,多动不安,动作笨拙,情绪不稳,头晕健忘,思维缓慢;气血两虚,肌肤失养,则神疲乏力,面色萎黄;脾失健运则纳差便溏。舌淡苔白,脉细弱为气血不足之象。

治法：补益心脾,养血安神。

方药：归脾汤合甘麦大枣汤加减。党参、黄芪、白术、茯神、远志、酸枣仁、桂圆肉、当归各 6g,浮小麦 10g,大枣 4 枚,炙甘草 2g。

用法：每日 1 剂,水煎服。

方解：炙甘草、党参、白术、黄芪益气健脾,当归、大枣、桂圆肉、浮小麦补益心血,茯神、酸枣仁、远志安神定志。

加减：注意力不集中者,加益智仁、龙骨;睡眠不实者,加五味子、夜交藤;动作笨拙、记忆力差、舌苔腻者,加半夏、陈皮、石菖蒲。

3. 痰火内扰

症候：多动多语,冲动任性,难于制约,兴趣多变,注意力不集中,胸中烦热,懊恼不眠,纳少口苦,便秘尿赤,舌质红,苔黄腻,脉滑数。

病机：湿热内蕴,痰火内扰,心失所主,故神思涣散,多语哭闹,任性多动,易于激动;肝火偏旺,故夜寐不安,目赤口苦;痰热内蕴,则胸闷脘痞,喉间痰多,小便黄赤,大便秘结。舌质红、苔黄腻、脉滑数为痰热之象。

治法:清热泄火,化痰宁心。

方药:黄连温胆汤加减。黄连 2g,陈皮、制半夏、胆南星、天竺黄、全瓜蒌、枳实、石菖蒲、茯苓、珍珠母各 6g。

用法:每日 1 剂,水煎服。

方解:制半夏、枳实、茯苓化痰行气,胆南星、天竺黄清化痰热,黄连清热泄火,石菖蒲、珍珠母安神定志。

加减:食欲不振、胸闷恶心者,加莱菔子、谷芽、麦芽、紫苏梗,以行气消积助运;大便秘结者,加礞石、玄明粉、生大黄,以泄火通便;面色晦暗、舌有瘀斑、脉涩、有产伤及外伤史者,加桃仁、红花、川芎,以活血散瘀。

(二)单方验方

(1)女贞子 10g,夜交藤、枸杞子、生牡蛎(先煎)各 6g,白芍、珍珠母各 10g。每日 1 剂,水煎服。

(2)柴胡 6g,黄芩 6g,淡竹叶 6g,党参 6g,女贞子 6g,黄芪 10g。每日 1 剂,水煎服。

(3)白芍 6g,麦冬 6g,地龙 10g,蝉蜕 5g,白蒺藜 10g,秦艽 6g,钩藤 15g,茯神 10g,桑叶 10g,桑枝 10g,金橘叶 6g,生龙齿(先煎)10g,天麻 6g。每日 1 剂,水煎服,疗程 3 个月。

(4)蝉蜕 5g,僵蚕 10g,石菖蒲 10g,钩藤 10g,菊花 10g,白芍 10g,天竺黄 10g,郁金 10g,茯苓 10g,龙齿(先煎)15g,炙甘草 2g。每日 1 剂,水煎服,4 周为 1 个疗程,可连用 3 个疗程。

(5)浮小麦 15g,炙甘草 3g,大枣 3 枚,生地黄 10g,柏子仁 6g,百合 10g,黄连 2g,石菖蒲 6g,炙远志 5g。每日 1 剂,水煎服。

(6)桂枝 6g,白芍 15g,炙甘草 2g,生姜 4 片,大枣 4 枚。每日

1剂,水煎服,7日为1个疗程。根据年龄酌情加减。上药为5岁左右小儿的剂量。

(三)中成药

(1)静灵口服液:3～5岁每次1/2瓶,每日2次,口服;6～14岁每次1瓶,每日2次,口服;14岁以上每次1瓶,每日3次,口服。适用于肝肾阴虚证。

(2)杞菊地黄丸:每次2～4g,每日3次,口服。适用于肝肾阴虚证。

(3)小儿智力糖浆:每次10～15ml,每日3次,口服。适用于心肾不足,痰浊阻窍证。

(4)归脾丸:每次8丸,每日3次,口服。适用于心脾两虚证。

(5)柏子养心丸:水蜜丸每次6g,小蜜丸每次9g,大蜜丸每次1丸,每日2次,均口服。适用于心气虚之健忘、多梦、易动者。

(四)食疗方

(1)桑葚鲜果10～15g(或干果5～8g),嚼食,10～15日为1个疗程,用2～3个疗程,每个疗程之间停1周。本品甘平,滋肝肾,充血液,生津止渴,聪耳明目,安魂镇魄,长精神,久服无弊。适用于肝肾阴虚或心脾两虚证。

(2)猪脊髓100g,加淡盐蒸,适量食用。久服益肾精,补脑髓。适用于肝肾阴虚证。

(3)桂圆肉(鲜品更佳)500g,白糖50g。将桂圆肉放碗中加白糖,反复蒸晾3次,使色泽变黑,将桂圆肉再拌以少许白糖装瓶备用。每次4～5颗,每日2次,连食7～8日。适用于心脾两虚证。

(4)党参15g,炒酸枣仁15g,桂圆肉10g,大米60g,红糖适量。将党参、酸枣仁纱布另包,与桂圆肉、大米同煮成粥,加红糖即成。早晚餐温热食用。

(5)葵花子仁 100g，松子仁 100g，核桃仁 200g，红糖 50g。将葵花子仁、松子仁、核桃仁分别洗净，晾干或晒干，入锅，用微火烘干或焙干，共研成细末，与红糖充分拌和均匀，瓶装。每次 20g，每日 2 次，用沸水冲泡，调匀食用。

（五）其他疗法

1. 西医治疗

（1）药物治疗

①哌甲酯。为目前常用药物。每次剂量为 5～10mg，早晨、中午服用。傍晚不用，避免引起失眠。多数患儿每日剂量为 20mg 以内。由于精神振奋剂可影响身体发育，故主张患儿在学习期间服用，周末及假日停服。6 岁以下一般不用。

②右苯丙胺。剂量为每次 2.5～5mg，每日 2 次，早晨、中午服用。多数患儿每日用量在 10mg 以内。应注意观察脉搏及血压的变化。不良反应为失眠、头晕、食欲不振和体重减轻。

③丙米嗪。可以小剂量开始，逐渐增量达有效剂量后改为维持治疗。疗程依病情轻重而定，12 岁以下儿童不用。

（2）物理治疗：经颅微电流刺激疗法这种物理疗法是通过微电流刺激大脑，能够直接调节大脑分泌一系列有助于改善多动症和抽动症症状的神经递质和激素，如内啡肽、乙酰胆碱，这些激素参与调节人体多项生理和心理活动，能够改善多动和抽动症患儿情绪不稳、易激惹、活动过度等表现。

（3）心理治疗：不可忽视家庭和学校方面的适当教育和管理。对患儿的态度要以耐心、关怀和爱护的态度加以处理。对患儿的不良行为及违法举动要正面地给予纪律教育，多予启发和鼓励。遇到行为治疗有成绩时给予奖励，不应在精神上施加压力，更不能体罚。对有不良习惯和学习困难的患儿，应多给具体指导，执行有规律的生活制度，培养良好习惯，帮助他们克服学习的困难，不断增强信心。

（4）认知行为治疗：对控制多动行为、冲动和侵扰行为有效。

2. 针灸疗法

（1）体针：主穴取内关、太冲、大椎、曲池。注意力不集中者，配百会、四神聪、大陵穴；活动过多者，配安神、安眠、心俞穴；情绪不稳、烦躁不宁者，配神庭、膻中、照海穴。用泻法，不加灸，每日或隔日 1 次，10 次为 1 个疗程。年龄较大者可改用电针。每次针刺后即用梅花针叩刺背部夹脊、膀胱经、督脉，叩至皮肤潮红为度，心俞、肾俞、大椎等穴要重点叩刺。

（2）耳针：主穴取耳穴肾。配穴取耳穴皮质下、脑干、兴奋点。健忘多梦者，加心；食欲不振者，加脾；急躁易怒者，加肝。浅刺不留针，每日 1 次。也可用王不留行压穴。耳郭局部用 75% 酒精消毒后，将王不留行 1 粒，粘在 0.5～0.6cm 大小的方形胶布上，再将胶布贴在所需穴位上，用手指按压胶布 1～2 分钟，使局部有明显胀、热、痛等感觉为止。并嘱家长每日按压不少于 3 次，左右耳交替，每周换王不留行 2 次。15 次为 1 个疗程，疗程间休息 2 周。

3. 推拿疗法

（1）取小指末节螺纹面、食指末节螺纹面。医者以拇指分别由指根向指尖方向直推小指、食指螺纹面，反复 100～500 次。通过补肾经、清肝经，由此达到滋肾阴，潜肝阳之功。

（2）取拇指末节螺纹面、中指末节螺纹面。医者以拇指向掌根方向直推拇指末节螺纹面，旋推中指末节螺纹面。对心脾气虚者有一定疗效。

三、预防调护

1. 预防

（1）孕妇应保持心情愉快，精神安宁，饮食清淡而富于营养，谨摄寒温，劳逸适度，避免七情刺激，慎用药物，禁烟酒。

（2）妊娠期应定期做产前检查，及时纠正胎位，争取顺利分娩，减少新生儿大脑受损的机会。

（3）出生后注意饮食调理，增强体质。

（4）提高双亲的文化修养，创造安静和谐的家庭环境，及时纠正小儿的不良习惯。

（5）注意防止小儿脑外伤、中毒及中枢神经系统感染。

（6）合理安排作息时间，养成良好的生活及学习习惯。睡眠充足，喂养合理，避免精神创伤及意外事故的发生。

（7）食品中限食膨化食品及含有添加剂的食物，预防铅中毒。

2．调护

（1）关心体谅患儿，对其行为及学习进行耐心的帮助与训练，要循序渐进，切不可歧视、打骂。

（2）给予患儿良好的教育和正确的心理疏导，不可在精神上施加压力，以免引起对立情绪。

（3）饮食宜清淡而富有营养，忌多食甜品及肥腻辛辣之品。

（4）加强教育，树立信心，配合心理疏导，对动作笨拙的儿童进行感统训练。

（5）注意管理，防止攻击性、破坏性及危险性行为发生。

（6）保证患儿合理营养，避免食用有兴奋性和刺激性的饮料和食物。

第二节　儿童抽动症

儿童抽动症又名小儿抽动秽语综合征，是一种慢性神经精神障碍的疾病，又称多发性抽动症。是指以不自主的突然的多发性抽动及在抽动的同时伴有暴发性发声和秽语为主要表现的抽动障碍。男性多见，大部分患儿于 4～12 岁起病。患儿常存在多种共病情况，如注意缺陷多动障碍（ADHD）、强迫障碍（OCD）、行为问题等。中医历代文献中无儿童抽动症的病名,据其临床表现,在一些文献中有类似描述,应属"瘛疭""筋惕肉瞤""痉症""慢惊"等范畴。儿童抽动症病程进展缓慢,但症状往往时好时坏,起伏波动,新的症状可替代旧的症状,或在原有症状基础上,又出现某种新的症状。城市发病高于农村,男孩发病明显多于女孩。一般病程持续时间较长,抽动在精神紧张时加重,入睡后消失,病症可自行缓解或加重,但智力不受影响。

一、诊断要点

1. 临床表现

(1)发病于 18 岁前,可有疾病后及情志失调的诱因或有家族史。

(2)不自主的眼、面、颈、肩、腹及上下肢肌群快速抽动,以固定方式重复出现,无节律性,入睡后消失。在抽动时,可出现异常的发声,如咯咯、吭吭、咳声、呻吟声或粗言秽语。上述抽动可轮换发作。抽动也能受意志短暂控制,可暂时不发作。

(3)病情轻者,病程在 1 年之内,属于短暂性抽动;病程超过 1 年,仅有一种抽动(或是运动抽动,或是发声抽动)属于慢性抽动;病程超过 1 年,既有运动抽动,又有发声抽动,属于多发性抽动,其无抽动间歇期不超过 3 个月。

(4)本病呈慢性过程,有明显波动性,常由感冒诱发或加重。

2. 辅助检查　实验室检查多无特殊异常,脑电图正常或非特异性异常。智力测试基本正常。

3. 鉴别诊断

(1)风湿性舞蹈病:6 岁以后多见,女孩居多,是风湿热主要表现之一。常表现为面部及四肢各种异常动作,且有其不规则的舞蹈样动作及肌张力减低等风湿热体征,无发声抽动或秽语症状。抗链"O"值增高。抗风湿治疗有效。

（2）肌阵挛：肌阵挛是癫痫发作的一个类型，表现全身肌肉或某部肌肉突然、短暂、触电样收缩，可一次或多次发作，发作时常伴有意识障碍，脑电图异常。抗癫痫治疗可控制发作。

（3）亨廷顿舞蹈症：是一种神经系统家族遗传病，多起病于成年，但也有少年型。临床是以进行性不自主舞蹈样运动和智力障碍为特征，肌力和肌张力减低，各关节过度伸直，腱反射亢进或减低。

（4）肝豆状核变性：是一种先天性铜代谢障碍，临床有肝脏损害、精神障碍、神经系统损害（锥体外系体征），其不自主运动为锥体外系损害的表现，可为细微震颤伴肌张力增高，亦可为手足徐动症或舞蹈指划样动作。角膜有 K-F 色素环，血浆铜蛋白减低等特征。

4. 中医辨证要点

（1）辨虚实：本病病程尚短者，抽动频繁有力，发声响亮，伴烦躁易怒，粪便干，舌质红，脉实者，辨证多属实证；病程较长，抽动较弱，发声较低，伴面色无华，懒言倦怠，舌淡苔薄，或潮热盗汗，舌红苔少者，辨证多属虚证。本病病程长，常虚实夹杂，应根据不同阶段的临床表现，准确辨证。

（2）辨脏腑：本病病位主要在肝，常与心、脾、肾密切相关，尚可及肺。眨眼摇头，怪象百出，烦躁易怒者，病主要在肝；夜眠多梦，心烦不宁，秽语抽动者，病主要在心；抽动无力，纳少厌食，面黄体倦者，病主要在脾；肢颤腰扭，手足心热，舌红苔少者，病主要在肾；时有外感，喉出异声，引发抽动者，病主要在肺。

二、治疗

抽动症实证以平肝息风，豁痰定抽为主；虚证以滋肾补脾，柔肝息风为主；虚实夹杂治当标本兼顾，攻补兼施。由于本病具有慢性、波动性的特点，故需要较长时间的药物治疗，可配合针灸等综合处理。

（一）辨证治疗

1. 肝亢风动

症候：摇头耸肩，挤眉眨眼，噘嘴踢腿，抽动频繁有力，不时喊叫，声音高亢，急躁易怒，自控力差，伴头晕头痛，面红目赤，或腹动胁痛，便干尿黄，舌红苔黄，脉弦数。

病机：肝亢风动多由五志化火或六淫引发以致风阳暴张，木失调达，郁结不疏，化火生风，风胜则动故见多处肌肉抽动不已，频繁有力；肝火上炎，攻于头目，则头晕头痛，烦躁易怒，面红目赤；火郁肝经，故胁下胀满；舌质红，苔黄，脉弦实均为肝亢风动之象。

治法：清肝泄火，息风止动。

方药：泻青丸加减。羌活、防风、当归、川芎、栀子各 6g，大黄 3g。

用法：每日 1 剂，水煎服。

方解：方中羌活、防风散火于外；当归、川芎养血润燥，疏之于内；栀子、大黄泄三焦火，通利二便，导热下行。

加减：肝火明显者，加钩藤、菊花、全蝎、蜈蚣，以息风通络，平肝镇惊；肝火旺盛者，加龙胆草，以直泄肝火，平肝亢；肝风内动者，可加白芍，以加强柔肝息风之力。

2. 痰火扰神

症候：头面、四肢、躯体肌肉抽动，动作多、快、有力，呼叫不安，时说秽语，烦躁口渴，睡中易惊或睡眠不安，大便秘结，小便短黄，舌质红，苔黄或厚腻，脉弦滑或滑数。

病机：小儿过食肥甘厚味，痰浊湿热内生，痰热互结，阻于气道，气机不畅，气郁化火，痰火扰动，故发病急剧，头面、肢体动摇不休，烦躁口渴；痰火上扰心神，蒙闭清窍，故詈骂不避亲疏，睡眠不安；痰热上攻咽喉，故喉间痰声辘辘。舌红，苔黄或腻，脉弦滑或滑数为痰火内扰之象。

治法:清热化痰,息风止抽。

方药:礞石滚痰丸加减。大黄(后下)3g,黄芩、礞石、沉香各6g。

用法:每日1剂,水煎服。

方解:方中大黄、黄芩苦寒降火泄热;礞石蠲逐顽痰,沉香降气,气降则痰化。

加减:痰热闭窍者,加石菖蒲、郁金、天竺黄,以清热豁痰开窍;喉间痰鸣甚者,加陈皮、半夏、竹沥,以增强化痰之功。诸药相伍,痰火一清则神自安宁。

3. 脾虚肝旺

症候:抽动无力,时发时止,时轻时重,眨眼皱眉,噘嘴搐鼻,腹部抽动,喉出怪声,精神倦怠,面色萎黄,食欲不振,形瘦性急,夜卧不安,粪便不调,舌质淡,苔薄白或薄腻,脉沉无力。

病机:素体脾虚或久病体弱,肝木乘脾土而致风动痰生,出现挤眉眨眼、摇头耸肩等肌肉抽动之症,因其为虚风扰动,故抽动无力,时发时止;脾为生痰之源,故见喉中痰声,声低力弱;脾胃气虚,气血生化乏源,土色上泛,故精神倦怠,面色萎黄,食欲不振;土虚肝旺,虚风内动,而见睡卧露睛,形瘦性急;肝木乘脾土,水走大肠,故大便溏稀。舌质淡,苔薄白,脉沉无力均为脾虚之象。

治法:扶土抑木,息风止动。

方药:钩藤异功散加减。白参3g,白术、茯苓、甘草、钩藤、陈皮各6g。

用法:每日1剂,水煎服。

方解:白参、白术、茯苓、甘草健脾益气以补虚;钩藤通络息风以制动;陈皮燥湿和中以除痰。

加减:气虚甚者,可加黄芪;抽动频者,加白芍,配甘草,酸甘化阴以柔肝;纳差者,加焦山楂、焦神曲、焦麦芽、鸡内金,以助中焦运化。

4. 阴虚风动

症候:挤眉弄眼,摇头扭腰,肢体抖动,咽干清嗓,形体偏瘦,性情急躁,两颧潮红,五心烦热,睡眠不安,粪便偏干,舌质红少津,苔少或花剥,脉细数或弦细无力。

病机:此证由于热久阴伤或抽动日久,阴血内耗,水不涵木,阴虚风动,故见肌肉抽动、肢体震颤等肝肾阴亏,筋失所养,筋脉挛急之证;久病阴虚阳亢,水不制火,虚火上扰,故五心烦热,头晕眼花,口渴唇红;阴血亏损,形神失养,故精神疲惫,形体憔悴;津枯液燥,肠失濡润,故粪便干结。舌红少津,脉细数为肝肾阴亏之象。

治法:滋水涵木,柔肝息风。

方药:三甲复脉汤加减。龟甲、鳖甲、牡蛎(先煎)各 10g,生地黄、麦冬、火麻仁、白芍各 6g,炙甘草 3g,阿胶 6g。

用法:每日 1 剂,水煎服。

方解:方中龟甲、鳖甲、牡蛎潜阳摄阴,镇肝息风;生地黄、麦冬、火麻仁滋阴增液;白芍、甘草酸甘化阴;阿胶为血肉有情之品,可滋阴填精。

加减:阴精亏损甚者,可加鸡子黄;潮热者,可加青蒿、地骨皮、银柴胡;口干欲饮者,加西洋参、石斛、玉竹,以养阴生津止渴。

(二)中成药

(1)当归龙荟丸:每次 6g,每日 2 次,口服。适用于肝亢风动证。

(2)礞石滚痰丸:每次 6g,每日 1 次,口服。适用于痰热扰动证。

(3)杞菊地黄丸:每次 1 丸,每日 2 次,口服。适用于阴虚风动证。

(4)知柏地黄丸:每次 8 丸,每日 3 次,口服。适用于阴虚风动证。

(5)泻青丸:每次 7g,每日 2 次,口服。具有清肝泄火的功效。适用于肝经热盛、肝阳上亢之抽动频作。

（三）其他疗法

1. 西医治疗

（1）药物治疗：主要对患儿的病情恢复有所帮助的药物，如氟哌啶醇、硫必利、可乐定贴片、氯硝西泮、肌苷等。

（2）心理治疗：本病对人格的不良影响十分常见，有的在抽动控制后仍不能适应社会。所以，应强调对因对症治疗的同时，注意心理治疗，包括行为治疗、支持性心理咨询、家庭治疗等。帮助患儿家长和老师理解疾病的性质和特征，减缓或消除父母的担心和焦虑。合理安排患儿日常的作息时间和活动内容，避免过度紧张和疲劳。对于发声抽动的患儿可进行闭口，有节奏缓慢地做腹式深呼吸，从而减少抽动症状。

2. 针灸疗法

（1）体针：主穴取太冲、风池、百会。配穴取印堂、迎香、四白、地仓、内关、丰隆、神门。

（2）耳针：取耳穴皮质下、神门、心、肝、肾，每次选 2～3 穴，耳穴埋针，每周 2 次。每日可按压 2～3 次，每次 5 分钟。

3. 推拿疗法 沿督脉由百会穴向下经风府穴至长强穴，主要穴位为百会、风府、大椎、哑门、身柱、神道、灵台、脊中、命门、腰阳关、腰俞、长强等穴。用推、揉、按、摩 4 种手法交替配合使用，自上而下反复按摩，每日中午、晚间睡前各 1 次，每次 30 分钟。其中风府、长强穴按摩时间相对长一些。

三、预防调护

1. 预防

（1）注意围生期保健，孕妇应避免七情所伤，生活规律，营养均衡。

（2）培养儿童良好的生活和学习习惯，教育方法要适当，减少儿童精神压力。

（3）及时治疗眼部、鼻部疾病，勿长时间看电视或玩电子游戏，防止产生不良习惯。

（4）合理教育，给小儿一个轻松愉快的生活环境。

2. 调护

（1）本病与情绪有关，情绪紧张或过度疲劳均使病情加重，故应保证充足的休息时间。

（2）对患儿要关怀与爱护，多予启发和鼓励，不可在精神上施加压力。

（3）加强精神调护，耐心讲解病情，给予安慰和鼓励，避免精神刺激。

（4）饮食宜清淡，不进食兴奋性、刺激性的饮料和食物。

（5）增强体质，防止感受外邪而诱发或加重病情。

第三节　急惊风

惊风是小儿时期常见的一种急重病症，以临床出现抽搐、昏迷为主要特征。又称"惊厥"，俗名"抽风"。任何季节均可发生，一般以 1～5 岁的小儿为多见，年龄越小，发病率越高。其病情往往比较凶险，变化迅速，威胁小儿生命。所以，古代医家认为惊风是一种恶候。如《东医宝鉴·小儿》说："小儿疾之最危者，无越惊风之证。"《幼科释谜·惊风》也说："小儿之病，最重惟惊。"

惊风的症状，临床上可归纳为八候，即搐、搦、颤、掣、反、引、窜、视。八候的出现，表示惊风已在发作。但惊风发作时，不一定八候全部出现。由于惊风的发病有急有缓，临床表现有虚有实，有寒有热，故临证常将惊风分为急惊风和慢惊风。凡起病急暴，属阳属实者，统称急惊风；凡病势缓慢，属阴属虚者，统称慢惊风。

本病西医学称小儿惊厥。其中伴有发热者，多为颅内感染性疾病所致,常见有脑膜炎、脑脓肿、脑炎、脑寄生虫病等;颅外感染性疾病常见有高热惊厥、各种严重感染(如中毒性菌痢、中毒性肺炎、败血症等)。不伴有发热者,多为非感染性疾病所致,除常见的癫痫外,还有水及电解质紊乱、低血糖、药物中毒、食物中毒、遗传代谢性疾病、脑外伤、脑瘤等。临证要详细询问病史,细致体格检查,并做相应实验室检查,以明确诊断,及时进行针对性治疗。

一、诊断要点

1. 临床表现

(1)以3岁以下婴幼儿为多,5岁以上逐渐减少。

(2)常有感受风热、疫毒之邪或暴受惊恐病史。

(3)临床以高热、抽搐、昏迷为主要表现。

(4)有明显的原发疾病,如感冒、肺炎喘嗽、疫毒痢、流行性腮腺炎、流行性乙型脑炎等。中枢神经系统感染者,神经系统查体病理反射阳性。

2. 辅助检查

(1)中枢神经系统感染患儿,脑脊液检查有异常改变,神经系统检查出现病理性反射。

(2)细菌感染性疾病,血常规检查白细胞及中性粒细胞常增高。

(3)必要时可做粪便常规及粪便细菌培养、血培养、摄X线胸片、脑脊液等有关检查。

3. 鉴别诊断

(1)痫证:痫证与惊风都有抽搐症状,但痫证往往反复发作,醒后一如常人,多不发热,多见于学龄儿童。

(2)闭证:由于惊风发作时大多抽搐,牙关紧闭,神昏窍闭,与小儿闭证有其内涵与外延的联系,临床上单见神昏窍闭而无抽搐则属闭证。

（3）惊脱：惊风与脱证是两种不同的症候,如惊风邪势壮盛,正气不支,或惊风持续不已,阳气衰败,可导致内闭外脱成为惊脱之候。

4. 中医辨证要点

（1）辨表热、里热：昏迷、抽搐为一过性,热退后抽搐自止为表热;高热持续,反复抽搐、昏迷为里热。

（2）辨痰热、痰火、痰浊：神志昏迷,高热痰鸣,为痰热上蒙清窍;妄言谵语,狂躁不宁,为痰火上扰清空;深度昏迷,嗜睡不动,为痰浊内蒙心包,阻蔽心神。

（3）辨外风、内风：外风邪在肌表,清透宣解即愈,若见高热惊厥,为一过性症候,热退惊风可止;内风病在心肝,热、痰、惊、风四证俱全,反复抽搐,神志不清,病情严重。

（4）辨外感惊风：区别时令、季节与原发疾病六淫致病,春季以春温伏气为主,兼夹火热,症见高热、抽风、昏迷,伴吐衄、发斑;夏季以暑热为主,暑必夹湿,暑喜归心,其症见以高热、昏迷为主,兼见抽风;若痰、热、惊、风四证俱全,伴下痢脓血,则为湿热疫毒,内陷厥阴。

二、治 疗

缓则治本。当抽搐停止,神志苏醒后,宗"疗惊必先豁痰,豁痰必先祛风,祛风必先解热,解热必先祛邪"的原则。痰盛者急先化痰,热盛者给予清热,风盛者祛风,惊急者应迅速镇惊。在审证求因时尤需详辨痰热惊风的不同点,在豁痰法中有芳香开窍、甘寒清心、涤痰通腑的区分;清热有解肌透表、苦寒泄火的不同;治风有疏风、息风的区别;镇惊则有安神与平肝的差异。因此,在治疗上不能侧重于某一症状,而应视全身情况,区分主次缓急,进行辨证施治。

急则治标。惊风发作之际,迅速给予紧急处理,运用丸、散、针灸、按摩、注射、外治等法,及时、有效地控制抽搐,促使神志苏醒。

（一）辨证治疗

1. 外感风热

症候：起病急骤，发热，鼻塞，流涕，咽赤，咳嗽，头痛，烦躁，神昏，抽搐，舌质红，苔薄黄，脉浮数，指纹青紫。

病机：风热之邪郁于肌表，正邪相争则发热身痛；风邪上扰清空则头痛；风邪犯肺则咳嗽流涕；风热之邪扰于心包则烦躁不宁；热盛扰动肝风则四肢拘急，目睛上视，牙关紧闭。

治法：疏风清热，息风镇惊。

方药：银翘散加减。金银花、连翘各 10g，薄荷、荆芥、芦根、竹叶、淡豆豉、桔梗、牛蒡子各 6g，甘草 3g。

用法：每日 1 剂，水煎服。

方解：方中金银花、连翘清热解毒；荆芥、薄荷、淡豆豉疏解表邪；甘草、桔梗、牛蒡子清热宣肺；芦根、竹叶清热养阴。

加减：高热不退者，加生石膏、羚羊角（研末、冲服）；喉间痰鸣者，加天竺黄、胆南星；咽喉肿痛、大便秘结者，加黄芩、大黄；神昏抽搐较重者，加水牛角、全蝎、蜈蚣。

2. 气营两燔

症候：起病急骤，持续高热，神昏谵语，反复抽搐，头痛项强，呕吐，或嗜睡，或皮肤出疹发斑，口渴便秘，舌质红，苔黄，脉弦数，严重者可发生呼吸困难等危象。

病机：感受疫疠之邪，邪毒传变迅速，故起病急骤；邪在气分，则高热烦渴欲饮；热迫心营，则神昏惊厥。舌绛苔糙，脉数有力为气营两燔之象。

治法：清热祛暑，开窍息风。

方药：清瘟败毒饮加减。生石膏（先煎）15g，山羊角（研末、冲服）10g，生地黄、黄连、水牛角、栀子、黄芩、知母、赤芍、玄参、连翘、牡丹皮、钩藤、僵蚕各 6g。

用法：每日 1 剂，水煎服。

方解：连翘、石膏、黄连、黄芩、栀子、知母清气透热，生地黄、水牛角、赤芍、玄参、牡丹皮清营凉血；山羊角、钩藤息风平肝。

加减：昏迷较甚者，可选用牛黄清心丸、安宫牛黄丸或紫雪丹；大便秘结者，加大黄、玄明粉；呕吐者，加半夏、泽泻；皮肤瘀斑者，加大青叶、丹参、紫草。

3. 邪陷心肝

症候：高热烦躁，手足躁动，反复抽搐，项背强直，四肢拘急，口眼相引，神志昏迷，舌质红绛，脉弦滑。

病机：邪热炽盛，故高热不退；热扰心神，则烦躁不安；内陷心包则神志昏迷；邪陷肝经，肝风内动则项背强直，四肢拘急，口眼相引。舌质红绛，脉弦滑为邪热内陷心肝之象。

治法：清解里热，息风开窍。

方药：羚角钩藤汤加减。羚羊角（代）、钩藤、石菖蒲、川贝母、桑叶、菊花、白芍、僵蚕、栀子各 6g。

用法：每日 1 剂，水煎服。

方解：羚羊钩藤汤中羚羊角（现用山羊角代）、钩藤平肝镇惊；桑叶、菊花清热平肝；白芍酸甘化阴，养阴柔筋；川贝母清热豁痰。

加减：抽搐严重者，加生石决明、紫雪丹，以增强平肝清热，镇惊息风之力；神昏窍闭者，加安宫牛黄丸，以清心开窍；热邪炽盛者，加黄连、栀子，以泄火清热；腹胀便秘者，加大黄、玄明粉，以通腑荡涤。

4. 湿热疫毒

症候：突然壮热，神志昏迷，或烦躁谵狂，反复抽搐，惊厥不已，呕吐腹痛，粪便腥臭或夹脓血，舌苔黄腻质红，脉象滑数。

病机：湿热疫毒之邪多在气分，充斥表里则突然壮热；蕴积胃肠，和降失司则呕吐；气机阻滞则腹痛；毒热蒸腐大肠故粪便腥臭或夹脓血；邪毒直逼厥少故谵妄抽搐。苔黄质红，脉象滑数，为湿热疫毒炽盛之象。

治法:清热化湿,解毒息风。

方药:黄连解毒汤加味。黄连 3g,黄柏、栀子、黄芩、白头翁、秦皮、钩藤、制全蝎、赤芍各 6g。

用法:每日 1 剂,水煎服。

方解:黄芩泄上焦之火,黄连泄中焦之火,黄柏泄下焦之火,栀子通泄三焦之火,导火下行,四药合用,苦寒直折,泄火解毒。白头翁、秦皮清肠化湿,钩藤平肝息风。

加减:呕吐、腹痛明显者,加玉枢丹;粪便脓血较重者,可用大黄水煎灌肠;昏迷不醒、反复抽搐者,选用紫雪丹、至宝丹;若出现内闭外脱者,改用参附龙牡救逆汤灌服。

5. 瘟热疫毒

症候:高热烦躁,口渴,谵妄,神昏,惊厥,甚至皮肤出现瘀点、紫斑,苔黄糙,舌质红绛,脉数有力。

病机:瘟热疫毒充斥气分,故高热;邪热消烁津液则口渴;热迫心营,神明无主,故烦躁、神昏、谵妄;邪陷厥阴引动肝风,故惊厥抽搐;疫邪深入气营,故出现瘀点、紫斑;苔黄糙、脉数有力为邪在气分,舌绛为营热必有之据。因此,本证属于气营两燔之象。

治法:清热解毒,凉营息风。

方药:白虎地黄汤。石膏(先煎)15g,知母、生地黄、连翘、牡丹皮、赤芍、甘草、大米各 6g。

用法:每日 1 剂,水煎服。

方解:白虎地黄汤中石膏、知母清气分之热;生地黄、连翘、牡丹皮、赤芍清热透营,解毒和阴;甘草、大米和中而助胃气。

加减:瘟热重者,加大青叶、板蓝根;抽掣较重、肝风炽盛者,加羚羊角、钩藤,以平肝息风;便秘者,加大黄、芒硝,以攻下通腑;痰热壅盛者,加竹沥、半夏,以豁痰清热。

6. 惊恐惊风

症候:平素情绪紧张,胆小易惊,暴受惊恐后出现惊惕不安,身体战栗,喜投母怀,面色乍青乍白,甚则抽搐、神志不清,粪便色青,脉律不整,指纹紫滞。

病机:小儿神怯胆虚,最易受惊受吓,肝主风而色青,肝经本色上泛故面青;心主血而色赤,君火不守本位上越于面故面赤;惊则伤心,心气受损,神志不宁,故惊惕;肝主筋,气机逆乱,引动肝风,故筋脉躁急而痉厥;肝木乘脾,脾湿下渗并出现肝之本色,故粪便青;气机逆乱,脉象散乱。

治法:镇惊安神,平肝息风。

方药:琥珀抱龙丸加减。琥珀粉(冲服)2g,胆南星、天竺黄、黄连、当归、制全蝎、钩藤、石菖蒲各6g。

用法:每日1剂,水煎服。

方解:琥珀镇惊安神;胆南星、天竺黄清化痰热;石菖蒲、钩藤平肝息风开窍。

加减:四肢不温者,加桂枝、附子;腹痛便青者,加煨木香、白芍、炙甘草;痰多者,加陈皮、半夏;食欲不振者,加焦山楂、焦神曲、焦麦芽;睡眠不安者,加酸枣仁、夜交藤。

(二)中成药

(1)小儿牛黄散:1岁以下每次0.3～0.5g,2～3岁每次0.9g,每日2次,乳汁或糖水送服。适用于风热惊风。

(2)小儿回春丹:1岁以内每次1～2粒,1～3岁每次3～5粒,口服,2小时后可重复使用。适用于风热惊风。

(3)紫雪散(丹):每次0.3～0.6g,每日2次,口服。适用于急惊风抽搐较甚者。

(4)安宫牛黄丸:每次1/2～1丸,每日1～2次,口服。适用于急惊风高热抽搐者。

（5）牛黄镇惊丸：每次 1 丸，每日 1～3 次，口服；3 岁以内小儿酌减，口服。适用于急惊风暴受惊恐者。

（6）苏合香丸：每次 1/2 丸，每日 2 次，口服。

（7）至宝丹：每次 1/2 丸，每日 2 次，口服。

（8）琥珀抱龙丸：每次 1 丸，每日 2 次，口服。

（9）清开灵注射液：每次 20～40ml，5％葡萄糖注射液 250ml，静脉滴注，每日 1 次，7～10 日为 1 个疗程。

（三）其他疗法

1. 西医治疗

（1）治疗原则：维持生命功能，药物控制惊厥发作，寻找并治疗引起惊厥的病因，预防惊厥复发。

（2）一般处理

①加强护理，将患儿平放床上，取头侧位。保持环境安静，减少刺激。

②保持呼吸道通畅，必要时抽吸咽部分泌物。发绀者给予吸氧，窒息时人工呼吸。

③高热物理降温可用冷水湿毛巾敷额头，每 5～10 分钟更换 1 次，必要时用冰袋放在额部、枕部或颈侧。

④注意心肺功能，必要时予强心剂。

⑤维持营养及体液平衡。

⑥持续惊厥者，为避免发生脑水肿，输入液量及钠量不可过多。

⑦密切观察病情变化，特别是颅内压增高等神经系统体征。

（3）抗惊厥药物：应根据病情选药。若一种药物疗效不满意，需重复应用或与其他药物更替使用时，应注意用药剂量。常用药物如下。

①地西泮。每次 0.3～0.5mg/kg，最大量不超过 10mg，静脉缓慢注射。注射过程中，注意防止呼吸抑制，必要时 20 分钟重复 1 次。

②苯巴比妥钠。每次 8～10mg/kg,肌内注射或静脉注射。

③10％水合氯醛。每次 40～60mg/kg,保留灌肠。

(4)病因治疗:在积极控制惊厥发作的同时,必须及时查明引起惊厥的原因,进行病因治疗。如高热惊厥者,应做降温处理和抗感染治疗;脑炎、脑膜炎所致者,需抗感染治疗等。

(5)预防惊厥复发:惊厥经急救停止发作后,应继续彻底的病因治疗,以预防惊厥复发。如高热惊厥患儿以后再发热时,应及时降温,必要时加用抗惊厥药。

2. 针灸疗法

(1)体针

①急惊风中外感风热者,取穴人中、合谷、太冲、手十二井(少商、商阳、中冲、关冲、少冲、少泽),或十宣、大椎穴。以上各穴均施行捻转泻法,强刺激。人中穴向上斜刺,用雀啄法。手十二井或十宣穴点刺放血。

②感受湿热疫毒者,取穴人中、中脘、丰隆、合谷、内关、神门、太冲、曲池穴。上穴施以提插捻转泻法,留针 20～30 分钟,留针期间 3～5 分钟施术 1 次。

③暴受惊恐所致者,取穴印堂、内关、神门、阳陵泉、四神聪、百会穴。施捻转泻法,留针 20 分钟。

(2)三棱针:取十宣或十二井穴,点刺出血。

(3)指针:神昏窍闭牙关紧急者,用指甲掐合谷、人中穴。

(4)耳针:取耳穴心、肝、交感、神门、皮质下,毫针强刺激。

(5)艾灸:取神阙,太冲,涌泉穴。神阙用艾炷(大小如麦粒)灸,每穴 3～5 壮,其余穴可用艾条温和灸,神志清醒即止。适用于急惊风,症见起病急,高热,神志不清,两目上视,牙关紧闭,痰声重,颈项强直,四肢抽搐,面色青紫,严重者大小便失禁。

3. 贴敷疗法

(1)鲜地龙、蜂蜜各适量。地龙捣烂为泥,加蜂蜜,摊于纱布上,盖贴囟门,以解痉定惊。适用于婴儿急惊风诸证。

(2)生栀子、桃仁、杏仁、面粉各等份,鸡蛋(用蛋清)适量。以上前4味共研细末,用鸡蛋清调匀,敷于两足涌泉穴。适用于小儿急惊风。

4. 药浴疗法　温水擦浴降温。

5. 推拿疗法　高热者,推三关、退六腑、清天河水;昏迷者,捻耳垂,掐委中穴;抽搐者,掐天庭、掐人中、拿曲池、拿肩井穴。急惊风欲作者,拿大敦、解溪穴;惊厥身向前曲者,掐委中穴;身向后仰者,掐膝眼穴;牙关不利、神昏窍闭者,掐合谷穴。

三、预防调护

1. 预防

(1)平时加强体育锻炼,提高抗病能力。

(2)避免时邪感染。注意饮食卫生,不吃腐败及变质食物。

(3)按时预防接种,预防传染病。

2. 调护

(1)对于发热患儿,尤其既往有高热惊厥病史者,要及时控制体温,必要时加服抗惊厥药物。

(2)对于惊风发作中的患儿,切勿强制按压,以防骨折。要采取头侧位,保持呼吸道通畅,及时清除鼻腔、口腔分泌物,必要时吸痰;将压舌板用纱布包裹放在患儿上下牙齿之间,防止咬伤舌体。

(3)昏迷抽搐痰多的患儿,应使其侧卧,并用纱布包裹压舌板,放在上下牙齿之间,随时吸出咽喉分泌物及痰涎,保持呼吸道通畅,以免咬伤舌头,或发生窒息。

(4)对流行性乙型脑炎及中毒性菌痢患儿,要积极治疗原发病,防止惊厥反复发作。

(5)严密监测患儿面色、瞳孔、体温、血压、心率、呼吸等情况。抽搐时间较长者,应给予吸氧。

（6）抽搐后不要马上食用油腻厚味，应以素食流质为主，夏季可饮西瓜汁、番茄汁，冬季可吃鲜橘汁、苹果泥，痰多时可给白萝卜汁或荸荠汁。病情好转后，适当酌加富有营养易于消化的食品，如鸡蛋、牛奶、藕粉等。

第四节　慢　惊　风

慢惊风多见于大病久病之后，气血阴阳俱伤；或因急惊未愈，正虚邪恋，虚风内动；或先天不足，后天失调，脾肾两虚，筋脉失养，风邪入络。

由于暴吐暴泻，久吐久泻，或因急惊反复发作，过用峻利之品，以及他病误汗误下，以致脾阳不振，木旺生风。或因禀赋不足，脾肾素亏，长期腹泻，阳气外泄，先则脾阳受损，继则伤及肾阳，而致脾肾阳虚，虚极生风，即所谓"纯阴无阳"之慢脾风证。急惊风或温热病后，迁延未愈，耗伤阴津，肾阴亏损，肝木失于滋养，肝血不足，筋失濡养，可致水不涵木，阴虚风动。

总之，慢惊风病位在肝、脾、肾，病理性质以虚为主。多系脾胃受损，土虚木旺化风；或脾肾阳虚，虚极生风；或肝肾阴虚，筋脉失养生风。

一、诊断要点

1. 临床表现

（1）具有呕吐、腹泻、脑积水、佝偻病等病史。

（2）起病缓慢，病程较长，表现为面色苍白，嗜睡无神，抽搐无力，时作时止，或两手颤动，筋惕肉𥆧，脉细无力。

2. 辅助检查　根据患儿临床表现，结合血液生化、脑电图、脑脊液、头颅 CT 等检查，以明确诊断原发疾病。

3. 鉴别诊断

（1）儿童抽动症：临床特征为慢性、波动性、多发性运动肌群快速抽搐，可伴有不自主发声和语言障碍，但抽动时无意识障碍，抽动能受意识遏制，可暂时不发作。

（2）其他：临证之时，对于表现为"低热、嗜睡露睛、手足搐动"的危象患儿，应与癫痫、低血糖、低血钙等相鉴别。

4. 中医辨证要点

（1）辨寒热虚实：凡面色苍白或萎黄，精神萎倦，嗜睡，四肢发冷，舌淡苔薄者为虚寒；虚烦疲惫，面色潮红，身热消瘦，手足心热，舌红苔少者为虚热；肢体震颤，手足抽搐为血虚；身热起伏不定，口渴心烦，胸闷气粗，泛吐痰涎，苔黄腻者，为虚中夹实。

（2）辨脏腑：仅有形神疲惫，面色萎黄，肢体抽搐，大便溏稀，四肢不温，其病在肝、脾；若面色苍白，囟门低陷，四肢厥冷，手足蠕动，粪便清稀，舌淡，脉细无力，其病在肝、脾、肾。

二、治疗

慢惊风由虚生风，治疗以补虚治本为主，临床常用治法有温中健脾、温阳逐寒、育阴潜阳、柔肝息风等，若有虚中夹实者，宜攻补兼施，标本兼顾。

（一）辨证治疗

1. 脾虚肝旺

症候：形神疲惫，面色萎黄，不欲饮水，嗜睡露睛，粪便稀薄，色带青绿，时有腹鸣，四肢不温，足跗及面部有轻度水肿，神志不清，时或抽搐，舌质淡，舌苔白，脉象沉弱。

病机：久泻伤阳，脾阳伤则形神疲惫，面色萎黄；阳衰则寒湿内生，故粪便稀薄，色见青绿，腹中鸣响，甚则肢冷水肿；土弱木乘，木旺化风，故时作抽搐，嗜睡露睛。舌淡苔白，脉细弱为脾阳虚弱之象。

治法：温中健脾，缓肝理脾。

方药：缓肝理脾汤加减。白参（另煎，调服）3g，白术、茯苓、陈皮、山药、白扁豆、甘草、白芍、钩藤各 6g，干姜、肉桂各 3g，大枣 4 枚。

用法：每日 1 剂，水煎服。

方解：方中桂枝、干姜温运脾阳以散寒；因证属虚风，用白参、白术、茯苓、山药、扁豆补土填虚以固根本；白芍、甘草、大枣缓肝舒筋以平木亢；陈皮理气化痰。

加减：阳虚寒盛者，去桂枝，加附子，以温补脾肾；腹泻不已者，加诃子、肉豆蔻、乌梅炭，以敛肠止泻；方颅发稀、夜寐哭闹不安者，加生牡蛎、生龙骨，以平肝潜阳。

2. 脾肾阳虚

症候：面色苍白或灰滞，囟门低陷，精神极度委顿，沉睡昏迷，口鼻气凉，额汗涔涔，抚之不温，四肢厥冷，手足蠕动、震颤，粪便澄澈清冷，或痰涎上壅。舌苔白滑无华，舌质淡白，脉象沉细无神。

病机：阳气衰败，虚风内动，而见手足蠕动、震颤，沉睡昏迷；元阳衰惫，寒水上泛，可现面色苍白、灰滞，痰涎上壅；元阳衰惫，髓海虚亏，故囟门低陷；元阳衰败，气不摄液，气液外脱，故口鼻气冷，额汗涔涔，抚之不温，四肢厥冷，精神极度委顿；脾肾阳虚，寒湿下趋，导致粪便澄澈清冷。舌淡，脉沉细无力均为脾肾阳衰，精气欲脱之征。

治法：温补脾肾，培元息风。

方药：固真汤加减。白参（另煎，调服）3g，白术、茯苓各 6g，甘草 2g，黄芪、山药各 6g，肉桂、炮附子各 2g。

用法：每日 1 剂，水煎服。

方解：方中白参、白术、茯苓、甘草补脾益气；黄芪、山药加强益气补脾之力；肉桂、炮附子温补元阳，救逆固脱。固真汤适用于脾肾亏虚，阴寒内盛，阳气或微之象。

加减：若久吐不纳、痰多泛恶、二便清稀、委顿肢冷、昏睡露睛、奄奄一息、危象显露者，可选逐寒荡惊汤。方中炮姜、肉桂、丁香破阴回阳，胡椒温胃开闭，伏龙肝温中和胃降逆。汗多者，加五味子、白芍；手足蠕动震颤者，加龙骨、牡蛎。

3. 阴虚风动

症候：肢体拘挛或强直，抽搐时轻时重，精神疲惫，形容憔悴，面色萎黄，或时有潮红，虚烦低热，手足心热，易出汗，粪便干结，舌质绛少津，苔少或无苔，脉细数。

病机：久病、热病后阴虚阳亢则生内热，表现为面色潮红，身热消瘦，手足心热；肾阴亏损，水火不济，心神失养，故虚烦疲惫；津枯液燥，肠失濡润，故粪便干结；肝肾阴亏，筋失所养，虚风内动，可见肢体拘挛，时常抽搐。舌光无苔，色绛少津，脉象细数为肝肾阴亏之征。

治法：育阴潜阳，滋水涵木。

方药：大定风珠加减。阿胶（烊化）6g，生地黄、麦冬、白芍、龟甲、鳖甲各10g，火麻仁、牡蛎、五味子各6g，甘草2g。

用法：每日1剂，水煎服。

方解：方中地黄、麦冬滋阴增液；阿胶为血肉有情之品，可以滋阴填精；白芍、甘草、五味子酸甘化阴；龟甲、鳖甲、牡蛎潜阳。

加减：阴虚潮热者，加银柴胡、青蒿、地骨皮，以清虚热；抽搐不止者，吞服止痉散，以息风止痉；强直瘫痪者，加制全蝎、制蕲蛇、制乌梢蛇、地龙、白僵蚕，以搜风剔邪，但风药多燥，故宜佐养血润燥之品。

（二）单方验方

（1）蕲蛇适量。研细末，每次1.5g，每日2次，吞服。适用于土虚木亢证慢惊风。

（2）地龙、僵蚕、乌梢蛇、当归、木瓜、鸡血藤各15g。每日1

剂,水煎服。适用于慢惊风肢体强直性瘫痪。

(3)车前草、车前子各半,蜂蜜适量。将车前草、车前子捣烂,滤汁,加入蜂蜜,混合调匀。开水冲服。适用于小儿慢惊风。

(4)睡莲根 10g。取睡莲根加适量水煎煮,去渣饮汁,每日 2 次。适用于小儿慢惊风。

(5)将活蟾蜍(即癞蛤蟆)破腹除去内脏,放在孩童肚脐上,待蟾蜍发热后另换 1 只。适用于小儿慢惊风。

(三)其他疗法

1. 针灸疗法

(1)体针:主穴取百会、印堂、气海、足三里穴。脾虚肝旺者,加脾俞、太冲穴;脾肾阳虚者,加脾俞、肾俞、关元穴;阴虚风动者,加太溪、太冲、风池穴。诸穴均用补法。

(2)耳针:取耳穴交感、神门、皮质下、心、肝、脾。毫针中刺激,或王不留行子贴压。

(3)艾灸:取水沟,百会,神阙,关元,脾俞,肾俞穴。

①艾炷无瘢痕灸,选用 1～2 穴,取麦粒大艾炷灸之,每穴 3～5 壮,灸至皮肤温热红润即止。

②艾条温和灸,选用 3～5 穴,每穴灸 5～7 分钟,以穴位红晕温热为度,每日 2 次。适用于慢惊风,症见发病缓慢,抽搐无力,时作时止,精神萎靡,乏力,嗜睡,面色萎黄,食欲差,便溏或完谷不化,四肢不温,手足震颤,口鼻气息冷,唇青舌淡。

2. 贴敷疗法

(1)党参、黄芪、白术、甘草、白芍、陈皮、半夏、天麻、川乌、全蝎、天南星、丁香各 6g,朱砂 1g,生姜 3g,大枣 5 枚。上药炒热,装布袋内,熨脐部,每日 1 次。适用于土虚木亢证慢惊风。

(2)全蝎 5 个,蜈蚣 1 条,僵蚕 5 条,蝉蜕 7 个。上药研为细末,装布袋内,敷脐,每日 1 次。适用于慢惊风强直性瘫痪者。

(3)生龙骨 5g,朱砂 2g,绿豆 5g,鸡蛋(用蛋清)1 个。前 3 味共研细末,加入鸡蛋清调和均匀,使成糊状,敷于神阙穴、百会穴、涌泉穴,24 小时后取下。适用于小儿惊风。

(4)芙蓉叶数张,鸡蛋 1 个。将芙蓉叶捣烂,包鸡蛋煎成饼,贴敷脐部。适用于小儿惊风。

(5)胡椒 6g,蚯蚓、肉桂各 20g,栀子 12g,香油适量。前 4 味捣烂,用香油调拌,贴敷于大椎穴和涌泉穴。适用于小儿惊风。

3. 灌肠疗法 薄荷叶、寒水石各 15g,青黛、白僵蚕、朱砂各 3g,全蝎 2 个,炒猪牙皂、槐角各 1.5g。以上 8 味中药溶于开水中,过滤去渣,取汁,灌肠。适用于小儿慢惊风。

4. 药浴疗法

(1)金银花 20g,薄荷 15g。金银花、薄荷加水煎浓汁,去渣,可全身擦浴,重点擦浴曲池、大椎、风池、风府穴及腋下。适用于小儿惊风。

(2)蜂房 30g。蜂房加水 1 000ml 煎煮,去渣,温洗全身。适用于小儿惊风。

5. 推拿疗法 运五经,推脾土,揉五指节,运内八卦,分阴阳,推上三关,揉涌泉穴,揉足三里穴。

三、预防调护

1. 预防

(1)积极治疗原发病,尤其要防止急惊风反复发作。

(2)做好小儿保健工作,调节精神情绪,加强体育锻炼,提高抗病能力。

(3)注意饮食卫生,宜吃营养丰富易消化的食物。

2. 调护

(1)保持居室安静,减少刺激。

(2)抽搐时,切忌强行牵拉,以免拉伤筋骨。

（3）对长期卧床的患儿，要经常改变体位，必要时可垫海绵垫褥或气垫褥等，经常用温水擦澡、擦背或用温热毛巾行局部按摩，避免发生压疮。

（4）昏迷、抽搐、痰多的患儿，应注意保持呼吸道通畅，防止窒息。

（5）注意加强营养，不会吞咽者给予鼻饲。

第五节　癫　痫

癫痫称癫疾、痫证，又称"羊痫风"，是一种反复发作性的疾病，临床以突然仆倒，昏不知人，口吐涎沫，两目上视，四肢抽搐，惊掣啼叫，喉中异声，片刻即醒，醒后如常人为特征。任何年龄均可发生，但以4～5岁以上年长儿较多见，小儿癫痫患病率为3‰～6‰。多数癫痫在儿童期发病，很多癫痫仅见于小儿。本病西医学亦称癫痫，多数原因不明，称原发性癫痫；继发于外伤、感染、中毒、肿瘤、代谢紊乱和先天畸形者，称为症状性癫痫。

一、诊断要点

1. 临床表现

（1）突然发作的全身肌肉痉挛，意识丧失，两眼上翻，口吐白沫，喉头发出叫声，有时可有舌咬伤及大小便失禁。发作持续1～5分钟或更长，发作停止后转入昏睡，醒后常诉头痛，全身乏力，精神恍惚。以往有类似发作史。

（2）呈小发作时，出现短暂的意识丧失，语言中断，活动停止，固定于某一体位，不跌倒，无抽搐。发作持续2～10秒，不超过30秒，很快恢复意识，继续正常活动，对发作情况不能回忆。

（3）呈精神性发作时，精神失常，激怒狂笑，妄哭，夜游或呈一时性痴呆状态。

（4）呈局限性发作时，常见身体局部阵发性痉挛。

（5）有家族史、产伤史、缺氧史、颅脑外伤史等。

2. 辅助检查

（1）脑电图：脑电图是诊断癫痫重要的客观指征之一，如果出现棘波、尖波、棘慢波、尖慢波、多棘慢波或阵发性的高幅慢波，对癫痫的诊断有重要意义。但是，癫痫患儿发作间期脑电图近40％正常，因此1次正常脑电图不能排除癫痫，必要时可做24小时脑电图。

（2）影像学检查：CT和MRI可发现脑结构异常。凡有局灶性症状体征、抗癫痫治疗效果不好或进行性恶化，或有颅内压增高症状者均应及时做CT或MRI检查，以明确病因。单光子发射断层扫描和正电子发射断层扫描可检测脑血流量和代谢率，有利于确定癫痫病灶。

（3）实验室检查：根据需要可做遗传代谢病筛查、基因分析、染色体检查、血生化检查、脑脊液检查等。

3. 鉴别诊断

（1）高热惊厥：6个月至5岁小儿发病，5岁以上小儿少见，有显著遗传倾向。多在感冒发热初起温度上升时发作，时间较短暂，一般每次发热病程中只抽搐一次，惊厥发作前后小儿情况良好。

（2）婴儿手足搐搦症：又名佝偻病性手足搐搦症，多见于1岁以内人工喂养儿及早产儿，由维生素D缺乏所致。一般无发热，惊厥每日发作数次至数十次，每次持续数秒至数分钟。手足抽搐如鸡爪样，手腕部屈曲，手指伸直，拇指贴近掌心，呈强直状，足趾强直弯向足心。血钙降低，血磷正常或升高。

（3）晕厥：常见于年长儿，大多有晕厥家族史。发作前常有精神刺激等诱因，晕厥几乎都发生在站立时，先有面色苍白、出汗，然后肌肉无力，跌倒于地，可有摔伤，严重时可伴四肢抽动，一般无遗尿，数秒钟或数分钟后恢复。神经系统检查正常，脑电图检查无异常。

（4）癔症性发作：偶见于年长儿，发作的特点是有明显的精神刺激，无先兆，发作意识不完全丧失，慢慢倒下，无摔伤，抽搐动作杂乱无规律，面色正常，无神经系统阳性体征，脑电图正常。

（5）屏气发作：又称呼吸暂停症。多于6～18个月起病，1～2岁发作最频，5岁前停止发作。可分为青紫型和苍白型。

①青紫型。患儿受精神或外部环境的刺激，引起恐惧或发怒后情感急剧暴发而哭喊，呼吸暂停于呼气相，随即出现青紫，重者意识丧失和全身强直抽动，1～2分钟缓解。

②苍白型。多由于愤怒或惊吓诱发。不管哪型发作均诱因明确，脑电图正常。

（6）习惯性阴部摩擦：女孩较多，发作时两腿交叉内收或互相紧贴，有时上下摩擦，全身用力，眼发直，面色潮红，额部出汗，呼吸粗大，会阴部肌肉收缩，持续数分钟或更长时间，发作过程中意识始终清楚，如将其抱起或改变体位可终止发作，脑电图正常。

4. 中医辨证要点

（1）分轻重：轻者仅有眨眼、点头、愣神、凝视、咀嚼动作，而无叫声、吐涎沫，瞬息发作即可恢复，事后对发作情况全然不知；重者起病急骤，猝然仆倒，口吐涎沫，四肢抽搐，神志不清，喉中异声，二便自遗，数分钟或十余分钟方可恢复，发作后乏力嗜睡。严重者反复发作不止，或抽搐后昏睡未醒，又接下一次抽搐，连续超过30分钟者，为癫痫持续状态，应及时抢救。

（2）辨病因：常见的病因有惊、风、痰、瘀、虚。惊痫发病前常有惊吓史，发作时常伴惊叫、恐惧等精神症状；风痫多由外感发热所诱发，发作时抽搐明显，或伴发热等；痰痫发作以神志异常为主，常有一过性失神、摔倒，手中持物坠落，可伴痰涎壅盛等症；瘀血痫通常有明显的颅脑外伤史，头部疼痛位置较为固定。

二、治疗

癫痫的治疗原则,应分标本虚实。频繁发作者,治标为主,着重豁痰息风,开窍定痫;病久致虚者,以治本为重,或健脾化痰,或益肾填精。癫痫持续状态,须中西药配合抢救。

本病治疗时间较长,一般认为临床症状消失后,仍应服药2~3年,结合脑电图等理化检查逐渐停药,切忌骤停抗癫痫药物,以防引起反跳,加重癫痫发作。癫痫发作基本控制后,可将汤剂改为丸剂或散剂,服用较为方便,宜于长期用药。

(一)辨证治疗

1. 发作期

(1)惊痫

症候:发作时惊叫,急啼,惊惕不安,神志恍惚,面色时红时白,四肢抽搐,神昏,平素胆小易惊,精神恐惧或烦躁易怒,夜寐不安,舌淡红,苔白,脉弦滑,指纹青。

病机:神气怯弱,暴受惊恐,致神气愦乱,心神失守,因而出现惊叫大啼,恍惚不安,面色时红时白,原地转圈等异常动作。舌为心之苗,心经积热则吐舌。

治法:镇惊止抽,清神止痫。

方药:镇惊丸加减。茯神、酸枣仁、珍珠、麦冬、石菖蒲、远志、钩藤、胆南星、天竺黄各6g,水牛角(先煎)10g,牛黄、黄连、甘草各2g。

用法:每日1剂,水煎服。

方解:茯神、酸枣仁、珍珠宁心安神,石菖蒲、远志芳香开窍,钩藤息风定痫,胆南星、天竺黄涤痰镇惊,水牛角、牛黄、麦冬、黄连清火解毒,甘草调和诸药。

加减:癫痫发作严重者,加全蝎、蜈蚣、僵蚕,以息风止痉;心神不安者,加磁石、琥珀,以镇惊安神;痰多胸闷者,加川贝母、砂仁,以化痰宽胸;头痛甚者,加天麻、菊花、白芍,以平肝潜阳;口干舌红者,加生地黄、龟甲,以养阴清热。

(2)痰痫

症候:发作时突然跌仆,瞪目直视,喉中痰鸣,四肢抽搐,或局部抽动,或抽搐不明显,意识丧失,或神志恍惚,失神,或头痛,腹痛,肢体疼痛,口黏多痰,胸闷呕恶,可伴有智力低下,舌苔白腻,脉滑。

病机:脾为生痰之源,脾气不升,则停湿成痰,故痰涎壅盛,喉间痰鸣;肝开窍于目,肝气被郁,故瞪目直视;气郁痰结,阻蔽心窍,故神志模糊,犹如痴呆。痫证时发,正气多虚,故面黄不华;痰湿内盛,故苔白腻,脉弦滑。

治法:豁痰开窍,清神止痫。

方药:涤痰汤加减。橘红、制半夏、胆南星、石菖蒲、远志、枳实、竹茹各 6g。

用法:每日 1 剂,水煎服。

方解:方中橘红、制半夏、胆南星化痰利气,石菖蒲涤痰开窍,枳实豁痰宽胸,竹茹清化痰热。

加减:抽搐频繁者,加天麻、钩藤、全蝎,以息风止痉;精神恍惚者,加珍珠母、生铁落、灵磁石,以重镇安神;痰涎壅盛者,加白金丸,以祛痰解郁;纳呆、腹胀者,加神曲、莱菔子,以消食导滞;神疲乏力者,加党参、白术、茯苓,以健脾益气。

(3)风痫

症候:发作时突然仆倒,两目上视或斜视,牙关紧闭,口吐白沫,口唇及面部色青,颈项强直,频繁抽搐,昏迷,舌质淡红,苔白,脉弦滑。

病机:肝阳上扰,心神被蒙,则头昏眩晕,人事不知;肝风内动,走窜筋脉,则四肢抽动,颈项强直扭转,两目上视或斜视,牙关紧闭;肝火炽盛,故面色红赤;风痰上壅,故脉弦滑,苔白腻。

治法:息风开窍,清神止痫。

方药:定痫丸加减。羚羊角(山羊角代)3g,天麻、制全蝎、钩藤、蝉蜕、石菖蒲、远志、川贝母、胆南星、陈皮、制半夏、竹沥、琥珀、朱砂、茯神各6g,麦冬10g,甘草2g,丹参6g。

用法:每日1剂,水煎服。

方解:方中天麻、全蝎、山羊角息风止痉,石菖蒲、远志芳香开窍,竹沥、川贝母清热豁痰,胆南星、半夏祛风涤痰,陈皮、茯神健脾燥湿,琥珀镇心安神,麦冬、丹参清热活血,甘草调和诸药。

加减:高热者,加生石膏、连翘;大便秘结者,加大黄、玄明粉(冲服)、芦荟;烦躁不安者,加黄连、栀子、淡竹叶;久治不愈、出现肝肾阴虚、虚风内动之象者,可加用白芍、龟甲、当归、生地黄。

(4)瘀痫

症候:反复抽搐,经久不愈,头痛有定处,年长女孩的发作往往与月经周期有关,行经前易发作,平素易少腹胀满,粪便坚如羊屎,舌质紫暗或有瘀点,苔少,脉涩,指纹沉滞。

病机:外伤后络脉受损,瘀停脑内,血滞心窍,故突然眩仆,神昏窍闭;血瘀气结,肝气不舒,故头痛或头晕,四肢抽搐;瘀血内停,舌有瘀斑,脉涩;血瘀不行,肠失润泽,故粪便坚如羊屎。

治法:化瘀通窍,清神止痫。

方药:通窍活血汤加减。桃仁、红花、川芎、赤芍、老葱、制全蝎、地龙、生姜各6g,大枣4枚,白芷3g。

用法:每日1剂,水煎服。

方解:桃仁、红花、川芎、赤芍活血化瘀,老葱通关宣窍,全蝎、地龙息风通络止痉,生姜、大枣调和营卫。

加减:血瘀较重者,加当归、三七、丹参,以活血散瘀;频发不止者,加失笑散,以行瘀散结;瘀血伤阴者,加生地黄、玄参、白芍、当归。

2. 缓解期

(1)脾虚痰盛

症候:反复发作,抽搐无力,面色无华,时作头晕,神疲乏力,胸脘痞闷,纳呆便溏,舌质淡红,苔白腻,脉细软,指纹淡红。

病机:脾胃虚弱,气血生化乏源,故神疲乏力,面色无华,眩晕;脾运失健,痰湿内生,故胸脘痞闷,纳呆便溏;脾虚痰伏,遇有所触,则痫作不已。

治法:健脾化痰,清神止痫。

方药:六君子汤加减。党参、白术、茯苓各10g,甘草2g,制半夏、陈皮各6g。

用法:每日1剂,水煎服。

方解:本方以四君子为君,健脾益气;半夏、陈皮为臣,化痰行气,助四君子健脾化痰。

加减:粪便稀薄者,加山药、扁豆,以健脾益气;眩晕、舌淡者,加黄芪、桂圆肉、大枣,以补益气血;为防止癫痫时作,加钩藤、天麻、天竺黄、胆南星,以平肝息风,化痰定痫。

(2)脾肾两虚

症候:发病日久,屡发不止,瘛疭抖动,时有头晕,腰膝酸软,神疲乏力,少气懒言,四肢不温,可伴智力发育迟滞,记忆力差,大便溏稀,舌质淡,苔白,脉沉细无力,指纹淡红。

病机:脾虚气弱,故神疲乏力,少食懒言;腰为肾府,肾虚则腰膝酸软;肾主脑髓,脑髓失养,故智力迟钝;阴血虚亏,故眩晕时作,睡眠不宁;脾运失健,故大便溏稀。

治法:补益脾肾,清神止痫。

方药:河车八味丸加减。紫河车、生地黄各10g,大枣5枚,茯苓、山药、泽泻、五味子、麦冬、牡丹皮各6g,肉桂、制附片、鹿茸各2g。

用法:每日1剂,水煎服。

方解:方中紫河车培补肾元,生地黄、大枣、茯苓、山药、泽泻补气健脾利湿,五味子、麦冬、牡丹皮清热养阴生津,肉桂、附片、鹿茸温补肾阳。

加减:时作眩晕者,加当归、白芍,以滋养阴血;睡眠不宁者,加夜交藤、合欢皮,以养心安神;智力迟钝者,加人参、石菖蒲,以补气开窍;大便溏稀者,加扁豆、炮姜,以温中健脾。

(二)单方验方

(1)煅青礞石 18g,姜半夏 25g,天南星、海浮石各 22g,沉香 9g,生、熟牵牛子各 45g,炒建曲 12g。上药研细末过筛,加面粉约 500g,与水制成饼,小儿 1～3 岁烙饼 40 个,4～7 岁烙饼 30 个,8～15 岁烙饼 25 个,每晨 1 个,空腹开水送下,1 剂服完继服下 1 剂。适用于痰痫。

(2)白胡椒、代赭石,配方比例为 1:2。上药共为细末,备用。每次 1～3g,每日 2～3 次,白萝卜汤或白开水送服,疗程 3～6 个月。适用于惊痫。

(3)紫河车 1 个,朱砂 10g。紫河车焙干,与朱砂共为细末。每次 2～4g,每日 1～2 次,白开水送服。适用于各型癫痫伴体虚者。

(4)蝉蜕、僵蚕、全蝎、蜈蚣各等份。上药共研细末和匀,每次 2g,每日 2 次,白开水送服。适用于风痫。

(三)中成药

(1)朱砂安神丸:每次 1.5～3g,每日 2 次,口服。适用于惊痫证。

(2)癫痫白金丸:每次 3g,每日 2 次,口服。适用于痰痫证。

(3)镇痫片:每次 3 片,每日 3 次,口服。适用于痰痫证。

(4)牛黄镇惊丸:每次 1 丸,每日 1～3 次,口服;3 岁以内小儿酌减,口服。适用于心火炽盛、风邪闭窍者。

(5)金黄抱龙丸:每次 1 丸,每日 2 次,口服。适用于痰热壅盛、上蒙清窍之癫痫。

(四)其他疗法

1. 西医治疗 一次癫痫发作持续时间长达 30 分钟以上,或者虽有间歇期,但意识不能恢复,反复发作连续 30 分钟以上者称为癫痫持续状态。

(1)治疗原则

①控制惊厥发作,选用强有力的抗惊厥药物,经注射途径给入。

②维持生命功能,预防和控制并发症,特别应注意避免脑水肿、酸中毒、过高热、呼吸循环衰竭、低血糖等症状的发生。

③积极寻找病因,针对病因处理。

④发作停止以后,立即开始长期抗癫痫药物治疗。

(2)药物治疗:对于癫痫持续状态的患儿,可按顺序选用地西泮、苯巴比妥、5%副醛、苯妥英钠等抗惊厥;发作时间长者,给予甘露醇防治脑水肿。及时纠正电解质紊乱,及时处理低血糖、酸中毒、超高热等。

(3)监护:对于癫痫持续状态的患儿,要采取严密的监护措施,维持正常的呼吸、循环、血压、体温,并避免发生缺氧、缺血性脑损伤。癫痫持续状态在发作后 1～2 小时及时控制发作,则预后较好;若发作得不到及时控制,则可造成不可逆性脑损伤。

2. 针灸疗法

(1)体针:发作期,取人中、合谷、十宣、内关、涌泉穴,快速进针,用泻法;休止期,取大椎、神门、心俞、合谷、丰隆穴,平补平泻法,隔日 1 次。并灸百会、足三里、手三里穴,隔日 1 次。

(2)耳针:发作期,取耳穴脑、心、缘中,强刺激,发作停止起针;

休止期,取耳穴脑、缘中、神门、心、枕、胃、肝等,每次 2～3 穴,中等刺激,每日 1 次。

(3)艾灸:制马钱子 15g,僵蚕 15g,胆南星 15g,白矾 15g,生姜、青艾叶各适量。以上前 4 味共研细末,每次取药 5～10g,与生姜 10g,青艾叶 3g 共捣为膏。每次取药膏 5～10g,敷于神阙穴和会阴穴,再用艾炷放在药膏上灸之,1 岁 1 壮,每日灸治 1 次。适用于癫痫发作。

(4)穴位注射:选足三里、内关、大椎、风池穴。采用维生素 B$_{12}$ 注射液,每次选用 2～3 穴,每穴注射 0.5ml。

(5)埋线疗法:常用穴取大椎、腰奇、鸠尾。备用穴取翳明、神明。每次选用 2～3 穴,埋入医用羊肠线,隔 20 日 1 次,常用穴和备用穴轮换使用。

3. 贴敷疗法

(1)吴茱萸适量。研成细末,用时取少量填入患儿脐窝内,外用胶布固定,5～8 日换药 1 次。适用于癫痫猝然抽搐,人事不省,发作频繁。

(2)熟附子 9g。研为细末,用面粉少许合成饼,把饼放在气海穴上,并可用艾绒团灸数次,适用于癫痫发作期。

(3)芫花(醋浸 1 日)100g,明雄黄 12g,胆南星 20g,白胡椒 10g,蜂蜜适量。以上前 4 味共研细末备用。每次取药末 10～15g,用蜂蜜调成膏状,填敷于脐孔中,外用消毒纱布覆盖,再用胶布固定,3 日换药 1 次,3 个月为 1 个疗程。治疗期间禁食油腻、猪肉及刺激性食物。适用于癫痫。

(4)月石、丹参浸膏各适量。混合后敷于脐部。适用于癫痫发作后神思不宁之症。

4. 推拿疗法 分阴阳,推三关,退六腑,推补脾土,推肺经,运八卦,赤风摇头,揉中清,捏总筋,捏揉行间,掐揉昆仑。

三、预防调护

1. 预防

（1）孕期保健：孕妇宜保持心情舒畅，情绪稳定，避免精神刺激，避免跌仆或撞击腹部。

（2）慎防产伤、外伤：孕妇应定期进行产前检查，临产时注意保护胎儿，及时处理难产，使用产钳或胎头吸引器时要特别慎重，避免窒息，注意防止颅脑外伤。

（3）避免不良刺激：婴儿期注意防治低钙惊厥、高热惊厥及各种中枢神经系统疾病，避免造成脑损伤。保持精神愉快，避免恐吓受惊。防受惊恐禁止观看恐怖性影视剧，避免惊吓。

（4）防止后遗症：对于急惊风、小儿暑温、疫毒痢等病症治疗必须彻底，除痰务尽，慎防留有痰湿阻络扰心等后遗症。

2. 调护

（1）控制发作诱因，如高热、惊吓、紧张、劳累、情绪激动等。在发作期少看电视，禁止玩电子游戏机等。

（2）注意患儿生活、饮食、衣着、情绪的调节，减少诱发因素，避免使用有兴奋作用的药物。

（3）禁止患儿到水边、火边及高处玩耍，外出要有人陪伴，防止突然发作，造成意外。

（4）发作时不可强压肢体，以免扭伤、骨折；将头部偏向一侧，解开衣领；用裹纱布的压舌板放在上、下磨牙间，以免咬伤舌头。

（5）痰多者吸痰，保持呼吸道通畅。

（6）抽搐后往往疲乏昏睡，应保证患儿休息，避免噪声，不宜急于呼叫，使其正气得以恢复。

（7）注意按时、按量服药，不要漏服，也不要乱用药。

（8）控制抽搐可针刺人中、合谷、内关、涌泉等穴。

第八章　肾系病症

　　肾系病症病位主要在肾。肾位于腰部,足少阴肾经起于足小趾,斜趋足心和内踝下方,沿下肢内侧后缘上行,贯脊属肾,络膀胱。上行经过肝,连肺络心,再经喉咙到舌根。肾藏精,主骨,生髓,通于脑。肾为水火之脏,藏真阴命火。小儿体禀少阳,少阳属肾。肾的功能在小儿主要对生长发育起十分重要的作用。由于小儿肾常虚,就小儿生长发育迅速的需要而言,常常感到肾气不足;同时肾与肺、脾等脏共同维系人体正常的水液代谢。肺为水之上源,脾为水之中源,肾为水之下源。肾主封藏,只宜固密,不宜耗泄。在病理上,肾系病症主要表现为小儿生长发育迟缓、水肿(肾炎、肾病等)、咳喘等疾病。除在痘疹上表现有实证外,一般多为虚证。

第一节　急性肾小球肾炎

　　急性肾小球肾炎,简称急性肾炎,是一组不同病因所致的感染后免疫反应引起的急性肾小球炎性病变,是小儿常见的一种疾病,5～10岁多见,男女之比为2∶1。病前1～4周常有化脓性扁桃体炎、上呼吸道感染等病史。本病是小儿时期常见的一种肾脏疾病。发病前多有前驱感染史。发病后症状轻重悬殊,轻者除实验室检查异常外,临床无明显症状,重者可出现并发症(高血压脑病、急性循环充血及急性肾衰竭)。多数患儿于发病2～4周消肿,肉眼血尿消失,血压正常,残余少量蛋白尿,镜下血尿多于3～6个月消失。

一、诊断要点

1. 临床表现

(1)本病发病前 1～4 周多有呼吸道感染、皮肤感染及猩红热等链球菌感染或其他急性感染史。

(2)急性起病,急性期一般为 2～4 周。

(3)水肿及尿量减少,水肿为紧张性,轻重与尿量有关。

(4)起病即有血尿,呈肉眼血尿或镜下血尿。

(5)1/3～2/3 患儿病初有高血压,常为 120～150/80～110mmHg。非典型病例可无水肿、高血压及肉眼血尿,仅发现镜下血尿。

(6)重症早期可出现以下并发症。

①高血压脑病。血压急剧增高,常见剧烈头痛及呕吐,继之出现视力障碍、嗜睡、烦躁或阵发性惊厥,渐入昏迷,少数可见暂时偏瘫失语,严重时发生脑疝。具有高血压伴视力障碍、惊厥、昏迷三项之一即可诊断。

②严重循环充血。可见气急咳嗽,胸闷,不能平卧,肺底部湿啰音,肺水肿,肝大、压痛,心率快,奔马律等。

③急性肾衰竭。严重少尿或无尿患儿可出现血尿素氮及肌酐升高、电解质紊乱和代谢性酸中毒。一般持续 3～5 日,在尿量逐渐增多后,病情好转。若持续数周仍不恢复,则预后严重,可能为急进性肾炎。

2. 辅助检查

(1)尿检:均有红细胞增多。尿蛋白一般为(＋)～(＋＋),也可见透明、颗粒管型。

(2)血清总补体及 C3 可一过性明显下降,6～8 周恢复正常。

(3)非链球菌感染后肾炎(如病毒或其他细菌性肾炎),补体 C 不低,抗"O"滴度可增高,抗脱氧核糖核酸酶 B 或抗透明质酸酶升高,纤维蛋白降解产物增多。

3. 鉴别诊断

(1)肾病综合征:急性肾小球肾炎与肾病综合征均以水肿及尿改变为主要特征。但肾病综合征以大量蛋白尿为主,伴低蛋白血症及高胆固醇血症,其水肿多为指凹性。急性肾小球肾炎则以血尿为主,不伴低蛋白血症及高胆固醇血症,其水肿多为紧张性。

(2)IgA 肾病:多于急性上呼吸道感染后 1～2 日即发生血尿,或伴蛋白尿,但多不伴水肿及高血压,病情常反复发作。部分病例鉴别困难时,需行肾活检。

(3)急进性肾炎:起病与典型的急性肾炎很相似,但表现为进行性少尿、无尿及迅速发展的肾衰竭。

(4)紫癜性肾炎:过敏性紫癜肾炎也可以急性肾炎综合征起病,但其多伴对称性皮肤紫癜、关节肿痛、腹痛、便血等全身及其他系统的典型症状或前驱病史。

(5)急性泌尿系感染:约 10% 可有肉眼血尿,但多无水肿及血压增高,有明显发热及全身感染症状,尿检有大量的白细胞及尿细胞培养阳性为确诊的条件。

4. 中医辨证要点

(1)辨急性期、恢复期:急性肾炎的急性期为正盛邪实阶段,起病急,变化快,水肿及血尿多较明显;恢复期共有特点为水肿已退,尿量增加,肉眼血尿消失,但镜下血尿或蛋白尿未恢复,且多有湿热留恋,并有阴虚及气虚之不同。

(2)辨轻症、重症:本病的症候轻重悬殊较大。轻症一般以风水相搏证、湿热内侵证等临床表现为主,其水肿、尿量减少及血压增高多为一过性;重症则为全身严重水肿,持续尿少、尿闭,并可在短期内出现邪陷心肝、水凌心肺、水毒内闭的危急症候。在辨证中应密切注意尿量变化。因尿量越少,持续时间越长,水肿越明显,出现变症的可能也越大。

（3）辨阳水、阴水：本病急性期因病程较短，多属正盛邪实，为阳水范畴；但若因邪气过盛，出现变症，或因病情迁延不愈，则可由实转虚，由阳水转为阴水，表现为正虚邪恋、虚实夹杂的症候。

（4）辨有无变症：若见尿少、腹大、胸满、咳喘、心悸，应考虑水气上凌心肺；若见神昏谵语、抽搐痉厥、呼吸急促，应考虑邪陷心包，内闭厥阴；若见尿闭、恶心呕吐、口有秽气、便溏、衄血，为水毒内闭，脾肾败绝。

二、治疗

本病以祛邪利水为基本大法。急性期以祛邪为旨，恢复期则以扶正兼祛邪为要。急性期宜宣肺利水，清热凉血，解毒利湿；恢复期应根据正虚与余邪孰多孰少，确定补虚及祛邪的比重。

（一）辨证治疗

1. 急性期之主症

（1）风水相搏

症候：眼睑先肿，颜面水肿明显，继而四肢，甚则胸腹水肿，皮肤光亮，按之不凹陷，小便短黄，多有血尿，或有发热恶风，咳嗽，咽喉肿痛，舌质淡红，苔薄白，脉浮。

病机：外感风邪，内停水湿，风水相搏，溢于肌肤，故肌肤水肿；风性向上，善行数变，故水肿首见于头面，渐及四肢，继而全身水肿，且来势迅速；邪气犯肺，水道通调失常，故小便短少；水湿化热，湿热内蕴，血络受损，则有血尿。

治法：疏风宣肺，祛邪利水。

方药：麻黄连翘赤小豆汤合五苓散加减。生麻黄、桂枝、杏仁、茯苓、猪苓、泽泻、车前草、连翘各 6g，甘草 2g。

用法：每日 1 剂，水煎服。

方解：麻黄、桂枝发散风寒，宣肺利水为君。杏仁、茯苓、猪苓、泽泻、车前草宣肺降气,利水消肿为臣。连翘清热解毒为佐。甘草调和诸药为使。诸药相合,共奏疏风宣肺,利水消肿之功效。

加减:咳嗽气喘者,加葶苈子、紫苏子、射干、桑白皮等,以泄肺平喘;偏风寒,证见骨节酸楚疼痛者,加羌活、防己,以疏风散寒;偏风热,证见发热,汗出,口干或渴,苔薄黄者,加金银花、黄芩,以疏风清热;血压升高明显者,去麻黄,加浮萍、钩藤、牛膝、夏枯草,以利水平肝泄火;血尿严重者,加大蓟、小蓟、茜草、仙鹤草,以凉血止血;风证风热蕴结于咽喉者,可用银翘散合五苓散加减,以疏风清热,利咽解毒,利水消肿。

(2)湿热内侵

症候:头面、肢体水肿或轻或重,小便黄赤而少,尿血,烦热口渴,头身困重,常有近期疮毒史,舌质红,苔黄腻,脉滑数。

病机:本证常见于疮毒内归患儿,或病程中期、后期,水肿减轻或消退之后,也可见于水肿持续阶段。以血尿、烦热口渴、头身困重、舌红苔黄腻为特点。

治法:清热利湿,祛邪利水。

方药:五味消毒饮合小蓟饮子加减。小蓟、金银花、野菊花、蒲公英、紫花地丁、栀子、蒲黄、当归、猪苓、淡竹叶各10g。

用法:每日1剂,水煎服。

方解:小蓟凉血止血,散瘀解毒消痈为君。入金银花、野菊花、蒲公英、紫花地丁、栀子清热解毒;蒲黄、当归凉血止血并能散瘀,使血止而不留瘀,共为臣药。猪苓、淡竹叶利湿清热为佐使。两方合用,共奏清热利湿,凉血止血之功效。

加减:小便赤涩者,加白花蛇舌草、石韦、金钱草,以清热利湿;口苦口黏者,加茵陈、龙胆草,以燥湿清热;皮肤湿疹者,加苦参、白鲜皮、地肤子,以燥湿解毒,除风止痒;大便秘结者,加生大黄,以泄火降浊;口苦心烦者,加龙胆草、黄芩,以泄火除烦。

2. 急性期之变症

（1）邪陷心肝

症候：肢体、面部水肿，头痛眩晕，烦躁不安，视物模糊，口苦，恶心呕吐，甚至抽搐，昏迷，尿短赤，舌质红，苔黄糙，脉弦数。

病机：厥阴之脉上巅顶而络目系，内应心肝，湿热化火，内陷厥阴，蒙蔽清窍，故头痛、烦躁、眩晕、视物模糊，甚至昏迷；引动肝风可致抽搐。

治法：清心平肝，祛邪利水。

方药：龙胆泻肝汤合羚角钩藤汤加减。龙胆草 2g，菊花 5g，黄芩、栀子、生地黄、泽泻、车前子、淡竹叶、山羊角、钩藤、白芍各 6g。

用法：每日 1 剂，水煎服。

方解：龙胆草清肝经实火为君。黄芩、菊花清热解毒；山羊角粉、钩藤、白芍平肝息风，共为臣药。栀子、生地黄、泽泻、车前子、淡竹叶清心利水为佐使。诸药合用，共奏平肝泄火，清心利水之功效。

加减：大便秘结者，加大黄、芒硝；头痛眩晕较重者，加夏枯草、石决明；恶心呕吐者，加半夏、胆南星；昏迷抽搐者，可加服牛黄清心丸或安宫牛黄丸。

（2）水凌心肺

症候：全身明显水肿，频咳气急，胸闷心悸，不能平卧，烦躁不宁，面色苍白，甚则唇指青紫，舌质暗红，舌苔白腻，脉沉细无力。

病机：水气上逆，凌心射肺，阻塞气机，心失所养，肺失宣降，故咳嗽气急，心悸胸闷，难以平卧；气滞则血瘀，故唇甲发绀；心阳虚衰，则悸动不安，脉细数无力。

治法：清心泄肺，祛邪利水。

方药：己椒苈黄丸合参附汤加减。防己、椒目、葶苈子、大黄、制附子、白参各 3g，桑白皮、车前子各 6g。

用法：每日 1 剂，水煎服。

方解：葶苈子、桑白皮泄肺逐水为君；防己、椒目、车前子、大黄利水消肿为臣;白参、附子温阳扶正为佐使。两方相合,泄肺逐水,温阳扶正。

加减:尿少者,加猪苓、泽泻。若见面色灰白,四肢厥冷,汗出脉微,是心阳虚衰之危象,应急用参附龙牡救逆汤。

(3)水毒内闭

症候:全身水肿,尿少或尿闭,色如浓茶,头晕头痛,恶心呕吐,嗜睡,甚则昏迷,舌质淡胖,苔垢腻,脉象滑数或沉细数。

病机:本证多见于病程早期,常因持续少尿或无尿引起,故尿少、尿闭为其突出症候,同时伴头晕头痛、恶心呕吐、嗜睡或昏迷等危重征象。

治法:通腑泄浊,祛邪利水。

方药:温胆汤合附子泻心汤加减。黄连、生大黄各 3g,黄芩、姜半夏、陈皮、竹茹、枳实、茯苓、车前子、制附子、生姜各 6g。

用法:每日 1 剂,水煎服。

方解:生大黄、黄连、黄芩清实火,泄浊毒为君。姜半夏、陈皮、竹茹、枳实降气化浊;茯苓、车前子利水消肿,共为臣药。制附子、生姜温阳气,化湿浊为佐使。诸药相合,共奏通腑泄浊,解毒利尿之功效。

加减:恶心呕吐明显者,加玉枢丹;抽搐者,加羚羊角、紫雪丹。不能口服药物者,可以上方浓煎成 100~200ml,待温后保留灌肠,每日 1~2 次;也可用生大黄 30g,六月雪 30g,蒲公英 30g,益母草 20g,川芎 10g,浓煎 200ml,每日 2 次保留灌肠。昏迷惊厥者,加用安宫牛黄丸或紫雪丹水溶化后鼻饲。

3. 恢复期 若水肿消退、尿量增加、血压下降、血尿及蛋白尿减轻,即标志病程进入了恢复期。此期为正气渐虚,余邪留恋阶段,其中在恢复期早期,常以湿热留恋为主。

(1)阴虚邪恋

症候:乏力头晕,手足心热,腰酸盗汗,或有反复咽红,舌红苔少,脉细数。

病机:本证可见于素体阴虚或急性期曾热毒炽盛者。临床以手足心热、腰酸盗汗、舌红苔少、镜下血尿持续不消等肾阴不足表现为特点。

治法:滋阴补肾,祛邪利水。

方药:知柏地黄丸合二至丸加减。知母、黄柏、生地黄、山茱萸、怀山药、牡丹皮、泽泻、茯苓、女贞子、墨旱莲各6g。

用法:每日1剂,水煎服。

方解:知母、黄柏滋阴降火为君。生地黄、山茱萸、怀山药、牡丹皮、泽泻、茯苓"三补""三泻",滋补肾阴,泄湿浊,清虚热为臣。女贞子、墨旱莲滋阴清热,兼以止血为佐使。诸药相合,共奏滋肾阴,清余热之功效。

加减:血尿日久不愈者,加仙鹤草、茜草,以凉血止血;舌质暗红者,加参三七、琥珀,以化瘀止血;反复咽红者,加玄参、山豆根、板蓝根,以清热利咽。

(2)气虚邪恋

症候:身倦乏力,面色萎黄,纳少便溏,自汗出,易于感冒,舌淡红,苔白,脉缓弱。

病机:病情迁延不愈,由实转虚,肺脾气虚,纳化失常,卫外不固,则出现身倦乏力,面色萎黄,纳少便溏,自汗出,易于感冒等。

治法:健脾益气,祛邪利水。

方药:参苓白术散加减。党参、黄芪、茯苓、白术、山药、陈皮、白扁豆、薏苡仁各6g,炙甘草2g。

用法:每日1剂,水煎服。

方解:党参补肺脾之气,黄芪健脾益卫固表,白术补气健脾燥湿,茯苓健脾利水渗湿,四药合用,则有益气健脾渗湿之功,共为君药。山药益气补脾助党参、黄芪、白术以健脾益气;白扁豆健脾化湿,薏苡仁健脾利湿,助黄芪、白术、茯苓益气健脾渗湿,共为臣药。

陈皮化湿醒脾,既有除湿之力,又可畅达湿遏之气机为佐药。炙甘草益气和中,调和诸药。诸药合用,共奏健脾益气,化湿降浊之效。

加减:血尿持续不消者,加三七、当归;汗多者,加龙骨、牡蛎;舌质淡暗或有瘀点者,加丹参、红花、泽兰。

(二)中成药

(1)银黄口服液:每次 5～10ml,每日 2～3 次,口服。适用于急性期风热及热毒证。

(2)肾炎康复片:每次 8 片,每日 3 次,小儿酌减或遵医嘱,口服。适用于肾炎恢复期,有气阴不足见证者。

(3)肾炎清热片:每次 3g,每日 2～3 次,口服。适用于急性期风热、热毒、湿热等证。

(4)肾炎消肿片:每次 2 片,每日 2～3 次,口服。适用于急性期寒湿证,也可用于恢复期气虚邪恋证。

(5)清开灵注射液:每次 10～20ml,加入 5％葡萄糖注射液100～250ml 中,静脉滴注,每日 1 次。适用于急性期热毒证或邪陷心肝证。

(6)知柏地黄丸:每次 3g,每日 2～3 次,口服。适用于恢复期阴虚邪恋证。

(三)食疗方

(1)防风 15g,葱白(连须 2 根),大米 100g。先煎防风、葱白取汁去渣,大米按常法煮粥,粥将熟时,加入药汁,熬成稀粥食用。适用于风水初起,兼风寒表证。

(2)冬瓜皮 50g,薏苡仁 50g,赤小豆 100g,玉米须(布包)25g。加水适量,同煮至赤小豆熟透,食豆喝汤。适用于急性期水肿明显,或伴有高血压者。

（四）其他疗法

1. 西医治疗

（1）一般治疗：无论病情轻重，早期均应卧床休息，直至水肿显著消退、血压正常及肉眼血尿消失，通常需要 2～3 周。急性期宜限制水、盐及蛋白质摄入量。一般采用低盐或无盐、低蛋白饮食，用糖类提供热能。盐摄入量控制在每日 1～2g，伴肾功能不全时用优质蛋白质摄入量以每日 0.5g/kg 为宜。水肿重且尿少者限水。

（2）抗生素：主要目的为清除残余病菌，可用青霉素每日 20万～30 万 U/kg，或红霉素每日 30mg/kg，静脉滴注 2 周。疑有其他病原时，可加用其他抗生素。对青霉素过敏者可用红霉素。

（3）对症治疗：包括利尿、消肿、降血压等。

①利尿。轻度水肿者，可选用氢氯噻嗪每日 2～3mg/kg，口服；尿量增多后加用螺内酯每日 2mg/kg，口服。口服利尿剂效果差或重度水肿患儿可静脉滴注或肌内注射呋塞米，每次 1～2mg/kg；还可采用新型利尿合剂即多巴胺和酚妥拉明各 0.3～0.5mg/kg，呋塞米 2mg/kg，一起加入 10％葡萄糖注射 100～200ml 中，静脉滴注，利尿效果优于单用呋塞米。

②降血压。首选硝苯地平每次 0.25～0.5mg/kg，每日 4 次，口服或舌下含服；如血压仍不能控制可用尼卡地平每次 0.5～1mg/kg，每日 2 次；卡托普利每日 1～2mg/kg，分 2～3 次口服；哌唑嗪每次 0.02～0.05mg/kg，每日 3～4 次，口服。

（4）糖皮质激素治疗：一般患儿禁用糖皮质激素，以免加重水、钠潴留及高血压。对于持续大量蛋白尿或临床病理有慢性化趋势的患儿，可口服泼尼松治疗，剂量为每日 1～2mg/kg，并逐步减量，疗程以 1～2 个月为宜。对于肾活组织检查有大量新月体的患儿，可先以甲泼尼龙每次 20～30mg/kg 冲击治疗，然后改为泼尼松口服治疗。

2. 针灸疗法

(1)体针:取肺俞、列缺、合谷、阴陵泉、水分、三焦俞穴。针刺,均用泻法。咽痛者,配少商穴;面部肿者,配人中穴;血压高者,配曲池、太冲穴。

(2)耳针:从肾、脾、膀胱、交感、肾上腺、内分泌等耳穴中每次选取 2～3 穴,轻刺激,刺后可埋针 24 小时,每日 1 次,10 次为 1 个疗程。

(3)穴位注射:主穴有京门、膀胱俞。配穴有水道、足三里、复溜。每次选主穴、配穴各 1 个,每穴注入 5％当归注射液 0.5ml,每日 1 次,7～10 次为 1 个疗程。

3. 贴敷疗法 丝瓜皮、冬瓜皮、玉米须各 30g。丝瓜皮、冬瓜皮、玉米须共捣烂,外敷于脐部,上盖塑料膜,胶布固定,每日 1 次。适用于急性期水肿。

4. 药浴疗法 羌活、麻黄、苍术、柴胡、紫苏梗、防风、荆芥、牛蒡子、忍冬藤、葱白各 20g。上药加水煮,冷至 40℃沐浴,汗出即可,每日 1 次。

5. 推拿疗法

(1)急性期:平肝经,清肺经、胃经、脾经、小肠经,退六腑。介质用滑石粉。

(2)恢复期:平肝经,清补肾经、脾经,揉二马,清小肠。气虚者,介质用葱或姜汤;阴虚者,介质用滑石。

三、预防调护

1. 预防

(1)防治链球菌感染是本病有效的预防措施之一。

(2)发生乳蛾、丹痧、脓疱疮及皮肤疮疖时应积极治疗,感染后 2～3 周定期查尿常规。

（3）避免居住在潮湿和空气污浊的环境。

2. 调护

（1）彻底治疗呼吸道、皮肤、口腔、中耳等各部位感染。

（2）病初应注意休息，尤其水肿、尿少、高血压明显者应卧床休息。待血压恢复，水肿消退，尿量正常后逐渐增加活动。

（3）急性期宜限制盐、水、蛋白质摄入，水肿及高血压患儿限制钠盐摄入，氮质血症期饮食蛋白控制在每日 0.6g/kg；尿量增加，氮质血症消除后，尽早恢复蛋白质供应。

（4）水肿期应每日准确记录尿量、入水量和体重，以掌握水肿增减情况。

（5）急性期应每日测 2 次血压（必要时可随时测），以了解病情，预防高血压脑病发生。

（6）水肿期应保持皮肤，尤其皱褶处的清洁。

第二节　肾病综合征

肾病综合征简称肾病，是一组由多种原因引起的肾小球滤过膜通透性增加，导致大量血浆蛋白从尿中丢失，并引起一系列病理生理改变的临床症候群。肾病综合征是小儿时期常见的一种肾脏疾病，多发于 2～8 岁小儿，其中以 2～5 岁为发病高峰。其发病率男性显著高于女性。肾病综合征属于中医"水肿"范畴，由于病程长，易反复发作，故多属"阴水"范畴。水肿明显是最常见的临床表现，始自眼睑、颜面，渐及四肢全身。水肿为凹陷性，腰以下肿甚，甚则出现胸腔积液、腹腔积液，常伴有尿量减少。患儿可出现蛋白质缺乏导致的营养不良，出现面白、乏力、纳呆、皮肤干燥、生长发育迟缓，甚或出现神昏、惊厥、头痛、呕吐、腰痛、血尿等。肾病综合征预后与临床表现、病理类型、并发症出现与否密切相关，微小病变型预后最好，局灶性肾小球硬化和膜性增殖性肾小球肾炎预后最差。

一、诊断要点

1. 临床表现

（1）大量蛋白尿，尿蛋白（＋＋＋）～（＋＋＋＋）；1周内3次，24小时尿蛋白定量≥50mg/kg。

（2）低白蛋白血症，高脂血症，不同程度的水肿，反复或持续高血压，肾功能不全等。

以大量蛋白尿和低白蛋白血症为必要条件。凡具有以下四项之一或多项者属于肾炎型肾病，不具备以下条件者诊断为单纯型肾病：2周内分别3次以上离心尿检查红细胞≥10个/高倍视野，并证实为肾小球源性血尿者；反复或持续高血压（学龄儿童≥130/90mmHg，学龄前儿童≥120/80mmHg），并除外使用糖皮质激素等原因所致；肾功能不全，并排除由于血容量不足等所致；持续低补体血症。

2. 辅助检查

（1）检查24小时尿蛋白定量，血浆白蛋白和胆固醇。如24小时尿蛋白定量≥50mg/kg，血浆白蛋白＜30g/L，胆固醇＞5.7mmol/L，则肾病综合征诊断可以成立。

（2）需确定肾病病理类型时，及时做肾活检；疑有血栓形成者，可行彩色多普勒B型超声检查；疑有尿路感染时，进行尿培养；有腹腔积液时，注意有无合并腹膜炎。

3. 鉴别诊断

（1）急性肾小球肾炎：有时呈现大量蛋白尿，但可根据前驱病史（多数有链球菌的前期感染史）、临床表现、水肿性质、抗"O"滴度、血清补体变化、胆固醇、白蛋白与球蛋白（A/G）的比值等相鉴别。

（2）IgA肾病：有时可出现大量蛋白尿，但多伴有血尿，常于急性上呼吸道感染后1～2日即发生血尿，无明显水肿。其病情反复发作,部分病例鉴别困难时,需行肾活检。

4. 中医辨证要点

(1)辨水肿特点:本病属脏腑亏虚所致,起病缓,病程长,腰以下肿甚,皮色灰滞,按之凹陷没指。

(2)辨阴阳:疾病早期或未使用激素治疗前,表现为水肿明显、面白、肢冷、乏力、纳差、便溏、舌质淡胖、苔白腻、脉沉细无力,辨属阳虚;久病或使用足量激素以后,表现为面色潮红、盗汗、头痛眩晕、五心烦热、舌红少苔、脉细数,辨属阴虚。

(3)辨病变部位:眼睑及颜面水肿较甚,兼有肺系症状者,多属风,病在肺;腰以下肿甚,兼有脾湿症状者,病在脾;腰腹以下剧肿,兼有畏寒怕冷,四肢不温,纳差便溏者,病在脾肾。

(4)辨标证:肾病标证有外感、水湿、湿热、血瘀及湿浊。临床以外感、湿热、瘀血多见,水湿主要见于明显水肿期,湿浊则多见于病情较重或病程晚期。

(5)辨尿量与水肿的关系:尿量是水肿进退的观察指标之一,一般来说,尿量愈少,水肿愈甚;尿量增多,水肿消退,病情缓解。

二、治疗

本病以扶正培本为基本治则,重在益气健脾补肾,调理阴阳,同时注意配合宣肺、利水、清热、化瘀、化湿、降浊等祛邪之法以治其标。若感受外邪,见表、实、热证,先祛邪(宣肺、利水、降浊、清热化湿、理气活血化瘀)以急治其标;邪去后,以健脾补肾益肺、调理阴阳为主,扶正固本;标本兼见,则当扶正祛邪,标本兼治。

(一)辨证治疗

1. 本证

(1)肺脾气虚

症候:水肿不著,或仅见面目水肿,面色少华,倦怠乏力,纳少便溏,小便略少,自汗出,易感冒,舌质淡,苔薄白,脉缓弱。

病机:久病,正气不足,邪少虚多,故水肿不著,或仅见面目水肿。肺气虚,故自汗、易感冒;脾气虚,纳运失常则出现纳少便溏,气血生化乏源则面色少华、倦怠乏力。舌质淡,苔薄白,脉缓弱均为气虚之征。此期多见于激素维持治疗阶段。

治法:益气健脾,固本消肿。

方药:参苓白术散合玉屏风散加减。党参、黄芪、白术、茯苓、山药、莲子、桔梗、扁豆、薏苡仁各6g,防风4g,砂仁、炙甘草各2g,大枣4枚。

用法:每日1剂,水煎服。

方解:党参擅补肺脾之气,黄芪健脾益卫固表,白术补气健脾燥湿,茯苓健脾利水渗湿,四药合用,则有益气健脾渗湿之功,共为君药。山药益气补脾,莲子肉补脾涩肠,二药助党参、黄芪、白术以健脾益气;扁豆健脾化湿,薏苡仁健脾利湿,防风祛风解表胜湿且助黄芪、白术、茯苓益气健脾渗湿,共为臣药。砂仁化湿醒脾开胃,既有除湿之力,又可畅达湿遏之气机;桔梗宣开肺气,并载诸药上行而成培土生金之功,与砂仁俱为佐药。炙甘草益气和中,调和诸药;大枣煎汤诸药,亦助补益脾胃之功,与炙甘草共为使药。诸药合用,共奏益气健脾、利水消肿之功效。

加减:纳少便溏者,加苍术、焦山楂,以运脾止泻;镜下血尿者,加白茅根、墨旱莲、牡丹皮炭,以活血止血;蛋白尿者,重用黄芪、玉米须、芡实,以益气涩精。水肿明显者,加五皮饮,以利水行气;伴上气喘息、咳嗽者,加炙麻黄、杏仁,以平喘止咳;常自汗出而易感冒者,应重用黄芪,以益气固表;若同时伴有腰脊酸痛,多为肾气虚之证,应加用五味子、菟丝子、肉苁蓉等,以滋肾气。

(2)脾虚湿困

症候:肢体水肿,按之深陷,面色萎黄,神疲乏力,四肢欠温,胸闷腹胀,纳少便溏,小便短少,舌质淡,苔白滑,脉缓或细弱。

病机:脾气虚弱,运化失司,水液不能正常转输,泛溢肌肤而肢体水肿,小便短少;脾为湿困,无以资生气血,故面色萎黄,神疲乏力;脾运失健,故纳少便溏,胸闷腹胀。

治法:温运中阳,固本消肿。

方药:实脾饮加减。制附子、干姜、黄芪、茯苓、白术、木瓜、厚朴、槟榔、草果各 6g,炙甘草 2g。

用法:每日 1 剂,水煎服。

方解:附子辛甘温煦,峻补元阳;干姜辛热,温中散寒,与附子相合,温补脾肾,益火消阴,共为君药。茯苓健脾渗湿利水,白术补脾燥湿为臣药。木瓜化湿和胃,厚朴、草果行气燥湿利水、消胀除满,皆为佐药。炙甘草健脾和药为佐使。诸药合用,共奏温阳健脾,行气利水之功效。

加减:水肿明显者,加猪苓、玉米须;自汗易感者,重用生黄芪,加防风、煅牡蛎;伴腰脊酸痛者,加用桑寄生、菟丝子、续断等。

(3)脾肾阳虚

症候:全身水肿,按之深陷难起,腰腹、下肢尤甚,面白无华,神疲乏力,畏塞怕冷,四肢不温,纳差便溏,甚则咳逆上气,胸满喘急,难以平卧,舌质淡,苔白,脉细无力。

病机:脾肾阳虚,水失蒸化,水湿泛滥而见高度水肿,按之没指,目胞水肿,胸腔积液、腹腔积液;脾肾阳虚,故畏寒怕冷,四肢欠温,纳差便溏;水湿泛滥,壅塞气机,故咳逆上气,胸满喘急,难以平卧;气血生化乏源,故面色苍白,神疲乏力。

治法:温肾健脾,固本消肿。

方药:真武汤加减。制附子 3g,黄芪、茯苓、白术、白芍各 6g,大腹皮、陈皮、生姜各 3g,甘草 2g。

用法:每日 1 剂,水煎服。

方解:附子辛甘大热,温肾壮阳,散寒止痛为君药。茯苓健脾渗湿利水,生姜温胃散寒行水,共助君药温阳利水,为臣药。白术健脾燥湿;白芍敛阴缓急止痛,并利小便,且监制附子、生姜之温燥,为佐药。五药相合,共奏温阳利水之功效。

加减:肾阳虚重者,加胡芦巴、肉桂、淫羊藿;水湿重者,加桂枝、猪苓、泽泻;尿少不利者,加椒目;腹泻者,加炮姜、补骨脂。若兼咳嗽胸满气促不能平卧者,加用炙麻黄、桑白皮。

(4)肝肾阴虚

症候:水肿不重或无水肿,面色潮红,五心烦热,盗汗,头痛眩晕,多梦易惊,腰膝酸软,便干,舌质红,苔少,脉弦细数。

病机:肝藏血主筋,肾藏精主骨,腰为肾之府,肝肾阴虚,失于充养,故腰膝酸软;肝阳上亢,故面色潮红,头痛眩晕;阴虚生内热,故五心烦热,食欲亢进。口干唇赤,便干,舌红少苔,脉细数为一派阴虚内热之象。本证多见于大量使用激素者。

治法:滋补肝肾,育阴潜阳。

方药:知柏地黄丸加减。熟地黄、山药各 10g,知母、山茱萸、黄柏、牡丹皮各 5g,茯苓、泽泻、墨旱莲各 6g,甘草 2g。

用法:每日 1 剂,水煎服。

方解:熟地黄味甘纯阴,滋阴补肾,填精益髓为君药。山茱萸酸温,补益肝肾,收敛固涩;山药甘平,补脾养胃,益肾涩精,补后天养先天之精;知母苦甘寒,滋肾阴,泄肾火;黄柏苦寒,泄相火、退骨蒸,知柏合用助熟地黄、知母养阴滋肾,四味同为臣药。泽泻利湿泄浊,防熟地黄滋腻恋邪;牡丹皮清泄相火,并制山茱萸之温;茯苓淡渗利湿,既助泽泻泄肾浊,又助山药健脾以充养后天之本,俱为佐药。八药合用,共奏养阴滋肾、平肝潜阳之功效。

加减:肝阴虚突出者,加白芍、沙苑子、夏枯草;肾阴虚突出者,加枸杞子、蛹虫草、女贞子;阴虚火旺者,重用熟地黄、知母、黄柏;阴虚热毒者,加金银花、白花蛇舌草、板蓝根;有水肿者,加车前子、猪苓。

(5)气阴两虚

症候:腰膝酸软,面色无华,或有水肿,耳鸣目眩,咽干口燥,舌质红,少苔,脉细弱。

病机:肾病日久,脾气已损,肾阴不足。腰为肾之府,肾开窍于耳,阴虚失于濡养,故见腰膝酸软,面色无华,耳鸣目眩。阴虚阳亢,苔少,脉细为阴虚之象。本证多见于病程较久,或长期、反复使用激素后。

治法:益气养阴,固本消肿。

方药:六味地黄丸加减。熟地黄、山茱萸、山药、泽泻、牡丹皮、茯苓、桑寄生、杜仲、续断各6g。

用法:每日1剂,水煎服。

方解:熟地黄味甘纯阴,滋阴补肾,填精益髓为君药。山茱萸酸温,补益肝肾,收敛固涩;山药甘平,补脾养胃,益肾涩精,补后天养先天之精,同为臣药。泽泻利湿泄浊,防熟地黄滋腻恋邪;牡丹皮清泄相火,并制山茱萸之温;茯苓淡渗利湿,既助泽泻泄肾浊,又助山药健脾以充养后天之本,具为佐药。六药合用,三补三泻,三阴并补,共奏益气养阴,利水消肿之功;桑寄生、杜仲、续断可增强作用。

加减:阴虚偏重者,加枸杞子、女贞子、墨旱莲,以滋阴补肾;阴阳两虚者,加淫羊藿、菟丝子、巴戟日等,以阴阳双补。

2. 标症

(1)外感风邪

症候:发热,恶风,头身疼痛,无汗或有汗,流涕,咳嗽或喘咳气急,或咽痛,乳蛾肿痛,苔薄,脉浮。

病机:风邪外袭,营卫不和,故出现发热,恶风,头身疼痛,无汗或有汗;风邪犯肺,肺失宣肃,故出现流涕,咳嗽或喘咳气急;风热上扰咽喉,故见咽痛,乳蛾肿痛。苔薄,脉浮为外感风邪之征象。多见于肾病急性发作或复发之初。

治法:疏风宣肺,利水消肿。

方药:外感风寒,麻黄汤加减(麻黄、桂枝、杏仁、连翘、牛蒡子、蝉蜕、僵蚕、桔梗、荆芥各6g)；外感风热，银翘散加减(金银花、连翘、薄荷、牛蒡子、桔梗、柴胡、僵蚕、荆芥各6g)。

用法：每日1剂，水煎服。

方解：麻黄汤加减中的麻黄味苦性温，为肺经专药，发汗解表，宣肺平喘，利水消肿为君。桂枝温经散寒，透达营卫；杏仁降利肺气，止咳平喘为臣。连翘、牛蒡子、蝉蜕、僵蚕、桔梗、荆芥清热解毒，疏风宣肺利咽为佐。诸药相合，共奏疏风宣肺之功。银翘散加减中的金银花、连翘疏散风热，清热解毒为君。薄荷、牛蒡子疏风热，利咽喉；桔梗、柴胡、僵蚕疏风透表、宣肺泄热，并为臣药。荆芥味辛微温，助君药开皮毛以助祛邪为佐使。诸药相合，共奏辛凉宣肺祛风之功效。

加减：无论风寒、风热，如同时伴有水肿者，均可加五苓散，以宣肺利水；若有乳蛾肿痛者，可加板蓝根、山豆根、射干，以清热利咽。若出现风邪闭肺者，属风寒闭肺者，用小青龙汤或射干麻黄汤加减，以散寒宣肺；属风热闭肺者，用麻杏石甘汤加减，以清热宣肺。

(2)水湿

症候：全身广泛水肿，肿甚者可见皮肤光亮，可伴见腹胀水臌，水聚肠间，辘辘有声，或见胸闷气短，心下痞满，甚有咳喘，小便短少。舌质淡，苔白腻，脉沉。

病机：脾主运化水湿，肾主水，脾肾亏虚，水湿内停，泛溢肌肤，故见全身广泛水肿；脾主大腹，脾虚湿停，气机不利，故心下痞满，腹胀水臌，辘辘有声；肾虚，气化不利，故小便短少；水气上逆射肺，肺气不利，故胸闷气短；肺失肃降，肺气上逆，故有咳喘。苔白腻，脉沉为水湿内停之象。本证多见于中度以上水肿，伴水臌(腹腔积液)、悬饮(胸腔积液)。水臌责之于肝脾肾；悬饮责之于肺脾。

治法：补气健脾，利水消肿。

方药：防己黄芪汤合己椒苈黄丸加减。黄芪、白术、茯苓各

6g,泽泻、防己、椒目、葶苈子各 4g,大黄 2g。

用法:每日 1 剂,水煎服。

方解:黄芪、白术健脾益气、燥湿利尿;茯苓、泽泻利水消肿渗湿,共为君药。防己、椒目祛风利水为臣药。葶苈子、大黄泄肺逐水为佐药。诸药相合,共奏补气健脾、逐水消肿之功效。

加减:脘腹胀满者,加大腹皮、厚朴、莱菔子、槟榔,以行气除胀;胸闷、气短、咳喘者,加麻黄、杏仁、紫苏子、生姜皮、桑白皮,以宣肺降气利水;若水臌、悬饮、胸闷腹胀、大小便不利、体质尚实者,可短期应用少量甘遂、牵牛子,以攻逐水饮。

(3)湿热

症候:皮肤脓疱疮、疖肿、疮疡、丹毒等,或口黏口苦,口干不欲饮,脘闷纳差等,或小便频数不爽、量少、有灼热或刺痛感、色黄赤混浊,小腹坠胀不适,或有腰痛、恶寒发热、口苦便秘,舌质红,苔黄腻,脉滑数。

病机:外感湿热或水湿化热,致湿热流注三焦,气化不利,水道通调失职。肺主皮毛,湿热熏灼上焦,血败肉腐,故见皮肤疮疡;湿热困阻中焦,阻滞气机,故见口黏口苦、口干不欲饮、脘闷纳差、便秘;湿热蕴结下焦,灼伤膀胱,气化失司,故出现小便频数不爽、量少、有灼热或刺痛感、色黄赤混浊;舌质红,苔黄腻,脉滑数为一派湿热之象。本证是患儿最常见的兼夹证,可出现于病程各阶段,尤多见于足量长期用激素或大量用温阳药之后。

治法:上焦湿热,清热解毒,利水消肿;中焦湿热,清热利湿,祛水消肿;下焦湿热,清热利湿,祛水消肿。

方药:上焦湿热,五味消毒饮加减(金银花、菊花、天葵子、紫花地丁、蒲公英、黄芩、黄连、半枝莲各 6g);中焦湿热,甘露消毒丹加减(黄芩、茵陈、滑石、藿香、厚朴、白豆蔻、薏苡仁、猪苓、车前子各 6g);下焦湿热,八正散加减(通草 3g,车前子、萹蓄、滑石、连翘、黄柏、金钱草、半枝莲、栀子各 6g,大黄 2g)。

用法:每日 1 剂,水煎服。

方解:五味消毒饮加减中的金银花清热解毒,散痈消肿为君。菊花、天葵子、紫花地丁、蒲公英清热解毒,消肿散结排脓为臣药。黄芩、黄连、半枝莲燥湿清热为佐。诸药相合,可有清热解毒,散痈消肿之功效。甘露消毒丹加减中的黄芩、茵陈、滑石清热利湿,泄火解毒为君。藿香、厚朴、白豆蔻行气畅中利湿为臣。薏苡仁、猪苓、车前子利水渗湿消肿为佐。诸药相合,共奏清热解毒,化浊利湿之功效。八正散加减中的通草、车前子、萹蓄、滑石清热利湿通淋为君。连翘、黄柏、金钱草、半枝莲清热解毒利湿为臣。栀子、大黄清热泄火为伍。诸药相合,共奏清热泄火,利水通淋之功效。

加减:高热口渴者,加生石膏、知母、芦根,以清热生津;皮肤疮毒者,加土茯苓、白鲜皮,以清热解毒。

(4)湿浊

症候:纳呆,恶心或呕吐,身重困倦或精神萎靡,水肿加重,舌苔厚腻,脉滑。

病机:浊邪壅塞三焦,气机升降失常,肾失主水,水毒内闭,中焦格拒之恶候。舌苔厚腻,脉滑为湿浊之象。本证多见于水肿日久不愈。

治法:利湿降浊,固本消肿。

方药:温胆汤加减。制半夏、姜竹茹、茯苓、陈皮、枳实、石菖蒲各 6g,生姜 3g。

用法:每日 1 剂,水煎服。

方解:制半夏燥湿化痰,和胃降逆为君。姜竹茹、茯苓、陈皮健脾燥湿为臣。枳实、石菖蒲行气利湿降浊为佐。生姜和胃化痰,兼制半夏毒性为使。

加减:呕恶不甚、口黏纳呆、便溏、舌苔白腻者,可选用藿香正气散加减;呕吐频繁者,加代赭石、旋覆花,以降逆止呕;舌苔黄腻、口苦口臭之湿浊化热者,可加黄连、黄芩、大黄,以解毒燥湿泄浊;

肢冷倦怠、舌质淡胖之湿浊偏寒者,可加党参、淡附片、吴茱萸、姜制黄连、砂仁等,以寒温并用,温中清热;湿邪偏重、舌苔白腻者,加苍术、厚朴、生薏苡仁,以燥湿平胃。

(二)单方验方

(1)雷公藤生药可慎用于肾病之各种证型。每日2~3g,最大量不超过5g,水煎服,也可入复方。

(2)冬瓜皮、葫芦各50g,车前子20g。水煎,代茶饮,每日1剂。适用于水肿和小便不利

(三)中成药

(1)雷公藤多苷片:每日1mg/kg,分2~3次口服,3个月为1个疗程。适用于肾病综合征各种证型。

(2)肾炎消肿片:每次2片,每日2~3次,口服。适用于脾虚湿困证肾病综合征。

(3)肾康宁片:每次2片,每日2~3次,口服。适用于肾阳虚弱,瘀水互结证肾病综合征。

(4)六味地黄丸:每次3g,每日2~3次,口服。适用于肝肾阴虚证肾病综合征。

(5)强肾片:每次2~3片,每日2~3次,口服。适用于阴阳两虚兼血瘀者肾病综合征。

(四)食疗方

(1)鲫鱼120g,冬瓜皮60~120g。先将鲫鱼去鳞,剖去肠脏,与冬瓜皮同煮,炖汤不放盐,喝汤吃鲫鱼。适用于肾病各型水肿及蛋白尿。

(2)生薏苡仁30g,赤小豆30g,绿豆60g。共煮粥食用,每日1次。适用于脾虚兼湿热水肿。

(3)炙黄芪120g,嫩母鸡(约1000g)1只。宰鸡,去毛及内脏,将黄芪放于鸡腹中,小火炖烂,放食盐少许,分次食肉喝汤。具有益气利水消肿的功效。

(五)其他疗法

1. 西医治疗

(1)一般治疗:注意休息,避免劳累,低盐饮食。

(2)对症治疗:水肿者,可酌情应用利尿药物,如氢氯噻嗪等;低蛋白血症者,可适当静脉输入白蛋白。

(3)糖皮质激素:常用泼尼松、泼尼松龙或地塞米松。

(4)免疫抑制药:主要用于频繁复发、糖皮质激素依赖、耐药或出现严重不良反应者,可选用环磷酰胺。

(5)联合疗法:对难治性肾病综合征,采用糖皮质激素、环磷酰胺、肝素或双嘧达莫联合用药。

(6)抗生素治疗:酌情应用抗生素,如氨苄西林,静脉滴注,预防感染。

2. 针灸疗法

(1)体针:取肾俞、脾俞、太溪、足三里、三阴交、气海、水分穴。针刺,均用补法;灸法各3壮。隔日1次,7次为1个疗程。

(2)耳针:选耳穴脾、肾、皮质下、肾上腺、膀胱。每次取双侧2～3穴,用中等刺激,留针30分钟,或埋皮内针24小时,隔日1次,10次为1个疗程。

3. 贴敷疗法

(1)取麝香粉0.1g或冰片0.5g,放入脐内,另取商陆细末3～5g,葱白适量捣烂,混合成糊状,敷在上面,盖上油纸、纱布,胶布固定,每日换药1次,7日为1个疗程。适用于脾肾阳虚证肾病综合征。

(2)甘遂、大戟、芫花各等量。上药共碾成极细末,每次1～

284

2g,置脐内,外加纱布覆盖,胶布固定,每日换药 1 次,10 次为 1 个疗程。适用于脾虚湿困证肾病综合征。

4. 推拿疗法　脾肾阳虚者,补肾 3 分钟,揉二马 2 分钟,揉丹田 2 分钟,揉神阙 2 分钟,推三关 2 分钟;肝肾阴虚者,平肝 2 分钟,补肾 2 分钟,揉二马 2 分钟,揉三阴交 2 分钟。

三、预防调护

1. 预防

(1)尽量寻找病因,若有皮肤疮疖、痒疹、龋齿或扁桃体炎等病灶应及时处理。

(2)注意接触日光,呼吸新鲜空气,防止呼吸道感染。保持皮肤及外阴、尿道口清洁,防止皮肤及尿路感染。

2. 调护

(1)水肿明显者,应卧床休息,病情好转后可逐渐增加活动。

(2)水肿期及血压增高者,应限制盐摄入,并控制水入量。尤其每日应准确记录水肿期患儿的饮水量及尿量,测体重 1 次,了解水肿的增减程度。

(3)水肿期应给清淡易消化食物。蛋白质摄入量应控制在每日 1.5～2g/kg,避免过高或过低。

(4)水肿期注意皮肤,尤其是皱襞处的卫生,阴囊水肿明显时避免挤压。

(5)尽量避免使用对肾脏有损害的药物。

第三节　尿　频

尿频是以小便频数为特征的病症。多发于学龄前儿童,尤以婴幼儿时期发病率最高,除新生儿期性别差异不明显外,其他年龄组中女性的发病率为男性的 3～4 倍。尿频包括西医尿路感染、白天尿频综合征等疾病,以尿路感染居多。多属于中医"淋证"中热淋的范畴。本病经过恰当治疗,预后良好。小儿时期因脏腑之气不足,气化功能尚不完善,若小便次数稍多,无尿急及其他所苦,不为病态。

一、诊断要点

1. 临床表现

(1)尿路感染:尿频、尿急、尿痛,可伴有发热、呕吐等症状。

(2)白天尿频综合征:多发生在婴幼儿时期,患儿白天尿意频繁,但夜间入睡后消失。

2. 辅助检查

(1)尿常规检查:尿路感染者,可见白细胞,尿细菌培养可见细菌生长。

(2)其他:泌尿系结石和肿瘤也可导致尿频,临床可结合 B 超、CT 或泌尿系造影等影像学检查进行鉴别。

3. 鉴别诊断

(1)尿失禁:是由于膀胱括约肌损伤,或神经功能障碍而丧失排尿自控能力,使尿液不自主地流出的疾病,其特点是小便淋漓不尽。

(2)其他:尿频应与神经性尿频、泌尿系结石和肿瘤导致的尿频及消渴相鉴别。

4. 中医辨证要点 本证重在辨别虚实。病程短,起病急,小便频数短赤,尿道灼热疼痛,或见发热恶寒、烦躁口渴、恶心呕吐者,为湿热下注所致,多属实证;病程长,起病缓,小便频数,淋漓不尽,但无尿热、尿痛之感,多属虚证。若伴神疲乏力、面白形寒、手足不温、眼睑水肿者,为脾肾气虚所致;若见低热、盗汗、颧红、五心烦热等,则为阴虚内热之证。

二、治疗

本病属实证者,以清热利湿为主要治则,虚证宜温补脾肾。又根据不同证型有所侧重,有脾胃积热者,宜通腑泄热;有肝胆郁热者,宜清利肝胆,泄火解毒;病程日久或反复发作者,多为本虚标实、虚实夹杂之候,治疗要标本兼顾,攻补兼施。

(一)辨证治疗

1. 湿热下注

症候:起病较急,小便频数短赤,尿道灼热疼痛,尿液淋漓混浊,小腹坠胀,腰部酸痛,小儿则时时啼哭不安,常伴有发热,烦躁口渴,头痛身痛,恶心呕吐,舌质红,苔薄腻微黄或黄腻,脉数有力。

病机:湿热郁蒸,营卫失和,故见畏寒发热;热灼津伤故口渴心烦;湿热下注膀胱,水道不利,故小便频数短赤;湿热化火,灼伤尿道,则尿痛尿浊;腰为肾之府,腑病及脏,故腰部酸痛或啼哭不安;中焦受困,胃失和降,故恶心呕吐。

治法:清热化湿,利尿通淋。

方药:八正散加减。萹蓄、瞿麦、滑石、车前子、车前草、金钱草、栀子各6g,熟大黄(后下)3g,甘草梢2g。

用法:每日1剂,水煎服。

方解:萹蓄、瞿麦擅清膀胱湿热为君药。滑石、车前子、车前草、金钱草清利湿热为臣药。栀子、大黄泄热降火,引湿热从二便出,共为佐药。甘草调和诸药为佐使药。诸药相合,共奏清热利湿,通利膀胱之功效。

加减:发热恶寒者,加柴胡、黄芩;恶心呕吐者,加竹茹、藿香、半夏;少腹作胀、排尿不利者,加柴胡、川楝子、延胡索;腹满便溏者,去大黄,加大腹皮、肉豆蔻;小便带血、尿道灼痛、排尿中断者,可加荔枝草、蒲公英、白茅根。若小便短赤、尿道灼痛、口渴烦躁、舌质红、苔少者,可用导赤散。

2. 脾肾气虚

症候:病程日久,小便频数,淋漓不尽,尿液不清,神疲乏力,面色萎黄,食欲不振,甚则畏寒怕冷,手足不温,粪便稀薄,眼睑水肿,舌质淡或有齿痕,苔薄腻,脉细弱。

病机:脾肾气虚,气不化水,故小便频数,淋漓不尽,尿液不清;脾虚失运,生化乏源,故面色苍黄,精神倦怠,食欲不振,粪便稀薄;脾肾气虚,温煦气化无权,则眼睑水肿,畏寒怕冷,手足不温。

治法:温补脾肾,利尿通淋。

方药:缩泉丸加味。益智仁、乌药、淫羊藿、山药、白术、薏苡仁各 6g。

用法:每日 1 剂,水煎服。

方解:益智仁温肾固精,缩尿止遗为君药。乌药、淫羊藿温肾固精,调气散寒,助气化,涩小便为臣药。山药、白术、薏苡仁健脾补肾,固涩精气为佐使药。诸药合用,共奏温补脾肾,升提固摄之功效。

加减:夜尿增多者,加桑螵蛸、生龙骨。脾虚为主者,可选参苓白术散;肾阳虚为主者,可用济生肾气丸、右归丸。

3. 阴虚内热

症候:病程日久,小便频数或短赤,低热,盗汗,颧红,五心烦热,咽干口渴,舌红,舌苔少,脉细数。

病机:多见于尿路感染病程较长或反复发作者,因病久阴伤,虚热内生所致。尿频的同时伴有低热、盗汗、颧红、五心烦热、舌红、苔少、脉细数等阴虚内热的全身症候为辨证要点。

治法:滋阴清热,利尿通淋。

方药:知柏地黄丸加减。生地黄、女贞子、山茱萸、知母、黄柏、牡丹皮、泽泻、茯苓各 6g。

用法:每日 1 剂,水煎服。

方解：生地黄滋阴补肾，填精益髓为君药。女贞子、山茱萸滋补肾阴；知母、黄柏、牡丹皮清热泄火，共为臣药。泽泻、茯苓降浊利湿，兼制熟地黄滋腻恋邪为佐使药。诸药相合，共奏滋阴补肾，清热降火之功效。

加减：尿急、尿痛、尿赤者，加荔枝草、淡竹叶、萹蓄、瞿麦，以清心火，利湿热；低热者，加青蒿、地骨皮，以退热除蒸；盗汗者，加鳖甲、龙骨、牡蛎，以敛阴止汗。湿热留恋不去的治疗一般较难掌握，滋阴之品容易滞湿留邪，清利之品又易耗伤阴液，在临床应用时，应仔细辨别虚实的孰轻孰重，斟酌应用。

（二）中成药

（1）三金片：每次 2 片，每日 3 次，口服。适用于湿热下注证尿频。

（2）知柏地黄丸：每次 1.5g，每日 2～3 次，口服。适用于肾阴不足证兼有膀胱湿热者。

（3）六味地黄丸：每次 1.5g，每日 2～3 次，口服。适用于肾阴不足证尿频。

（4）济生肾气丸：每次 1.5g，每日 2～3 次，口服。适用于脾肾气虚证尿频。

（5）龙胆泻肝丸：每次 1.5g，每日 2 次，口服。适用于湿热下注证尿频。

（三）其他疗法

1. 针灸疗法

（1）急性期：主穴取委中、下髎、阴陵泉、束骨。热重者，加曲池穴；尿血者，加血海、三阴交穴；少腹胀痛者，加曲泉穴；寒热往来者，加内关穴；腰痛者，取耳穴肾、腰骶区。用毫针，针尖向上斜刺 0.5 寸，进针时不捻转，有感应时再捻转，拇指向前推捻数次出针。

(2)慢性期：主穴取委中、阴谷、复溜、照海、太溪。腰背酸痛者,加关元、肾俞穴;多汗者,补复溜、泻合谷穴;尿频、尿急、尿痛者,加中极、阴陵泉穴;气阴两虚者,加中脘、照海穴;肾阳不足者,加关元、肾俞穴。用毫针,针尖向上斜刺 0.5 寸,进针时不捻转,有感应时再捻转,拇指向前推捻数次出针。

2. 药浴疗法

(1)金银花、蒲公英、黄柏、地肤子、百部各 30g。上药水煎坐浴,每日 1～2 次,每次 30 分钟。适用于膀胱湿热,症见尿频、尿急、尿痛者。

(2)苦参、黄柏各 15g,土茯苓、蛇床子各 10g。上药水煎坐浴,每日 1 剂,坐浴 2 次。适用于肝胆郁热,症见尿频、尿急者。

3. 推拿疗法 揉丹田 200 次,摩腹 20 分钟,揉龟尾 30 次,较大儿童可横擦肾俞、八髎,以热为度。适用于脾肾气虚证。

三、预防调护

1. 预防

(1)加强宣传教育,注意个人卫生,常洗会阴与臀部,防止外阴部感染。

(2)勤换尿布和内裤,不穿开裆裤,不坐地玩耍。

2. 调护

(1)湿热下注证患儿多饮水。虚证患儿要增加饮食营养,加强锻炼,增强体质。

(2)急性期患儿宜卧床休息,尽量多饮水,增加排尿次数。

(3)培养小儿定时排便、及时排尿的习惯,防止便秘或憋尿。

(4)及早发现并及时治疗尿路结构异常如男孩包茎等,如发现蛲虫前行尿道,应予及时处理,有全身感染者,应积极治疗。

(5)发热患儿饮食宜清淡,忌食辛辣刺激食品。

第四节 遗 尿

遗尿又称为尿床,是指3岁以上的小儿不能自主控制排尿,经常睡中小便自遗,醒后方觉。可表现为几夜一遗,或一夜一遗,或一夜数遗。好发于3~10岁的孩子,男孩居多,有明显的家族倾向。病程较长,反复发作,影响患儿的身心健康。婴幼儿时期,由于形体发育未全,脏腑娇嫩,"肾常虚",智力未全,排尿的自控能力尚未形成;学龄儿童也常因白天游戏玩耍过度,夜晚熟睡不醒,偶然发生遗尿者,均非病态。一部分患儿遗尿可自行缓解,一部分患儿遗尿迁延至成年,还有部分患儿病情严重,白天睡觉时也遗尿。

一、诊断要点

1. 临床表现

(1)发病年龄在3周岁以上,寐中小便自出,醒后方觉。

(2)睡眠较深,不易唤醒,每夜或隔几日发生尿床,甚则每夜遗尿数次。

2. 辅助检查

(1)尿常规及尿培养无异常发现。

(2)X线检查,部分患儿可发现隐性脊柱裂,或做泌尿道造影可见畸形。

3. 鉴别诊断

(1)尿失禁:尿液不自主从尿道流出,不分昼夜和寤寐,常有全身疾病相伴。

(2)白天尿频综合征:白天尿意频繁,但夜间入睡后消失,尿常规、尿细菌培养均阴性。

(3)尿路感染:尿次频繁,伴尿痛、尿急,尿常规检查有红细胞、白细胞、脓细胞,尿培养阳性。

4. 中医辨证要点

（1）辨寒热虚实：虚寒者多，实热者少。病程长，小便量多、清长，伴纳少、消瘦、便溏、肢冷等，辨属虚证、寒证；病程短，小便量少，伴急躁、面赤唇红等，辨属实证、热证。

（2）辨脏腑：小便清长，肢冷，下肢乏力者，病在肾；平素易感冒，纳少便溏者，病在肺脾；小便黄少，性情急躁，面赤唇红，病在肝；睡眠较深，五心烦热者，病在心。

二、治疗

本病以温补下元，固涩膀胱为基本治则。虚证以扶正培本为主，温肾固摄，补肺健脾。肝经湿热，宜清热利湿；此外，清心滋肾，醒神开窍之法亦可酌情配合使用。

（一）辨证治疗

1. 脾肺气虚

症候：夜间遗尿，白天尿频，经常感冒，气短自汗，面色少华，食欲不振，粪便溏薄，自汗，易感冒，舌质淡，苔薄白，脉缓弱。

病机：本证由于肺虚失于通调水道，脾虚失于转输，膀胱失于约束，以致夜间遗尿，白天尿频。肺虚卫外不固，故常感冒，自汗；脾虚失于运化，气血生化乏源，失于荣养，故见乏力，面色少华，脉沉无力；脾虚不能升清，胃失受纳，故纳少，便溏。

治法：补肺益脾，固脬止遗。

方药：补中益气汤合缩泉丸加减。党参、黄芪、白术、陈皮、当归、升麻、益智仁、山药各 6g，乌药 3g，炙甘草 2g。

用法：每日 1 剂，水煎服。

方解：黄芪、党参、白术、炙甘草益气健脾、培土生金，升麻升举清阳之气，当归配黄芪调补气血，陈皮理气调中，益智仁、山药、乌药温肾健脾固涩。

加减:兼有里热者,加焦栀子,以清心火;纳呆者,加生山楂、焦神曲,以开胃消食;便溏者,加炮姜,以温运脾阳。

2. 肾气不固

症候:夜间遗尿,可达一夜数次,小便清长,神疲乏力,面色苍白,形寒肢冷,下肢乏力,腰腿疲软,蜷卧而睡,舌质淡,脉沉迟无力。

病机:肾气不足,失于固摄,膀胱失约而遗尿。肾虚失于温养,故肢冷畏寒,小便清长;肾主骨生髓,脑为髓海,肾虚髓海不充,故智力稍差。舌淡苔白,脉沉无力为虚弱之象。

治法:温补肾阳,固涩止遗。

方药:菟丝子散加减。菟丝子、鸡内金、巴戟天、肉苁蓉各 6g,制附子、山茱萸、五味子各 3g,芡实、牡蛎、桑螵蛸各 6g。

用法:每日 1 剂,水煎服。

方解:菟丝子、肉苁蓉、制附子温补肾阳,五味子、牡蛎益肾固涩缩小便,鸡内金消食助运以利发挥温肾固涩止遗之效。可合缩泉丸协同发挥其效。

加减:寐深沉睡不易唤醒者,加炙麻黄、半夏、石菖蒲,以宣肺化痰醒神;兼有郁热者,酌加栀子、黄柏,以清里热;乏力、纳差者,加党参、白术、茯苓,以健脾助运。

3. 肝经湿热

症候:睡中遗尿,尿黄量少,尿味臊臭,性情急躁,夜梦纷纭,或夜间磨牙,面赤唇红,口苦,或目睛红赤,舌质红,苔黄,脉滑数。

病机:肝经湿热,下移膀胱,膀胱失约而遗尿;肝经有热,故性情急躁,脉弦数。溲黄量少,面赤唇红,舌红苔黄为一派热象。

治法:泻肝清热利湿。

方药:龙胆泻肝汤加减。龙胆草 2g,黄芩、栀子、柴胡、生地黄、车前子、泽泻各 6g,甘草、木通各 2g。

用法:每日 1 剂,水煎服。

方解:龙胆草、黄芩、栀子清泻肝火,泽泻、木通、车前子清利膀胱湿热。生地黄养血滋阴,配柴胡疏调肝气以柔肝。甘草调和诸药。

加减:夜卧不宁、磨牙、梦呓较显著者,加黄连、茯神;舌苔黄腻者,加黄柏、滑石。若湿热化火,上犯心神,下迫小肠,水火相扰,开合失司者,用黄连温胆汤;久病不愈,肾阴耗伤,舌质红者,可用知柏地黄丸。

(二)单方验方

(1)黄芪 30g,桑螵蛸、金樱子、菟丝子、川芎、石菖蒲各 10g。每日 1 剂,水煎分 2 次温服。适用于肺脾气虚证遗尿。

(2)炙麻黄、五味子、益智仁各 10g。每日 1 剂,水煎分 2 次温服。适用于肾气不足证遗尿。

(3)补骨脂炒 10~20 分钟,研细。3~9 岁每次 1.5g,10~12 岁每次 2.4g,每晚用温开水冲服。

(4)益智仁 12g,麻黄、石菖蒲各 10g,桑螵蛸 15g,猪膀胱 1 个。将猪膀胱洗净,先煎 30 分钟,然后纳诸药再煎 30 分钟,去渣取汁,分 2 次服。每日 1 剂,连用 4~8 剂。适用于肾虚痰蒙之遗尿。

(5)黄芪、炒山药各 30g,益智仁、白果仁各 100g,桑螵蛸 40g,补骨脂 10g。上药共研细末备用。3~5 岁每次 3g,6~10 岁每次 5g,每日 2 次,口服。

(三)中成药

(1)八正合剂:3~6 岁每次 10ml;6~9 岁每次 15ml;>9 岁每次 20ml,每日 2~3 次。适用于肝经湿热证遗尿。

(2)缩泉丸:3~6 岁每次 1/2 丸/次;6~9 岁每次 2/3 丸;>9 岁每次 1 丸,每日 2 次,口服。适用于遗尿之虚证遗尿。

（3）补中益气丸：每次 3g，每日 3 次，口服。适用于脾肺气虚证遗尿。

（4）龙胆泻肝丸：每次 3g，每日 3 次，口服。适用于肝经湿热证遗尿。

（5）金锁固精丸：每次 10 丸，每日 3 次，口服。适用于肾气不足证遗尿。

（6）水陆二仙丸：3～6 岁每次 2g，6～9 岁每次 3g，＞9 岁每次 6g，每日 2～3 次，口服。适用于肺脾气虚证遗尿。

（7）五子衍宗丸：每次 3g，每日 3 次，口服。适用于肾虚不固证遗尿。

（四）食疗方

（1）核桃仁 3～6 枚，大枣 3～6 枚，糯米 5～10g，红糖适量。大枣去核，切片，核桃仁打碎，与糯米共煮成粥。食粥时加入少量红糖。适用于肾气不固证遗尿。

（2）百合 5～10g，枸杞子 5～10g，糯米 10～15g。百合、枸杞子用水淘净后，与糯米共煮成粥。每日 1 剂，分 3 次温食。适于肺脾气虚证遗尿。

（3）黄豆汁 50～100ml，鲜蒲公英 30～50g，鸡蛋 1 个，柠檬汁 3～6ml，蜂蜜 5～10g。先将蒲公英洗净，温开水浸泡 10 分钟，切碎，纱布包裹绞取汁。再将黄豆汁、鲜蒲公英投入家庭搅拌机中，磕入鸡蛋，搅打 20 秒，再调入蜂蜜、柠檬汁，调匀后煮沸即可，温饮。适用于肝经郁热证遗尿。

（五）其他疗法

1. 西医治疗

（1）一般治疗：养成良好的作息制度和卫生习惯，避免过劳，掌握尿床时间和规律，夜间用闹钟唤醒患儿起床排尿 1～2 次。白天睡1～2小时,白天避免过度兴奋或剧烈运动,以防夜间睡眠过深。

(2)行为疗法

①排尿中断训练。鼓励孩子在每次排尿中间中断排尿,自己从1数到10,然后再把尿排尽,这样能训练并提高膀胱括约肌控制排尿的能力。

②忍尿训练。白天让孩子多饮水,当有尿意时,让他忍住尿,每次忍尿不超过10分钟,每日训练1～2次,使膀胱扩张,增加容量,从而减少夜间排尿的次数。

③定时训练。在以往晚间经常尿床的时间提前30分钟用闹钟结合人为叫醒,让其在室内来回走动,或者用冷水洗脸,使在神志清醒状态下把尿排尽,目的也是有助于建立条件反射。

④家长监督。家长要及时发现孩子尿床,督促孩子自己排空残余尿、擦干局部、更换内裤及干床处理。

⑤总结记录。要求家长每日记录尿床的原因、次数,在日程表上对尿床、不尿床都做个记号,每周总结一次,找出原因,当孩子有进步时应给鼓励。

(3)药物治疗:丙米嗪适用于觉醒障碍型遗尿。奥昔布宁,别名尿多灵,适用于昼夜尿频型遗尿。麻黄碱可用于混合型遗尿。去氨加压素是一种人工合成的抗利尿激素,适用于夜间多尿型遗尿。联合应用阿米替林、去氨加压素和奥昔布宁是目前认为治疗顽固性混合型遗尿症有效的三联药物。以上药物属于处方用药,丙米嗪和阿米替林为抗抑郁症药,小儿剂量应以每千克体重进行计算。

2. 针灸疗法

(1)体针:取关元、气海、三阴交、阴陵泉、印堂穴。每次2～3穴,可配足三里。常规针刺,留针15分钟。

(2)耳针:主穴取耳穴遗尿点(在肾点与内分泌点之间,食管点下方)。配穴取耳穴肾点、皮质下。每次留针30分钟,每日或隔日1次。

（3）手针:针刺夜尿点（掌面小指第二指关节横纹中点处），每次留针 15 分钟,隔日 1 次,7 次为 1 个疗程。

3. 贴敷疗法

（1）五倍子、何首乌各 3g。上药研末,用醋调敷于脐部,外用油纸、纱布覆盖,胶布固定。每晚 1 次,连用 3～5 次。适用于遗尿虚证。

（2）连须葱白 3 根,生硫黄末 3g。先将葱白捣烂,入硫黄末捣匀为膏,睡前置药膏于脐部,外用油纸、纱布覆盖,胶布固定。每晚 1 次,晨起除去,7 日为 1 个疗程。适用于遗尿虚证。

（3）五倍子 3g。研末,温开水调敷于脐部,外用纱布覆盖,每晚 1 次,连用 3～5 次。适用于下元虚寒遗尿。

（4）覆盆子、金樱子、五味子、菟丝子、仙茅、补骨脂、山茱萸、桑螵蛸各 60g,丁香、肉桂各 30g。上药研末,装瓶备用。每次取 1g,填入脐中,滴 1～2 滴白酒,外用暖脐膏固定,3 日换药 1 次。

4. 激光疗法 取穴关元、气海、百会、足三里、三阴交。以 1.5～2mW 的氦-氖激光照射。每穴照 1～2 分钟,每日或隔日 1 次,6～10 次为 1 个疗程,连用 2～3 个疗程。适用于肾气不固与脾肺气虚证遗尿。

5. 推拿疗法 采取温肾固涩的治则。可揉丹田,推揉肾俞,揉龟尾,按揉三阴交。下元虚寒者,加补肾经,推三关,擦八髎;肾气不足者,加捏脊,擦八髎;肺脾气虚者,加补脾经,补肺经,捏脊;肝经郁热者,加清肝经,清心经,清小肠,退六腑。

三、预防调护

1. 预防

（1）营造良好的家庭氛围,培养良好的生活习惯,避免过度紧张和疲劳。

（2）培养孩子按时排尿的习惯,夜间家长可在患儿经常发生尿床的时间前半小时到 1 小时,用闹铃唤醒患儿起床排尿,建立条件反射。

(3)排除遗尿对小儿情绪的影响,给予信心和支持。

(4)积极治疗引起遗尿的原发疾病。

2. 调护

(1)家长、老师及周围的小朋友、同学要关爱遗尿的孩子,不要责骂和取笑他们。当患儿未尿床时,要给予表扬。

(2)督促患儿白天多饮水,尽量延长排尿间隔时间,增多尿量,逐渐增大膀胱容量;学龄期患儿,可鼓励他们排尿过程中中断排尿,以提高膀胱括约肌的控制能力。

(3)在夜间经常发生遗尿的时间前,及时唤醒排尿,坚持训练1～2 周。

(4)尿床后要及时更换衣裤和被褥,保持衣物干燥及外阴部清洁。

第九章　时行疾病

时行疾病即传染病，属中医学温病。感受时邪疫疠之气，具有传染性、流行性、季节性、免疫性。小儿时行疾病，具有明显的年龄特点。例如，麻疹、水痘等疾病，小儿发病率明显高于成年人。而有些疾病仅在婴幼儿中发病，其他年龄阶段则不发病，如幼儿急疹。但也有些时行疾病，老幼皆可发病，如流行性感冒、传染性非典型性肺炎等。由于小儿不懂卫生常识，缺乏自我保护意识，需要家长和保育人员来照顾。对时行疾病要注意以预防为主的方针，严格管理好传染源，做好防治隔离工作，并按传染病报告制度及时报告疫情。

第一节　时行感冒

时行感冒系由感冒疫毒侵犯人体所引起的一种以肺系症状为主的一种时行疾病。临床以急起高热、乏力、全身酸痛或伴轻度呼吸道症状为特征。时行感冒西医称流行性感冒，是一种传染性强、传播速度快的疾病。其主要通过空气中的飞沫、人与人之间的接触或与被污染物品的接触传播。一般秋冬季节是其高发期，所引起的并发症和死亡现象非常严重。各年龄组患儿均可发病。该病潜伏期短，传染性强，传播迅速，冬春季节及气候骤变之时多发。本病轻症治疗及时，预后良好；重症发病急骤，传变迅速，预后较差。

流感病毒分甲、乙、丙三型。甲型病毒经常发生抗原变异，传染性大，传播迅速，极易发生大范围流行。甲型 H1N1 流感具有自限性，但在婴幼儿、老年人和存在心肺基础疾病的患儿容易并发肺炎等严重并发症而导致死亡。乙型流感病毒的抗原变异较小，通常只引起流感的局部暴发。丙型流感病毒的抗原稳定，且致病力较弱，主要侵犯幼儿和免疫力低下的人群。

一、诊断要点

1. 临床表现

（1）流行病学史：在流行季节，一个单位或地区出现大量上呼吸道感染患儿或医院门诊、急诊上呼吸道感染患儿明显增加。

（2）临床症状：以急起畏寒、高热、头痛、头晕、全身酸痛、乏力等中毒症状，可伴有咽痛、流涕、流泪、咳嗽等呼吸道症状。少数病例有食欲减退，伴有腹痛、腹胀、呕吐和腹泻等消化道症状。小儿流感的临床症状往往不典型，可见高热惊厥；部分患儿表现为喉-气管支气管炎，严重者出现气道梗阻现象；新生儿流感虽少见，一旦发生常呈脓毒血症表现，如嗜睡、拒奶、呼吸暂停等，常伴有肺炎，病死率高。

（3）时行感冒特征

①典型流感。开始时可表现为畏寒、发热，体温可高达39℃～40℃，同时患儿感头痛、全身酸痛、软弱无力，且常感眼干、咽干、轻度咽痛。部分患儿可有喷嚏、流涕、鼻塞。有时还可见胃肠道症状，如恶心、呕吐、腹泻等。发热与上述此症一般于发病1～2日达高峰，3～4日热退，症状随之消失。但乏力与咳嗽可持续1～2周。

②轻型流感。起病急、发病轻、全身症状与呼吸道症状均很轻。

③肺炎型流感。肺炎型流感即流感病毒性肺炎。24小时内病情迅速加重，表现为高热、乏力、烦躁、剧咳、呼吸困难、发绀、咳痰带血，双肺密布湿啰音和喘鸣，脉数细弱，病死率较高。此类主要发生于原有先天性心脏病或早产儿、体质虚弱儿。

④脑炎型流感。起病急骤，一开始就非常严重，常表现为高热、神志不清、颈项强直、抽搐等脑炎的症状。

2. 辅助检查

（1）外周血常规：白细胞总数不高或减低，淋巴细胞相对增加。

（2）血液生化检查：部分病例出现低钾血症，少数病例肌酸激酶、天门冬氨酸氨基转移酶、丙氨酸氨基转移酶、乳酸脱氢酶、肌酐等升高。

（3）病原学检查：病原学相关检查主要包括病毒分离、病毒抗原、核酸和抗体检测。病毒分离为实验室检测的"金标准"；病毒的抗原和核酸检测可以用于早期诊断；抗体检测可以用于回顾性调查，但对病例的早期诊断意义不大。

①病毒核酸检测。以 RT-PCR 法检测呼吸道标本（咽拭子、鼻拭子、鼻咽或气管抽取物、痰）中的流感病毒核酸。病毒核酸检测的特异性和敏感性最好，且能快速区分病毒类型和亚型，一般能在 4～6 小时获得结果。

②病毒分离培养。从呼吸道标本中分离出流感病毒。在流感流行季节，流感样病例快速抗原诊断和免疫荧光法检测阴性的患儿建议也做病毒分离。

③病毒抗原检测（快速诊断试剂检测）。快速抗原检测方法可采用免疫荧光的方法，检测呼吸道标本（咽拭子、鼻拭子、鼻咽或气管抽取物中的黏膜上皮细胞），使用单克隆抗体来区分甲、乙型流感，一般可在数小时以内获得结果。其他还有胶体金试验，一般能在 10～30 分钟获得结果。对快速检测结果的解释应结合患儿的流行病史和临床症状综合考虑：在非流行期，阳性筛查结果有可能是假阳性；在流行期，阴性的筛选检测结果可能是假阴性；这两种情况均应考虑使用 RT-PCR 或病毒分离培养做进一步确认。

④血清学诊断。检测流感病毒特异性 IgM 和 IgG 抗体水平。动态检测的 IgG 抗体水平恢复期比急性期有 4 倍或以上升高有回顾性诊断意义。

（4）影像学检查：部分患儿可表现为支气管纹理增多的支气管

感染征象,重症患儿可出现肺部浸润性病变或胸腔积液,甚至融合成片。

3. 鉴别诊断

(1)普通上呼吸道感染:起病较缓慢,症状较轻,无明显中毒症状。血清学和免疫荧光等检验可明确诊断。

(2)流行性脑脊髓膜炎:早期症状往往类似流感,但流行性脑脊髓膜炎有明显的季节性,儿童多见。早期有剧烈头痛、脑膜刺激症状、皮肤瘀点、口唇疱疹等均可与流感相鉴别。脑脊液检查可明确诊断。

(3)军团病:本病多见于夏秋季,临床上表现为重型肺炎,白细胞总数增高,并有肝、肾并发症,但轻型病例类似流感。红霉素、利福平和庆大霉素等抗生素对本病有效,确诊有助于病原学检查。

(4)支原体肺炎:支原体肺炎与原发性病毒性肺炎的 X 线表现相似,但前者的病情较轻,冷凝集试验可呈阳性。

4. 中医辨证要点　主要以卫气营血辨证为主。初期邪犯卫分,以发热、恶寒、咽痛、头痛、肌肉酸痛、咳嗽等卫分证为主要表现;中期邪入气分,以恶心、呕吐、腹痛腹泻、头身疼痛、肌肉酸痛等气分证为主要表现;极期邪入营分,气营两燔,则出现胸闷憋气、喘促气短、烦躁不安,甚者神昏谵语等。

二、治　疗

本病以祛瘟解毒为基本大法。初期邪犯肺卫,佐以宣肺透邪;中期毒犯肺卫,佐以化湿和中;毒壅气营应以清气凉营。

(一)辨证治疗

1. 疫袭肺卫

症候:发热,恶寒,咽痛,头痛,肌肉酸痛,咳嗽,舌质红,苔黄,脉数。

病机:疫疠时邪由口鼻皮毛而入,首犯肺卫,表热蒸盛,肌表不宣,见发热、恶寒;肺气失宣,则发咳嗽;上乘咽喉,则咽痛;邪郁经脉则头痛、肌肉酸痛。

治法:清肺透邪,祛瘟解毒。

方药:银翘白虎汤加减。金银花 15g,连翘 10g,石膏(先煎)20g,知母 6g,大青叶 15g,龙胆草 3g,白茅根 30g,滑石 6g,甘草 3g。

用法:每日 1 剂,水煎服。

方解:全方共奏宣肺透邪、清温解毒之功效。

加减:加柴胡以解肌清热,黄芩清泻里热,羌活散表邪治头痛。

2. 疫犯肺胃

症候:发热,恶心,呕吐,腹痛腹泻,头身、肌肉酸痛,舌质红,苔黄,脉数。

病机:邪正相争,正不压邪,邪气深入气分,肺热燔炽,则致发热、咳嗽;胃气上逆,可有恶心、呕吐,湿邪壅阻中焦则见腹痛腹泻。

治法:清胃泄肺,祛瘟解毒。

方药:三黄石膏汤加减(《医方集解》)。生石膏(先煎)15g,黄连 3g,黄柏 3g,黄芩 3g,炒栀子 3g,淡豆豉 2g,生麻黄 3g,葱白 3 段。

用法:每日 1 剂,水煎服。

方解:黄芩清上焦之火,黄连泄中焦之火,黄柏泄下焦之火为君;栀子通泄三焦之火为臣;而以麻黄、淡豆豉发散表邪,石膏大泄胃火而解肌,为佐使之药。

加减:加紫苏叶、藿香,以芳化湿浊;加姜半夏,以燥湿和胃,降逆止呕;脘腹胀满者,加厚朴,以行气消积除满。

3. 疫壅气营

症候:高热,咳嗽,胸闷憋气,喘促气短,烦躁不安,甚者神昏谵语,舌质红,苔黄,脉数。

病机:邪盛进一步侵及营分,气营同病,三焦火炽,毒邪郁闭上焦则高热、咳嗽、胸闷憋气、气短喘促;郁于气分可致烦躁不安;邪陷厥阴则有神昏谵语。

治法:清气凉营,祛瘟解毒。

方药:凉营清气汤加减。水牛角(先煎)15g,鲜石斛10g,栀子6g,牡丹皮6g,鲜生地黄15g,薄荷叶4g,黄连1.5g,赤芍6g,玄参9g,生石膏(先煎)20g,生甘草2g,连翘6g,鲜竹叶15g,白茅根30g,芦根30g。

用法:每日1剂,水煎服。

方解:药用水牛角、赤芍、生石膏清气凉营为君。栀子通腑泄火,黄连泄火解毒为臣药。生地黄、石斛、玄参清热护阴生津,共为佐使。

加减:咳嗽胸闷、气短喘促者,加杏仁、炙麻黄一宣一降,合石膏清肺止咳,瓜蒌清热化痰宽胸;心烦不安,加淡豆豉、竹叶清热除烦。邪毒内陷出现神昏、谵语时,可选用安宫牛黄丸、紫雪丹及清开灵、醒脑静注射液等清心开窍。

(二)单方验方

(1)野菊花、薄荷各30g,桔梗12g。每日1剂,水煎早晚分服。适用于流感发热、鼻塞流涕、头痛、咳嗽、喉痛或周身酸痛等。

(2)鲜藿香10g,香薷10g。每日1剂,水煎服。适用于暑天流感。

(3)麻黄2份,甘草1份。上药共研细末,每次5g,温开水送下,服至汗出热退勿再服。若未出汗,仍怕冷发热,可再服1次。适用于冬季流感。

(4)香薷9g,金银花15g,黄芩15g,虎杖、麻黄、生甘草各9g。每日1剂,水煎分早晚服。

(三)中成药

(1)银黄口服液:每次5~10ml,每日2~3次,口服。适用于时行感冒卫气合病见高热者。

（2）葛根芩连微丸：每次 1g，每日 2～3 次，口服。适用于时行感冒兼有腹泻者。

（3）健儿清解液：小儿每次 4ml，5 岁以内 8ml，6 岁以上酌加，每日 3 次，口服。适用于时行感冒发热，见咽痛明显者。

（4）小儿退热合剂：5 岁以下每次 10ml，5～10 岁每次 20～30ml，每日 3 次，口服。适用于时行感冒见发热不退者。

（5）天黄猴枣散：1～4 岁每次 0.15g，4 岁以上 1 次 0.3g，每日 1～2 次，口服。适用于小儿时行感冒见发热不退者。

（6）清热化湿口服液：1～2 岁每次 3～5ml，3～5 岁每次 5～10ml，6～14 岁每次 20ml，每日 3 次，口服。适用于时行感冒湿热证。

（7）复方小儿退热栓：将药栓单个撕开，再从塑料片分离处撕开，取出药栓，患儿取侧卧位，将药栓塞入肛门，深约 2cm。1～3 岁小儿每次 1 粒，每日 1 次；3～6 岁每次 1 粒，每日 2 次。适用于小儿时行感冒，症见发热而便秘者。

（四）食疗方

（1）葱白 5 根，生姜 15g，糯米 100g，食盐、味精各适量。将米煮成粥，再将葱、姜捣烂，同煨，加味精、食盐调味。热食，可发汗、退热。

（2）生姜 15g，葱白 3 根，红糖 20g。用 500ml 水加姜丝、葱丝煮沸，加入红糖，趁热一次饮完，卧床盖被，以出微汗为度。适用于高热无汗的流感。

（3）金银花 30g，罗汉果 3g，鲜芦根 60g，大枣 10 枚，薄荷 10g。将前 4 味药煮沸 15 分钟，再加薄荷煮 3 分钟，也可加冰糖适量，饮其滤液，食大枣。适用于高热、口渴、咳嗽等流感。

（4）生甘草 5g，板蓝根、鲜芦根各 30g，葛根 15g，生姜适量。

生甘草、板蓝根、鲜芦根、葛根加水1 000ml,煮沸20分钟左右,每日分2次饮用。适用于流感高烧、咳嗽。

(五)其他疗法

1. 西医治疗

(1)一般对症治疗:卧床休息,多饮水,给予流质或流质饮食,适宜营养,补充维生素,进食后以温开水或温盐水漱口,保持口鼻清洁,全身症状明显时予抗感染治疗。

(2)抗流感病毒药物治疗:在发病36小时或48小时内尽早开始抗流感病毒药物治疗。

①应用指征。凡实验室病原学确认或高度怀疑流感且有发生并发症高危因素的成年人和儿童患儿,无论基础疾病、流感疫苗免疫状态及流感病情严重程度,都应当在发病48小时内给予治疗。实验室确认或高度怀疑流感及需要住院的成年人和儿童患儿,无论基础疾病、流感疫苗免疫状态,如果发病48小时后标本流感病毒检测阳性,亦推荐应用抗病毒药物治疗。

②考虑使用。临床怀疑流感存在并发症高危因素、发病＞48小时病情没有改善和48小时后标本检测阳性的儿童流感门诊患儿。临床高度怀疑或实验室确认流感、没有并发症危险因素、发病48小时的患儿也可以从抗病毒治疗获益,但其安全性和疗效尚无前瞻性研究评价。

③具体药物

●神经氨酸酶抑制药。奥司他韦为口服剂型,批准用于＞1岁儿童和成年人,5岁(英国)或7岁(美国)儿童和成年人,对照研究证明与奥司他韦疗效没有差别。偶可引起支气管痉挛和过敏反应,对有哮喘等基础疾病的患儿要慎重,其他不良反应较少。

●M_2离子通道阻滞药。金刚烷胺和金刚乙胺。

④注意事项。儿童用药剂量与成年人不同,疗程相同。在紧

急情况下,对于 3 个月以上婴儿可以使用奥司他韦。即使时间超过 48 小时,也应进行抗病毒治疗。

(3)支持治疗和预防并发症:注意休息、多饮水、增加营养,给易于消化的饮食。主要补充维生素。进食后以温开水或温盐水漱口,保持口鼻清洁。维持水电解质平衡。密切观察、监测并预防治疗并发症。

(4)合理应用有关药物:流感是一种常见的病毒感染性疾病,对于流感病毒的治疗抗生素是没有作用的,因此在没有合并细菌感染迹象的情况下不得使用抗生素,否则易引起二重感染或耐药菌的产生。存在继发细菌感染时及时使用抗生素。由于发热是流感突出的症状,解热剂阿司匹林的应用又可招致瑞氏综合征的发生,所以在处理流感患儿发热时宜选用物理降温,尽量避免大剂量阿司匹林的应用。

2. 贴敷疗法

(1)荆芥、连翘、葛根各 25g,冰片、薄荷冰各适量。上药共研细末,装瓶备用。用时取药末适量,涂于鼻孔内,每日 2 次,连用 5 日。具有清热解毒的功效。

(2)栀子 10g,鸡蛋 1 个。将栀子研末,与蛋清调匀,做成药饼厚如 3 个 5 分硬币,摊于布上,敷于涌泉穴,纱布包扎,8 小时换药 1 次,连用 3 日。发热兼抽搐者,加敷内关穴。具有清肝泄热的功效。

(3)生绿豆 50g,鸡蛋适量。将生绿豆研为细末,加鸡蛋清调为糊状,做成直径 3～5cm、厚 0.6～0.8cm 的圆饼 2 个,分摊布上,敷双足心,外用绷带固定。每日 2 次,每次 6～8 小时,连用 2 日。具有清热解毒,平肝泄热的功效。

三、预防调护

1. 预防

(1)保持室内空气流通,流行高峰期避免去人群聚集场所。

（2）咳嗽、打喷嚏时应使用纸巾等遮掩，避免飞沫传播。

（3）经常彻底洗手，避免脏手接触口、眼、鼻。

（4）流行期间如出现流感样症状及时就医，并减少接触他人，尽量居家休息。

（5）流感患儿应呼吸道隔离1周或至主要症状消失。患儿用具及分泌物要彻底消毒。

（6）加强户外体育锻炼，提高身体抗病能力。

（7）秋冬气候多变，注意加减衣服。

（8）当流感已在社区流行时，同一机构内如在72小时内有2人或2人以上出现流感样症状就应警惕，积极进行病原学检测。一旦确诊应要求患儿入院治疗或居家休养，搞好个人卫生，尽量避免、减少与他人接触。当确认为机构内暴发后，应按《传染病防治法》及《突发公共卫生应急条例》的有关规定来执行。医院内感染暴发时，有关隔离防护等措施应参照相关技术指南的规定来执行。

2. 调护

（1）应按呼吸道感染隔离患儿1周或至主要症状消失。居室保持空气流通、新鲜。每日可用如上食醋熏蒸法进行室内空气消毒。

（2）发热期间卧床休息，多饮热水，汤药应热服，覆被取汗。饮食易消化、清淡，如米粥、新鲜蔬菜、水果等，忌食辛辣、冷饮、油腻食物。

（3）保持鼻、咽、口腔清洁卫生。

（4）注意观察病情变化。对有高热惊厥史者，起病初身热上升阶段及早采取预防措施。

第二节　麻　疹

麻疹是因感受麻疹时邪（麻疹病毒）引起的一种急性呼吸道传

染病,临床以发热,咳嗽,流涕,泪水汪汪,口腔两颊近臼齿处可见麻疹黏膜斑及周身皮肤出现斑丘疹为特征。麻疹一年四季均可发病,尤以冬春季节多发,常可引起流行。6个月至5岁小儿发病率最高。麻疹在过去常常每隔2～3年就会有一次大流行,严重危害小儿身体健康,所以被列入古代儿科四大要证(痧、痘、惊、疳)之一。近30多年来,由于普遍接种麻疹减毒活疫苗,大大降低了本病的发病率,基本控制了麻疹的流行。近年来,麻疹发病有向大年龄推移的趋势,亦有新生儿罹患麻疹者。麻疹患病后一般可获得终身免疫。麻疹若能及时治疗,合理调护,疹点按期有序布发,则预后良好;但麻疹重症或皮疹不能顺利透发,可产生邪毒闭肺、邪毒攻喉、邪陷心肝等逆险症候,甚至危及生命。

一、诊断要点

1. 临床表现

(1)流行病学史:好发于冬春季节,6个月至5岁小儿,发病前有麻疹接触史,潜伏期约10日(6～18日),曾接受被动或主动免疫者可延至3～4周。

(2)症状与体征:典型麻疹的临床经过分为3期。

①前驱期(初热期):从发热到出疹一般3～4日。起病急,主要表现发热,一般逐渐升高,小儿也可骤发高热。在发热同时出现咳嗽,喷嚏,流涕,泪水汪汪,畏光,眼睑水肿,咽部充血等。麻疹黏膜斑,见于90%以上的患儿,具有早期诊断价值,但经麻疹疫苗注射的患儿可不出现此黏膜斑。

②出疹期(见形期):发热3～4日,高热起伏如潮,咳嗽加剧,不思饮食,嗜睡或谵妄。分批出现皮疹,先见于耳后、发际,渐及额、面、颈,自上而下蔓延到胸、背、腹及四肢,最后达手掌与足跖。

③恢复期(收没期):皮疹出齐后按出疹顺序消退,由红色转为棕褐色。退疹时体温开始下降,全身症状也随之好转,但体力恢复

较慢,退疹后有糠麸样脱屑和留有浅褐色色素斑,2～3周完全消失。

典型麻疹无并发症者病程10～14日。其他非典型的临床类型还有轻型麻疹,重型麻疹(含中毒性麻疹和休克性麻疹),出血性麻疹,异型麻疹。

2. 辅助检查

(1)血常规:末梢血常规中白细胞数正常或略低。在分类中,前驱期淋巴细胞百分比大减,中性多形核细胞百分比增加;出疹期后,淋巴细胞百分比增加,中性粒细胞比例下降。

(2)血清特异抗体:在发热后第二周,开始出现麻疹病毒抗体,到第四周,抗体滴度达到最高,以后逐渐下降。

(3)病毒分离:将鼻咽部分泌液或血做培养,可分离出麻疹病毒。

(4)涂片检查:在出疹或将出疹时,取鼻咽部分泌物涂片,可查到多核巨细胞,有助于早期诊断。

3. 鉴别诊断

(1)幼儿急疹:两病同以高热不退为特征,但幼儿急疹在高热3日左右热退疹出,且伴见症状轻,多见于6～12个月的小儿,没有麻疹黏膜斑,故两者在症状、体征上有明显的不同。

(2)猩红热:两者均有高热、出疹,但猩红热在发热的数小时即可出现皮疹,24小时即可遍及全身,皮疹为猩红色,有口周苍白圈、帕氏线、杨梅舌等特殊体征。

(3)药物疹:近期有服用或接触药物史,皮疹呈多样性,痒感明显,一般无高热,停药后皮疹可渐消退。

4. 中医辨证要点 麻疹在发病过程中,主要需判断症候的顺逆,以利掌握证情及预后。

(1)顺证:身热不甚,常有微汗,神气清爽,咳嗽而不气促。3～4日开始出疹,先见于耳后发际,渐次延及头面、颈部,而后急速蔓延至胸背腹部、四肢,最后鼻准部及手心、足心均见疹点,疹点色泽红活分布均匀,无其他合并症候。疹点均在 3 日内透发完毕,嗣后依次隐没回退,热退咳减,精神转佳,胃纳渐增,渐趋康复。

(2)逆证:见形期疹出不畅或疹出即没,或疹色紫暗;高热持续不降,或初热期至见形期体温当升不升,或身热骤降,肢厥身凉者。并见咳剧喘促,痰声辘辘;或声音嘶哑,咳如犬吠;或神昏谵语,惊厥抽风;或面色青灰,四肢厥冷,脉微欲绝等,均属逆证症候。

二、治疗

麻为阳毒,以透为顺,以清为要,自古称"麻不厌透""麻喜清凉",故本病治疗以辛凉透疹解毒为基本法则。前驱期治以宣肺透疹为主;出疹期治以清热解毒为主,佐以透疹;恢复期治以养阴清热为主。临床还需注意:透疹勿辛散耗伤津液,清解忌过于苦寒伤正,养阴须防滋腻留邪。

麻疹逆证以透疹、解毒、扶正为治疗原则。如邪毒炽盛,麻疹暴出,皮疹稠密,疹色紫暗者,治以清热解毒为主;如素体虚弱,无力透疹而致皮疹逾期未出,或皮疹稀疏,疹色偏淡者,治以益气透疹为主。如麻毒闭肺,热咳痰喘并见,治以宣肺开闭,清热解毒;麻毒攻喉,神烦呛咳,或咳如犬吠,治以清热解毒,利咽消肿;邪陷心肝,神昏抽搐者,治以平肝息风,清营解毒;出现心阳虚衰之险证时,当回阳救逆,扶正固脱为先。

(一)辨证治疗

1. 顺证

(1)邪犯肺卫(初热期)

症候:发热咳嗽,微恶风寒,喷嚏流涕,两目红赤,泪水汪汪,畏光,咽喉肿痛,神烦哭闹,纳减口干,小便短少,粪便不调,发热第 2～3 日口腔两颊黏膜红赤,贴近第一臼齿处可见麻疹黏膜斑,周围绕以红晕,舌质偏红,舌苔薄白或薄黄,脉象浮数。

病机:邪犯肺卫,肺失清宣。麻毒由口鼻而入,首犯肺卫,邪郁于表,肺气不宣,故发热咳嗽,恶寒怕风,鼻塞流涕;热毒初盛,上熏苗窍,故两眼红赤,泪水汪汪,口内发出麻疹黏膜斑;麻为阳毒,症以热象为主,故小便短赤,苔黄脉数;毒兴于脾,运化失职,故倦怠嗜睡,大便溏稀。

治法:辛凉透表,清宣肺卫。

方药:宣毒发表汤加减。升麻、葛根各3g,前胡4g,桔梗2g,枳壳(麸炒)、荆芥、防风、木通、连翘、牛蒡子、杏仁、竹叶各5g,薄荷、甘草各2g。

用法:每日1剂,水煎服。

方解:牛蒡子、薄荷、防风、荆芥解肌清热,助升麻、葛根解肌透疹;前胡、杏仁宣肺止咳;牛蒡子、桔梗利咽;连翘清热解毒;竹叶清热利小便;甘草调和诸药为使药。全方共奏解表宣肺透疹之功。

加减:发热恶寒、鼻流清涕者,加紫苏叶,以解表散寒;发热咳嗽者,加金银花、浙贝母,以清热化痰;咽喉疼痛、乳蛾红肿者,加射干、马勃,以清利咽喉;大便溏稀者,加苍术、薏苡仁、马鞭草,以燥湿清肠;面色苍白、四肢欠温者,加太子参、黄芪,以扶正透疹。麻疹欲透未出者,可另加浮萍、芫荽,煎水外洗。

(2)邪入肺脾(出疹期)

症候:壮热持续,起伏如潮,肤有微汗,烦躁不安,目赤眵多,咳嗽阵作,皮疹泛发,疹点由稀少而逐渐稠密,疹色先红后暗,压之褪色,抚之稍碍手,粪便干结,小便短少,舌质红赤,舌苔黄腻,脉数有力。

病机:邪入肺胃,热毒炽盛。麻为阳邪,犯肺入胃,正气起而抗争,邪正交争则热,麻毒外透则疹出,故随潮热而分批出疹,所谓"潮热和平方为福,证逢不热非大吉"。此期热势最高,起伏如潮,每潮一次,疹随外出。肺胃气分热盛,故咳嗽加剧,口渴引饮,烦躁或嗜睡,目赤眵多,舌红苔黄,脉数。

治法:清凉解毒,透疹达邪。

方药:清解透表汤加减。西河柳、金银花、连翘、葛根、升麻、牛蒡子、紫草各10g,蝉蜕、桑叶、菊花各5g。

用法:每日1剂,水煎服。

方解:金银花、连翘清热解毒;桑叶、菊花疏风清热解表;西河柳、葛根、升麻发表解肌透疹,疏散风热;牛蒡子解毒透疹,兼以利咽疏风;蝉蜕可疏风透疹,又能息风止痉;紫草解毒透疹,又能凉血活血。全方共奏清热解毒,疏风透疹之功。

加减:壮热、口渴引饮者,加生石膏、知母,以清热;烦躁、惊惕不安,甚至抽搐者,加钩藤、僵蚕,以平肝息风止痉;咳嗽较重者,可加桑皮、杏仁、贝母,以清肺化痰止咳;皮疹紫暗成片而稠密者,加生地黄、牡丹皮、赤芍,以清热凉血活血;疹已出齐,而见舌红绛、少津口干者,加沙参、芦根、石斛等,以养阴生津,清余热。

(3)阴津耗伤(疹回期)

症候:疹出齐后,按出疹顺序依次消退,留有糠麸样脱屑和棕色色素沉着,发热减轻,体温逐渐下降至正常,咳嗽、咽痛等伴随症状亦随之而减轻至消失,纳食增加,粪便干,舌红少苔欠津,脉细数,或细弱,指纹淡紫。

病机:阴津耗伤,余热未净。麻毒已透,故疹点依次回没;发热渐退,胃纳转佳,精神好转,均为邪退正复的表现;肺阴亏损,故咳嗽声哑;热退阴津耗损,故皮肤脱屑,舌红苔少,脉细数。

治法:养阴益气,清解余邪。

方药:沙参麦冬汤加减。沙参、麦冬、天花粉、玉竹、桑叶、生扁豆各10g,炙甘草2g。

用法:每日1剂,水煎服。

方解:本方以沙参、麦冬养阴清热生津;玉竹养阴生津止渴;天花粉清热生津;桑叶疏风清余热;炙甘草调和诸药以为使。全方共奏清余热,养阴生津之功。

加减:咳嗽者,加枇杷叶、杏仁、款冬花,以润肺止咳;疹退较缓者,加当归、赤芍,以活血凉血;便秘甚者,加生何首乌、火麻仁、瓜蒌,以润肠通便。

2. 逆证

(1)邪毒闭肺

症候:高热不退,烦躁不安,咳嗽气促,鼻翼翕动,喉间痰鸣,唇周发绀,口干欲饮,大便秘结,小便短赤,皮疹稠密,疹点紫暗,或疹出未齐,或疹出骤没,舌质红赤,舌苔黄腻,脉数有力。

病机:风热时邪,郁于肺卫。疾病初起,外感风热时邪,犯于肺卫,宣发失职,则见肺卫表证,而见发热恶风,喷嚏流涕,咳嗽;卫气失和,气机不舒,脾失健运,胃失受纳,故精神倦怠,胃纳不佳;邪热与气血相搏,外泄肌肤,故皮肤红疹;邪随疹透,病情较轻,则见疹点稀疏细小,分布均匀,2~3日消退;风犯肌腠,故皮疹瘙痒;邪热与气血搏结,郁于足少阳胆经,故耳后、枕部等处淋巴结肿大。舌质偏红、苔薄白,为风热之证。

治法:宣肺开闭,清热解毒。

方药:麻杏石甘汤加味。生麻黄 4g,杏仁、浙贝母、连翘、金银花、桑白皮各 6g,生石膏(先煎)20g,板蓝根 15g,炙甘草 2g。

用法:每日 1 剂,水煎服。

方解:本方生石膏、麻黄宣肺解表,平喘止咳,二药相互制约。麻黄性温制生石膏之寒,以防寒过遏疹;生石膏性寒制约麻黄之温,以防温助热邪。二药既能宣肺又能清热,故为辛凉之剂。板蓝根清热解毒;桑白皮清泄肺热,杏仁苦降而助麻黄止咳平喘,甘草调和诸药以为使。全方共奏清肺解毒,祛热透邪之功。

加减:咳嗽痰多者,加竹沥、天竺黄,以清肺化痰;喘促明显者,加葶苈子,以泄肺涤痰平喘;疹点稠密、疹色紫暗、口唇发绀者,加丹参、红花等,以活血化瘀;腹胀便秘者,加大黄、栀子等,以泄火通

314

腑;壮热不退、神昏抽搐者,加水牛角粉、钩藤、石菖蒲,以凉肝息风;病程中若见脱证,宜急用回阳固脱之品。

（2）邪毒攻喉

症候:咽喉肿痛,或溃烂疼痛,吞咽不利,饮水呛咳,声音嘶哑,喉间痰鸣,咳如犬吠,甚则吸气困难,胸高胁陷,面及唇发绀,烦躁不安,舌质红赤,舌苔黄腻,脉象滑数。

病机:邪热炽盛,气营两燔。感受邪热之毒较重,邪热入里,燔灼肺胃,扰及营血,透于肌肤,发为重症风痧。邪热内传,气分热盛,故壮热、口渴;气分燔灼,内扰营血,心神不宁,故烦躁哭闹;气营两燔,血热较盛,透发肌肤,故疹色鲜红或紫暗,疹色紫暗分布密集者为热伤营血,阴血亏虚,病情较重者;邪热内盛,耗伤津液,故小便黄少,大便秘结;舌红苔黄糙,脉洪数,为气分热盛之征。

治法:清热解毒,利咽消肿。

方药:清咽下痰汤加减。玄参、射干、牛蒡子、金银花、全瓜蒌、浙贝母各10g,桔梗、生甘草各3g,板蓝根15g。

用法:每日1剂,水煎服。

方解:牛蒡子清热利咽,兼以疏风透疹;射干清热解毒,兼以祛痰。配以浙贝母、瓜蒌清热化痰;金银花、板蓝根清热解毒泄火;桔梗宣肺祛痰。生甘草清热解毒,调和诸药。全方共奏清热利咽化痰之功。

加减:咽喉肿痛者,加服六神丸,以清利咽喉;粪便干结者,可加大黄、玄明粉,以泄火通腑;若出现吸气困难,面色发绀等喉梗阻征象时,应采取中西医结合治疗措施,必要时需做气管切开。

（3）邪陷心肝

症候:高热不退,皮疹稠密,聚集成片,色泽紫暗,喉间痰鸣,烦躁谵妄,甚至昏迷抽搐,舌质红绛,苔黄起刺,脉数有力。

治法:平肝息风,清心开窍。

方药:羚角钩藤汤加减。钩藤、桑叶、生地黄、白芍、川贝母、竹茹、茯神、石菖蒲、郁金各 10g,菊花 5g,生甘草 3g。

用法:每日 1 剂,水煎服。另加羚羊角粉,每次 0.3g,冲服,每日 2 次。

方解:羚羊角、钩藤平肝息风,清热解毒;桑叶、菊花疏风清热,尤擅清肝经之热;生地黄清热凉血养阴;白芍柔肝敛阴;川贝母、竹茹清热化痰;茯神安神;石菖蒲、郁金芳香开窍;生甘草清热解毒,调和诸药。全方以清热息风凉营为大法。

加减:痰涎壅盛者,加石菖蒲、陈胆星、郁金、鲜竹沥,以清热化痰开窍;腹胀便秘者,加大黄、玄明粉,以清热通腑。壮热不退、四肢抽搐者,可选加紫雪丹、安宫牛黄丸,以清心开窍、镇惊息风;如皮疹骤没、面色青灰、汗出肢厥者,则用参附龙牡救逆汤加味,以固脱救逆。

(二)单方验方

(1)蒲公英、大青叶各 500g。蒲公英、大青叶加工成浓缩液 750ml,每次 3～5ml,每日 3 次,口服。适用于邪毒闭肺证麻疹。

(2)鲜芦根、鲜白茅根、鲜石斛各 30g。上药煎汤代茶饮。适用于收没期阴津耗伤证麻疹。

(3)鲜芦根 30g,牛蒡子 10g。上药加水煎汤,去渣取汁,代茶频饮。具有宣肺透疹,清热生津的功效。适用于小儿麻疹初起。

(4)贯众 10g,丝瓜络 15g。上药共制粗末,加水煎汤,去渣取汁,代茶温饮,每日 1 剂。具有清热解毒,生津透疹的功效。预防小儿麻疹。

(5)车前子 10g,杏仁 3g,枇杷叶 6g。上药加水煎汤,去渣取汁,代茶频饮。具有清热化痰,宣肺止咳的功效。适用于小儿麻疹,症见咳嗽明显者。

(6)芦根 15g,柽柳 6g。上药加水煎汤 20 分钟,去渣取汁,代茶温饮,每日 1～2 剂。具有清热解毒,疏风解表,发汗透疹的功效。适用于小儿麻疹初起。

(7)板蓝根 30g,淡竹叶 15g,桑叶 6g,栀子 15g。上药加水煎汤,去渣取汁,代茶频饮。具有清热解毒的功效。适用于小儿麻疹,症见烦乱、咳嗽、痰多等。

(8)葛根 15g,白茅根 15g,淡竹叶 10g,紫草 10g,升麻 5g,薄荷 3g,甘草 5g。每日 1 剂,水煎分 3 次服。具有发汗透疹解毒的功效。适用于麻疹初期。

(9)荆芥 10g,牛蒡子 6g,蝉蜕 3g,连翘 5g,桑叶 5g,板蓝根 6g,薄荷 3g。每日 1 剂,水煎分 3 次服。具有发汗透疹解毒的功效。适用于麻疹初期。

(10)肉桂 3g,附子 3g,天麻 6g,钩藤 6g,僵蚕 6g,土鳖虫 6g,薄荷 6g,雄黄 1.5g,蟾蜍 1 个。上药共研细末,2 岁小儿每次 1.5～2g,每日服 3 次。具有解毒透疹的功效。适用于麻疹早期或出疹期。

(11)蝉蜕 3g,荆芥穗 3g,紫草 3g,桃仁 3g,杏仁 3g,浙贝母 6g,天花粉 6g,连翘 10g,金银花 10g,麦冬 10g,芦根 12g,薄荷 2g。每日 1 剂,水煎服。具有解毒透疹的功效。适用于麻疹。

(12)玄参 6g,石斛 5g,麦冬 6g,紫花地丁 5g,金银花 5g,连翘 5g,栀子 1g,竹叶 2g。每日 1 剂,水煎服。具有养阴解毒的功效。适用于麻疹恢复期。

(三)中成药

(1)银翘解毒颗粒剂:每袋 2.5g,每次 2.5～5g,每日 2～4 次,温水送服。具有清热解表的功效。适用于麻疹前驱期。在皮疹将出之时,用芦根煎水送服则效果更佳。

(2)牛黄清心丸:每丸 3g,每次服 1 丸,也可与汤药配服。具有清热泄火,镇咳祛痰的功效。适用于逆证高热不退者,有惊风征兆时更佳。

(3)安宫牛黄丸:每丸 3g,必要时服 1 丸,与中药汤剂合服。

具有清心开窍的功效。适用于麻毒内陷心肝证。

(四)食疗方

(1)胡萝卜250g,荸荠250g。胡萝卜、荸荠加水煎汤,代茶饮。具有清热解毒,养阴生津,透发疹毒的功效。适用于小儿麻疹初起。

(2)芦笋30g,大米50g。将芦笋加水煎汁,去渣后与淘洗干净的大米一同煮成粥。空腹食用,每日2次。具有辛凉解表的功效。适用于小儿麻疹透发不畅,症见发热、烦躁、喘咳、呕吐等。

(3)绿豆4.5g,黑豆4.5g,赤小豆4.5g,苇根4.5g,白茅根4.5g,冰糖15g。以上6味加水煎煮,以豆子煮熟为标准,去渣,1次食完。具有清热透疹的功效。适用于麻疹。

(4)大雪梨1个,冰糖20~30g。将雪梨洗净,从顶部切开一个小口,挖去果心,填入冰糖,正放小碗中置锅内隔水蒸烂,去渣留取汁液。每日1剂,一次饮完,连用5~7日。1岁以下小儿酌减。具有清热透疹的功效。适用于麻疹见形期。

(五)其他疗法

1. 西医治疗

(1)对症治疗:体温超过40℃者应,给予物理降温或酌情给予少量退热剂;前驱期和出疹初期发热较高者,一般不予退热剂,以免影响出疹。高热中毒症状严重者,可短期用氢化可的松每日5~10mg/kg,静脉滴注,2~3日好转后即可停用。若伴烦躁不安或惊厥者,应给予苯巴比妥、地西泮、水合氯醛等。咳嗽重者,可服镇咳祛痰剂,并行超声雾化吸入,每日2~4次。

(2)麻疹肺炎的治疗:麻疹病毒性肺炎可予利巴韦林注射液,每日10~15mg/kg,分2次静脉滴注。疑有细菌性肺炎者,根据咽或痰培养选用敏感抗生素。并发心功能不全者,予以强心剂治疗。

（3）麻疹喉炎的治疗：频咳烦躁时,可适当应用镇咳剂,吸氧,雾化吸入。合并细菌性喉炎应选用抗生素和糖皮质激素,以缓解喉水肿,减少喉阻塞发生,一般连用2～3日。Ⅱ至Ⅲ度喉梗阻经上述积极处理仍不能缓解者,则需行气管切开术。

（4）麻疹脑炎的治疗：除对症治疗外,应尽量予利巴韦林注射液静脉滴注及α-干扰素肌内注射等抗病毒治疗。

2. 针灸疗法　昏迷、抽搐者,针刺人中、涌泉穴。

3. 贴敷疗法

（1）鲜香菜、鲜紫苏、鲜葱白各等量。上药共捣成糊,加入面粉少许,继续捣至极融,调匀如膏状,敷于脐部和双足底涌泉穴,然后用消毒纱布覆盖,再用胶布固定,每日换药1次,一般用药2～3次见效。具有解表透疹的功效。适用于麻疹初起,症见恶寒发热,咳嗽,喷嚏,流涕泪下,麻疹透发不畅,烦躁不安。

（2）白芥子50g,鸡蛋（用蛋清）1个,香油少许。将白芥子研为细末,加入鸡蛋清调和成糊状,搓成核桃大小,再加香油,用药团在患儿周身遍擦,先擦前胸和后背,胸背部要多擦,以皮肤发红为度,每日擦3次,每次30分钟。具有消炎降逆化痰的功效。适用于麻疹并发肺炎。

（3）荞麦面、香油、鸡蛋各适量。以上3味调和成面团状,搓患儿胸、背、四肢等,疹出既快又匀。具有清热,发疹的功效。适用于麻疹透发不畅。

4. 药浴疗法

（1）芫荽子（或新鲜茎叶）、鲜葱、黄酒各适量。芫荽子、鲜葱、黄酒同煎取汁,乘热置于罩内熏蒸,然后擦洗全身,再覆被保暖,以取微汗。适用于麻疹初热期或出疹期,皮疹透发不畅者。

（2）麻黄15g,芫荽15g,浮萍15g,黄酒60ml。加水适量,煮沸,让蒸气漫布室内,再用毛巾蘸取温药液,敷擦头面、胸背、四肢。适用于麻疹前驱期或出疹期,皮疹透发不畅者。

（3）西河柳 30g，荆芥穗 15g，樱桃叶 15g。上药煎汤熏洗。适用于麻疹前驱期或出疹期，皮疹透发不畅者。

（4）紫背浮萍 90g，香椿根白皮 90g，西河柳 30g。上药加水适量煎煮至沸，倒入盆中，擦洗患儿全身，擦洗后覆被静卧。具有透发麻疹的功效。适用于麻疹透发不畅。

（5）苎麻 60g，紫苏叶 15g，紫背浮萍 15g，芫荽子 15g，黄酒 60ml。前 4 味药加水 2 000ml 煎煮 10 分钟，加入黄酒煮沸后倒入盆中，趁热熏患儿面部及四肢，稍温后用毛巾蘸药水洗之，每日 1 次。具有透发麻疹的功效。适用于麻疹。

5. 推拿疗法　取肺经、肝经、天河水、三关、天柱骨、七节骨等穴。采用泻法，即清推之法，以清热解表透疹，每次 20～30 分钟，每日 1 次。

三、预防调护

1. 预防

（1）麻疹患儿应隔离至出疹后 5 日，合并肺炎者延长至出疹后 10 日。对密切接触的易感儿应隔离检疫 3 周，若曾做被动免疫者应延长至 4 周。

（2）麻疹流行期间，勿带小儿去疫区和公共场所，减少感染机会。

（3）按计划接种麻疹减毒活疫苗。初种 8 足月婴儿，复种小学一年级学生，皮下注射麻疹减毒活疫苗 0.35ml。

（4）在流行期间有麻疹接触史者，可及时注射丙种球蛋白以预防麻疹的发病。

2. 调护

（1）患麻疹如无并发症者应在家中隔离 5 日，有并发症者需延长至 10 日。由于麻疹病毒一旦离开人体很快就会丧失致病力，因此只要居室经常开窗通风换气，就可以达到空气消毒的目的。家长接触患儿后，只需在户外逗留 20 分钟，即可不传染他人。患儿的衣服、被褥、玩具等在室外晒 1～2 小时就可达到消毒目的。

（2）卧床休息至疹子消退、症状消失。为了使患儿休息好，应为其创造一个良好的休养环境。居室要安静、空气要新鲜湿润，经常要开窗通风，但要避免穿堂风，不要让冷风直接吹到患儿身上，要避免强烈光线刺激患儿的眼睛，窗户拉上窗帘，灯泡用灯罩罩住。给患儿穿衣盖被要适当，穿盖过多，捂得全身是汗，见风反而容易感冒着凉，而引起肺炎。

（3）食物以清淡易消化的流食或半流食，多喝水或热汤，这样不但有利于将身体内的毒素排出，利于退热，还可以促进血液循环，使皮疹容易发透。疹子消退，进入恢复期，及时添加营养丰富的食物。除生冷油腻的食物外，不需"忌口"。

（4）注意患儿的皮肤、眼睛、口腔、鼻腔的清洁。麻疹病毒侵入人体后，不但使皮肤出疹，同时还使眼结膜、口腔、鼻腔黏膜产生分泌物，这些分泌物中含有大量病毒，如不及时清洗，分泌物长时间地刺激皮肤黏膜，使这些部位的抵抗力下降，给病毒继续入侵和其他致病菌的生长繁殖创造了条件。因此，做好患儿皮肤黏膜的清洁卫生是十分重要的。

（5）麻疹患儿如果没有并发症，体温不超过 39℃，不必采用退热措施；体温在 39℃ 以上的，需采取一些退热措施，如按医生的指导吃少量阿司匹林，忌冷敷及酒精浴。

（6）注意观察病情，及早发现并发症。麻疹的并发症多而且比较严重。常见的并发症有肺炎、喉炎、心肌炎及脑炎等。

第三节 风 痧

风痧是感受风热时邪引起的急性出疹性疾病。以轻度发热，咳嗽，皮肤出现淡红色斑丘疹，耳后及枕部淋巴结肿大为特征。本病西医学称风疹。一年四季都可发病,多发于冬春季节,可造成流行。好发于1～5岁小儿,病后可获持久性免疫。本病一般证情较轻,多见邪犯肺卫证,恢复较快,少见并发症,故有称之为"皮肤小疾"。

一、诊断要点

1. 临床表现

(1)患儿有风疹接触史。潜伏期为10～21日,平均18日。

(2)初起类似感冒,常以低热、全身不适及皮疹起病。发热0.5～1日,出现皮疹始于面部、颈部,1日内迅速布满全身,但手掌和足跖大多无疹,皮疹呈充血性淡红色斑丘疹,部分融合,个别可有瘙痒感。出疹1～2日,发热渐退,皮疹逐渐隐没,皮疹消退后,可有皮肤少数脱屑,但无色素沉着。

(3)全身症状较轻,但常伴全身淋巴结肿大,尤以耳后及枕部淋巴结肿大为明显,并发症少,偶见并发气管炎、脑炎、关节炎等。

2. 辅助检查

(1)血常规检查:末梢血白细胞计数及分类中白细胞总数正常或略降低,淋巴细胞比例增高。

(2)病毒分离:疹出前后1周内,从鼻咽分泌液中分离出风疹病毒可确诊。

(3)血清学检查:在疹出3日后,血清中病毒中和抗体、补体结合抗体及血凝抑制抗体均有所增高,并且在1个月后可达到高峰。对急性期及恢复期的双份血清检查,其抗体滴度升高4倍以上,有助于诊断。

3. 鉴别诊断

(1)麻疹:出疹期发热达到高峰。发热3～4日出疹,3～4日皮疹消退。疹点呈麻粒状、玫瑰色皮疹,鼻准、手足心有疹,口腔有麻疹黏膜斑。疹退后有棕褐色色素沉着和糠麸样脱屑。

（2）幼儿急疹：发热以高热为主。高热 3 日，热退疹出。皮疹为玫瑰色斑丘疹。以 6～12 个月小儿多见。伴见症状较轻。

（3）猩红热：发热以高热为主。皮疹细小如沙，弥漫潮红，呈猩红色，压之褪色。有口周苍白圈、线状疹及杨梅舌。疹退后有片状脱皮，但无色素沉着。末梢血中白细胞总数增多，中性粒细胞比例增高，淋巴细胞比例减少。

4. 中医辨证要点　本病以卫气营血辨证为纲，主要分辨症候的轻重。轻度发热，疹色淡红，分布均匀，其他症状轻，为邪犯肺卫，属轻症；壮热烦渴，疹色鲜红或紫暗，分布密集为邪入气营，属重症，临床较少见。

二、治疗

疏风清热是治疗风疹的基本法则。轻症邪犯肺卫，治以疏风解表清热；重症邪入气营，治以清气凉营解毒。

（一）辨证治疗

1. 邪郁肺卫

症候：低热，轻咳，喷嚏流涕，身出皮疹，稀疏均匀，疹色淡红，疹点细小，微痒，纳呆，耳后、枕部及颈部的淋巴结微肿大，有压痛，舌红苔薄白或薄黄，脉浮数，指纹浮紫。

病机：风热时邪，郁于肺卫。疾病初起，外感风热时邪，犯于肺卫，宣发失职，则见肺卫表证，而见发热恶风，喷嚏流涕，咳嗽；卫气失和，气机不舒，脾失健运，胃失受纳，故精神倦怠，胃纳不佳；邪热与气血相搏，外泄肌肤，故皮肤红疹；邪随疹透，病情较轻，则见疹点稀疏细小，分布均匀，2～3 日消退；风犯肌腠，故皮疹瘙痒；邪热与气血搏结，郁于足少阳胆经，故耳后、枕部等处淋巴结肿大。舌质偏红、苔薄白，为风热之证。

治法：解表清热，祛风透疹。

方药:银翘散加减。金银花、连翘各 10g,防风、牛蒡子各 6g,桔梗、薄荷、竹叶各 5g,甘草 2g。

用法:每日 1 剂,水煎服。

方解:发表透疹,清热解毒。方中防风、牛蒡子、薄荷、桔梗宣肺发表,祛风透疹;金银花、连翘、竹叶清热解毒,除烦止渴,以助透疹;甘草解毒,调和诸药。药理研究表明,金银花、连翘等清热解毒药具有较好的抗炎、抗病毒作用,金银花还有促进白细胞的吞噬功能,而增强免疫效应;桔梗也能增强嗜中性白细胞的杀菌力,提高溶菌酶活性,通过人体防御系统而发挥间接的抗菌作用。诸药合用,共奏清热解毒,发表透疹,祛风散邪之功效,用于风疹初期与出疹期,效果显著。

加减:本方为辛凉平剂,疏风清热解表而常用于临床。发热较高者,可加生石膏、寒水石、大青叶,以加强清热解表之力;咳重者,加前胡、桑叶、桑皮、杏仁、地骨皮,以清宣肺卫止咳;皮肤痒甚者,如浮萍、蝉蜕、白蒺藜,以解表祛风止痒;纳呆者,加神曲,以消食开胃;淋巴结肿痛甚者,加夏枯草、玄参、紫花地丁、蒲公英,以清热解毒散结;夜寐不安者,加钩藤、蝉蜕,以镇静安神。

2. 热邪炽盛

症候:高热不退,烦躁易惊,口渴面红,疹点密集,重者融合成片,疹色鲜红或紫暗,耳后、枕部及颈部的淋巴结肿大明显,触之即痛,舌红苔黄,脉数,指纹紫滞。

病机:邪热炽盛,气营两燔。感受邪热之毒较重,邪热入里,燔灼肺胃,扰及营血,透于肌肤,发为重症风痧。邪热内传,气分热盛,故壮热、口渴;气分燔灼,内扰营血,心神不宁,故烦躁哭闹;气营两燔,血热较盛,透发肌肤,故疹色鲜红或紫暗,疹色紫暗分布密集者为热伤营血,阴血亏虚,病情较重者;邪热内盛,耗伤津液,故小便黄少,大便秘结。舌红苔黄糙,脉洪数,为气分热盛之征。

治法:清热解毒,祛风透疹。

324

方药:透疹凉解汤加减。桑叶15g,菊花6g,薄荷5g,牛蒡子6g,蝉蜕5g,连翘10g,黄连3g,紫花地丁12g,赤芍10g,红花3g,甘草2g。

用法:每日1剂,水煎服。

方解:桑叶、薄荷、牛蒡子、蝉蜕疏风清热,透疹达邪。连翘、黄连、紫花地丁清热解毒,清气泄热。赤芍、红花凉营活血透热转气,祛邪外出。

加减:若高热不退,可加生石膏、寒水石、炒栀子、大青叶,以清热泄火;若口渴较重,加芦根、沙参、石斛、天花粉,以养阴清热;若疹点紫暗,加生地黄、牡丹皮、紫草,以清热凉血;若烦躁不安,加竹叶、钩藤。粪便干结,加大黄、芒硝,以泄火通腑。

(二)单方验方

(1)藕节10g,生地黄叶6g。藕节、生地黄叶加水煎服,每日1~2次。具有疏风清热,凉血解毒的功效。适用于小儿风疹。

(2)菊花6g,竹叶3g,生甘草1g。菊花、竹叶、生甘草加水煎服,每日1~2次。具有疏风清热,凉血解毒的功效。适用于小儿风疹。

(3)小蓟15g,冰糖5g。小蓟、冰糖加水煎服,每日1~2次。具有疏风清热,凉血解毒的功效。适用于小儿风疹。

(4)金银花3~6g,蝉蜕1~3g,甘草1g,绿茶1g。以上4味中药沸水冲泡,加盖闷10分钟,代茶饮。具有清热疏风,解毒消肿,止渴除烦的功效。适用于小儿风疹,荨麻疹,麻疹等。

(5)荞麦叶15g,甘草1g。荞麦叶、甘草加水煎服,每日1~2次。具有疏风清热,凉血解毒的功效。适用于小儿风疹。

(6)红鸡冠花10g,绿豆6g,生甘草1g。红鸡冠花、绿豆、生甘草加水煎服,每日1~2次。具有疏风清热,凉血解毒的功效。适用于小儿风疹。

(7)柳树花 6g,薄荷 1g。柳树花、薄荷加水煎服,每日 1～2次。具有疏风清热,凉血解毒的功效。适用于小儿风疹。

(8)连翘 6g,牛蒡子 5g,绿茶 1g。连翘、牛蒡子、茶叶研末,沸水冲泡,代茶饮,每日 1 剂。具有祛风散热,宣肺透疹,清热利湿的功效。适用于小儿风疹。

(9)芦根 10g,紫草 6g,灯心草 2g。芦根、紫草、灯心草加水煎服,每日 1～2 次。具有疏风清热,凉血解毒的功效。适用于小儿风疹。

(三)中成药

(1)板蓝根颗粒:每次 1 包,每日 2～3 次,冲服。用于邪犯肺卫证风疹。

(2)小儿双清颗粒:1 岁以内每次 1/2～1 袋,1～3 岁每次 1～1.5 袋,4～6 岁每次 2 袋。每日 2～3 次,冲服。适用于外感发热,表里俱热证风疹。

(3)小儿羚羊散:1 岁每次 0.3g,2 岁每次 0.375g,3 岁每次 0.5g,每日 3 次,口服。适用于邪入气营证风疹。

(4)清开灵颗粒:每次 1 包,每日 2～3 次,口服。适用于邪入气营证风疹。

(5)银翘解毒颗粒:每袋 2.5g,每次 2.5～5g,每日 2 次,温水送服或芦根煎汤送服。

(6)抗病毒口服液:每支 10ml,每次 10～20ml,每日 2～3 次,口服。

(四)食疗方

(1)鲜番茄汁 15g,白糖 5g。鲜番茄汁、白糖拌匀,1 次饮用,每日 2 次。具有疏风清热,凉血解毒的功效。适用于小儿风疹。

(2)梨皮 15g,绿豆 6g。梨皮、绿豆加水煎,饮汁,每日 2～3

次。具有疏风清热,凉血解毒的功效。适用于小儿风疹。

(3)冬桑叶 10g,大米 50g。冬桑叶水煎取汁。淘洗干净的大米入锅,加 500ml 水,用大火烧开后转用小火熬煮成稀粥,加入桑叶汁,稍煮即成。温热食用,每日 2～3 次。小儿外感风寒,发热恶寒,头痛咳嗽不宜服用。具有祛风清热的功效。适用于小儿风疹。

(4)鲫鱼 250g,鲜竹笋 250g,食盐、味精适量。将鲫鱼去鳞、鳃及肠杂,洗净;竹笋去皮、根洗净,切碎。一同入锅,加适量的水,煮汤至鱼肉熟烂,加入食盐、味精调味即成。随量食用,每日 3 次。具有益气,清热的功效。适用于小儿麻疹,风疹,水痘初起。

(5)金银花、连翘、淡豆豉、竹叶、荆芥各 10g,芦根 15g,牛蒡子、甘草各 6g,大米 100g。将 8 味中药洗净,煎汁,去渣,再煮洗净的大米成粥,待粥将熟时,加入上药汁,煎 1～2 沸即可,早晚温热食。本粥辛凉解表,清热解毒。适用于温病初起,发热微恶风寒,头痛,无汗,或汗而不多,口渴,咳嗽咽痛,舌尖虹,舌苔薄黄,脉浮数。外感风寒,恶寒重,发热轻不宜用。

(6)生地黄 15～30g,竹叶 6g,金银花 10g,水牛角 10g,大米 100g。将生地黄、竹叶、金银花、水牛角洗净,同入砂锅煎汤,取汁去渣,再入洗净的大米,同煮为稀粥。温热食,每日 2～3 次。本粥清营泄热,兼以透表。适用于营分热盛,症见身热,夜间尤甚,烦躁,咽干但不欲饮,舌质红绛,无苔,脉细数。脾胃虚寒者忌用。

(五)其他疗法

1. 西医治疗 小儿患风疹后主要是对症及支持治疗。注意休息,多吃一些营养丰富又容易消化的食物,多喝水。如果体温超过 39℃,可以适当口服对乙酰氨基酚退热,也可以应用一些清热解毒的药物,如银翘散、抗病毒冲剂等。要注意防止并发症的出现,如防止小儿抓伤皮肤引起感染,注意肺炎的发生。如果小儿出现高热、嗜睡、昏迷、惊厥时,可能是并发脑炎,应当及时去医院就诊。

2. 贴敷疗法

(1)花生油 50ml,薄荷叶 30g。花生油煮沸后稍冷,加入薄荷,完全冷却后过滤去渣,外涂皮肤痒处。有止痒作用。

(2)蛇床子 20g,丁香 20g,白芷 20g,细辛 20g,苍术 10g,香附 10g,雄黄 10g,硫黄 10g,艾叶 10g,冰片 5g。以上前 9 味药共研细末,再与另行研细的冰片和匀,布袋盛之,每袋重 25g。将 1 个药袋佩戴于贴身衣内,另 1 个置床单或枕上,日夜使用,一般风疹可在 2～3 周退。适用于小儿风疹。

3. 药浴疗法

(1)紫背浮萍、地肤子、荆芥穗各 30g。以上 3 味药用纱布袋装好,加水 2 500ml 煎沸,取药液倒入盆内,用毛巾蘸药液温洗患处,每日 1 次,至痊愈止。具有清热解毒的功效。适用于小儿风疹。

(2)地肤子 16g,白蒺藜 10g,浮萍 15g,川椒 3g。以上 4 味药加水煎煮,去渣,温洗瘙痒部,每日数次。适用于小儿风疹。

(3)荆芥穗 15g,艾叶 10g,防风 10g,花椒 6g。以上 4 味药加水煎煮,去渣,温洗患部,每日数次。适用于小儿风疹。

(4)苍耳子根叶(全用)15g,苦参 10g,川椒 6g,紫草 10g。以上 4 味药加水煎煮,去渣,温洗瘙痒部,每日数次。适用于小儿风疹。

4. 推拿疗法 清肺经、清天河水、推攒竹、揉太阳、拿风池、推天柱骨、推三关、推脊等。具有清热解表透疹的功效。粪便干者,加推下七节骨。每日 1 次,每次 10～20 分钟。

三、预防调护

1. 预防

(1)风疹流行期间,不要带易感儿去公共场所。

(2)对 1 岁以上小儿进行风疹疫苗接种,抗体阳转率可达 98%。

2. 调护

(1)对患儿采取隔离措施,一般隔离至出疹后 5 日。

（2）注意休息与保暖，多饮开水，对体温较高者可物理降温。

（3）皮肤痒者，宜勤剪指甲，防止瘙抓损伤皮肤导致感染。衣服宜柔软宽松。

（4）饮食宜清淡而易于消化，不宜吃辛辣、煎炸爆炒的食物。

第四节　丹　痧

丹痧是因感受痧毒疫疠之邪所引起的急性时行疾病。临床以发热、咽喉肿痛或伴腐烂、全身布发猩红色皮疹、疹后脱屑脱皮为特征。本病一年四季都可发生，但以冬春季为多。任何年龄都可发病，尤以2～8岁儿童发病率较高。丹痧系时行疫病，属温病范围。病因为痧毒疫疠之邪，属温毒时行疫疠之气，具有强烈的传染性，往往发必一方，沿门阖户相传，且在过去医学不发达时期有较高的病死率，故又称"疫痧""疫疹"。又因本病发生时多伴有咽喉肿痛、腐烂、化脓，全身皮疹细小如沙，其色丹赤猩红，故又称"烂喉痧""烂喉丹痧"。西医学则称为"猩红热"。本病若早期诊断，治疗及时，一般预后良好；但也有少数病例在病程中或病后并发心悸、水肿、痹证等疾病。

自青霉素广泛使用之后，本病的发病率逐渐下降，重病例明显减少，病死率从新中国成立前的15％下降到新中国成立后的0.5％。但临床轻型和不典型病例仍较多，区域性小流行时有发生，少数患儿病后可出现变态反应性风湿热、急性肾小球肾炎、心肌炎等并发症。

一、诊断要点

1. 临床表现

（1）接触史：患儿有与猩红热患儿接触史。潜伏期通常2～3日（1～7日）。典型病例起病急骤并具有发热、咽峡炎、第二日出现皮疹等,此为猩红热三大特征性表现。

(2)症状与体征:典型病例的临床表现可分为 3 期。

①前驱期。一般不超过 24 小时。起病急骤,高热(体温可达 39℃),畏寒,咽痛,吞咽时加剧。伴头痛,全身不适、食欲不振等症。咽及扁桃体疼痛,局部充血并可覆有脓性渗出物。腭部可见有充血或细小出血性黏膜疹,称为黏膜内疹,每先于皮疹出现。舌苔白,舌尖和边缘红肿,突出的舌乳头也呈白色,称为白草莓舌。

②出疹期。发热后第二日开始出疹,皮疹最早见于耳后、颈部、上胸部及腋下和腹股沟处,于 24 小时内迅速蔓延全身。典型皮疹是在弥漫性充血的皮肤上出现分布均匀的针尖大小的丘疹,压之褪色,伴有痒感。严重者可见出血性皮疹。在皮肤皱褶处(如腋窝、肘窝、腹股沟等)皮疹密集,或因摩擦出血而呈紫色线状,称为线状疹(亦称帕氏线)。在颜面部位却仅有充血而无皮疹。口鼻周围充血不明显,与面部相比之下显得发白,称为环口苍白圈。躯干部皮疹密集,疹间皮肤一片红晕,偶仍可见正常皮肤,用手指按压皮疹可色褪,暂呈苍白后又恢复原状,称"贫血性皮肤划痕"。皮疹多于 48 小时达高峰。于发疹之同时出现舌乳头肿胀,初期舌被白苔,肿胀的舌乳头凸出覆以白苔的舌面,称为"白草莓舌",2～3日后舌苔脱落,舌面光滑呈绛红色,舌乳头凸起,称为"红草莓舌"。此可作为猩红热辅助诊断条件。

③恢复期。皮疹依出疹顺序开始消退,体温正常,一般情况好转,多在 2～3 日退尽,重者可持续 1 周。皮疹消退后开始皮肤脱屑,皮疹越多越密脱屑越明显,以粟粒疹为重,多呈片状脱皮,面部及躯干常为糠屑状,手、足掌、指(趾)处由于角化层较厚,片状脱皮较完整,呈手、足指或趾套状。脱皮后无色素沉着。

2. 辅助检查

(1)周围血白细胞总数及中性粒细胞增高。

(2)C 反应蛋白升高。

（3）咽拭子细菌培养可分离出 A 族 β 型溶血性链球菌。

3. 鉴别诊断

（1）金黄色葡萄球菌感染：有猩红热样皮疹、咽炎，皮疹持续时间短暂，皮疹消退后全身症状不减轻，常有局部及迁移性病灶。

（2）风疹：发热 1～2 日出疹，全身症状轻，耳后及枕部淋巴结肿大。

（3）麻疹：发病 3～4 日出疹，皮疹为较大斑丘疹，卡他症状明显，疹退后有色素沉着及脱屑。

4. 中医辨证要点　丹痧属温疫性疾病，一般可以卫气营血辨证，其病期与辨证有一定规律。病在前驱期，发热恶寒，咽喉肿痛，痧疹隐现色红，病势在表，属邪犯肺卫。进入出疹期，壮热口渴，咽喉糜烂有白腐，皮疹猩红如丹或紫暗如斑，病势在里，属毒炽气营；病之后期，口渴唇燥，皮肤脱屑，舌红少津，属邪衰正虚，气阴耗损。

二、治疗

本病以清热解毒，清利咽喉为基本治疗法则，结合邪之所在而辨证论治。病初邪在表，宜辛凉宣透，解表利咽；病中邪在里，宜清气凉营，解毒利咽；病后邪退阴伤，宜养阴生津，清热润喉。

（一）辨证治疗

1. 邪侵肺卫

症候：发热骤起，头痛畏寒，肌肤无汗，咽喉红肿、疼痛，常影响吞咽，皮肤潮红，可见丹痧隐隐，舌质红，苔薄白或薄黄，脉浮数有力。

病机：邪犯肺卫，郁于肌表。痧毒疫疠之邪侵犯肺胃，初起在表，正邪交争，故发热，恶寒，无汗，头痛。咽喉为肺胃之门户，邪毒初犯，咽喉首当其冲，热结咽喉，故咽喉红肿、疼痛，影响吞咽；痧毒循经外泄肌表，则皮肤潮红，痧疹隐现。因邪毒尚在卫表，故舌苔可见薄白或薄黄，舌质红，脉浮数有力。

治法:辛凉宣透,清热利咽。

方药:解肌透痧汤加减。荆芥穗 4g,蝉蜕 2g,射干 3g,生甘草 1g,粉葛根 6g,牛蒡子 6g,苦桔梗 3g,前胡 4g,连翘 5g,炙僵蚕 6g,淡豆豉 6g,鲜竹茹 6g,紫背浮萍 9g。

用法:每日 1 剂,水煎服。

方解:桔梗、甘草、射干、牛蒡子清热利咽;荆芥、蝉蜕、浮萍、淡豆豉、葛根疏风解肌透表;连翘、僵蚕清热解毒。

加减:乳蛾红肿者,加土牛膝根、板蓝根,以清咽解毒;颈部淋巴结肿痛者,加夏枯草、紫花地丁,以清热软坚化痰;汗出不畅者,加防风、薄荷,以祛风发表。

2. 毒炽气营

症候:壮热不解,烦躁不宁,面赤口渴,咽喉肿痛,伴有糜烂白腐,皮疹密布,色红如丹,甚则色紫如瘀点,疹由颈、胸开始,继而弥漫全身,压之褪色,见疹后的 1~2 日舌苔黄糙,舌质红刺,3~4 日后舌苔剥脱,舌面光红起刺,状如杨梅,脉数有力。

病机:邪在气营,热毒炽盛。邪毒燔灼气分,则见壮热不解,面赤烦躁口渴;肺胃热毒化火,上攻咽喉,则见咽喉肿痛,伴有糜烂白腐;热毒外透肌表,则见痧疹密布,色红如丹;热毒炽盛,内逼营血,则疹色紫红或瘀点;气分热盛,则舌生红刺,舌苔黄糙,脉数有力;热盛津伤,胃阴亦耗,故舌光起刺,状如杨梅。

治法:清气凉营,泄火解毒。

方药:凉营清气汤加减。生地黄、赤芍、牡丹皮、连翘、黄芩、紫草各 10g,生石膏(先煎)20g,马勃 6g,生甘草 2g。

用法:每日 1 剂,水煎服。

方解:水牛角、赤芍、牡丹皮、生石膏、黄芩清气凉营,泄火解毒;生地黄、连翘甘寒清热,养阴生津。

加减:丹痧布而不透、壮热无汗者,加淡豆豉、浮萍,以发表透邪;苔糙便秘、咽喉腐烂者,加生大黄、芒硝,以通腑泄火;若邪毒内陷心肝,出现神昏、抽搐等,可选紫雪丹、安宫牛黄丸,以清心开窍。

3. 疹后阴伤

症候:丹痧布齐后1~2日身热渐退,咽部糜烂、疼痛减轻,或见低热,唇干口燥,或伴有干咳,食欲不振,约1周后可见皮肤脱屑、脱皮,舌红少津,苔剥脱,脉细数。

病机:邪毒渐清,阴液耗损。痧毒外透,壮热耗阴,阴虚内热,故见低热留恋;疹后肺胃阴津耗伤,故口干,唇燥,干咳;胃阴亏损,脾胃不和,故食欲不振,舌红少津,舌苔剥脱;阴津亏耗,皮肤失润,故皮肤干燥脱屑。

治法:养阴生津,清热润喉。

方药:沙参麦冬汤加减。沙参、麦冬、生地黄、石斛、白芍、玄参、玉竹各10g,知母5g,炙甘草2g。

用法:每日1剂,水煎服。

方解:沙参、麦冬、玉竹清润燥热而滋养肺胃之阴液;甘草清火和中。

加减:口干、舌红少津明显者,加玄参、桔梗、芦根,以增强养阴生津、清热润喉作用;大便秘结难解者,可加知母、火麻仁,以清肠润燥;低热不清者,加地骨皮、银柴胡、鲜生地黄,以清虚热。发生心悸、痹证、水肿等症候者,参照有关病症辨证治疗。

(二)单方验方

(1)大青叶、板蓝根、土牛膝根各15g。每日1剂,水煎服。适用于邪侵肺卫证丹痧。

(2)紫草、车前草各15~30g。水煎,连服7日。适用于毒炽气营证丹痧,也可用于预防。

(3)蒲公英30g,水煎,分3次服。

(4)黄连10g,生甘草5g,水煎分3次服。

（三）中成药

（1）三黄片：每次 2～3 片，每日 3 次，口服。适用于毒炽气营证丹痧。

（2）五福化毒丸：每次 1 丸，每日 2 次，口服。适用于毒炽气营证丹痧。

（四）其他疗法

1. 西医治疗　青霉素是治疗猩红热和链球菌感染的首选药物，早期应用可缩短病程，减少并发症。每日用青霉素 4 万～8 万U/kg，分 2 次肌内注射。病情严重者可增加剂量。为彻底消除病原菌、减少并发症，疗程至少 10 日。对青霉素过敏者，可每日用红霉素 20～40mg/kg，分 3 次口服；严重时也可静脉给药，疗程 7～10 日。

2. 针灸疗法

（1）主穴取风池、天柱、曲池、合谷、少商、委中，配穴取内庭、膈俞、三阴交、身柱。针刺用泻法，每日 1 次。适用于发热、咽痛。

（2）以大肠、肺、胃经穴位为主，配少商或委中穴，三棱针针刺出血。配翳风、合谷、尺泽穴针刺，每日 1 次。适用于咽喉肿痛。

3. 吹喉疗法

（1）玉钥匙散或锡类散。吹喉，每日 2～3 次。适用于咽喉肿痛。

（2）金不换散或珠黄散。吹喉，每日 2～3 次。适用于咽喉糜烂化脓。

4. 漱口疗法　金银花、山豆根、夏枯草、青果、嫩菊叶、薄荷叶各适量。上药煎汤漱口，每日 2～3 次。适用于咽喉肿痛。

三、预防调护

1. 预防

（1）控制传染源：对丹痧患儿隔离治疗 7 日，至症状消失，咽拭子培养 3 次阴性，方可解除隔离。对密切接触的易感人员，隔离观察 7～12 日。

（2）切断传播途径：对患儿的衣物及分泌排泄物应消毒处理。流行期间不去公共场所。患儿所在场所及病室可用食醋熏蒸消毒。

（3）保护易感人群：疾病流行期间，对儿童集体场所经常进行消毒。易感儿童可口服板蓝根、大青叶等清热解毒中药煎剂，用于预防。

2. 调护

（1）急性期嘱患儿绝对卧床休息 2～3 周，以减少并发症，并做好一切生活护理。给予适当物理降温，可头部冷敷、温水擦浴或遵医嘱服用解热镇痛药。忌用冷水或酒精擦浴。急性期给营养丰富的含大量维生素且易消化的流质、半流质饮食；恢复期给软食，鼓励并帮助患儿进食。供给充足的水分，以利散热及排泄毒素。遵医嘱及早使用青霉素治疗，并给溶菌酶含片。用温生理盐水或稀释 2～5 倍的朵贝溶液漱口，每日 4～6 次。

（2）观察皮疹及脱皮情况，保持皮肤清洁，衣被勤洗换。可用温水清洗皮肤，禁用肥皂水清洗。剪短患儿指甲，避免抓破皮肤。脱皮时勿用手撕扯，可用消毒剪刀修剪，以防感染。

（3）注意观察血压变化，有无眼睑水肿、尿量减少及血尿等。每周做尿常规检查 2 次。

第五节　水　痘

　　水痘是感受水痘时邪(水痘-带状疱疹病毒)引起的急性出疹性传染病,临床以发热、皮肤分批出现丘疹、疱疹、结痂为特征。皮疹特点为:皮疹初起为红色小斑疹或丘疹,稀疏而分散,数小时至1日后可变为疱疹,圆形或椭圆形,3～5mm 大小不一,其长轴与躯体纵轴垂直;疱浆清亮,壁薄易破,周围有红色浸润,有瘙痒感;数日后,疱疹逐渐变干,中心略微凹陷,然后结成痂盖,再经数日至1周后,痂盖脱落,不留瘢痕。皮疹分布呈向心性。以躯干、头皮、颜面及腰部常见,四肢及足底、手掌偶见。部分患儿口、咽、结膜、外生殖器等处黏膜也可出现皮疹。水痘皮疹可在发病3～6日分批陆续出现,一般为 2～3 批或更多。皮疹数量多少不一,轻者 10个左右,重者数量多达百个,范围较广。体检时,可同时见到斑丘疹、疱疹与痂盖的临床特征。水痘一年四季均可发生,但以冬春季节发病最多。任何年龄皆可发病,以 6～9 岁小儿为多见。水痘传染性极强,从出疹前一日到皮疹全部干燥结痂(7～8 日)均有传染性,易在集体托幼机构发生流行。易感儿初次感染后引起水痘,再次感染或患水痘后病毒未被彻底清除者,在神经节中潜伏,一旦毒力再现即表现为带状疱疹。患病后大多可获终生免疫,二次感染者极少。水痘病情较轻,预后良好。少数患儿可因邪毒炽盛而出现内陷厥阴或邪毒闭肺之变症,甚至危及生命。

一、诊断要点

1. 临床表现

(1)病史:起病 2～3 周前有水痘接触史。

(2)症状与体征:初起有发热、流涕、咳嗽、不思饮食等症状,发热大多不高,发热 1～2 日,头面、发际及全身其他部位出现红色斑丘疹,以躯干部位较多,四肢部位较少。疹点出现后,很快变为疱疹,呈椭圆形,大小不一,位置表浅,形似露珠水滴,内含水液,周围红晕,疱壁薄易破,常伴瘙痒,继则结成痂盖脱落,不留瘢痕。皮疹分批出现,此起彼伏,在同一时期,斑丘疹、疱疹、结痂并见。皮疹呈向心性分布,躯干部较多,头面四肢较少。另口腔、咽喉、眼结膜、外阴黏膜及发际内亦可见疱疹,且疱疹易破,形成溃疡。

2. 辅助检查

(1)血常规检查:周围血白细胞计数大多正常,并发细菌感染时可使白细胞增高。

(2)病原学检查:刮取新鲜水疱基底物,用瑞氏染色可见多核巨细胞,苏木素-伊红染色可见核内包涵体,可快速诊断。使用单抗-免疫荧光法检测病毒抗原,敏感性较高,有助于病毒学诊断。用抗膜抗原荧光试验、免疫黏附血凝试验或酶联免疫吸附试验检测抗体,在出疹 1～4 日即出现,2～3 周滴度增加 4 倍以上即可确诊。

3. 鉴别诊断

(1)麻疹、风痧、奶麻、丹痧:均为斑丘疹,皮疹分布全身,形态细小如针尖或粟粒状,无疱疹、结痂现象。

(2)脓疱疮:多发于夏日炎热季节,病初为疱疹,很快成为脓疱,疱液混浊,晚期也有痂盖,但疹体较大,多见于头面部及肢体暴露部位,出疹过程与水痘完全不同。疱液可培养出细菌。

(3)丘疹样荨麻疹:婴幼儿多见,常有过敏史,无发热、咳嗽等上呼吸道感染征象。皮疹多见于四肢,可分批出现,为红色丘疹,顶端有小疱疹,壁较水痘坚硬,不易破损,痒感显著,周围无红晕,不结痂。

(4)手足口病:主要表现为口腔、手掌、足底及臀部发生疱疹,呈离心性分布,疱疹呈圆形或椭圆形,其长轴与指、趾皮纹走向一致。疱疹如米粒大小,内有混浊疱浆,质地较硬,不易破溃。

4. 中医辨证要点

(1)辨轻重：本病大多病情轻浅，过程良好。风热轻症，痘疹稀疏而小，疱浆液清亮，不热或微热，为透邪达表之证。毒热重症，痘疹多而密布，痘疹根盘红润较著，疹色暗红，疱浆混浊，并有毒邪窜入气营的临床症状。

(2)辨变症：水痘在临床上变症极少见。若邪毒炽烈，正气不足，即可出现高热、惊风、抽搐变症。

二、治疗

本病以清热解毒利湿为总的治疗原则。轻症属邪伤肺卫，治以疏风清热解毒为主，佐以利湿；重症为毒炽气营，治以清气凉营，解毒化湿为法。若出现邪陷心肝、邪毒闭肺等变症者，治以镇惊开窍、凉血解毒、开肺化痰等。

(一)辨证治疗

1. 风热轻症

症候：无热或微热，鼻流清涕，偶有轻咳，24小时左右出小红疹，数小时到24小时后大多变成椭圆形疱疹，疹壁薄，疱浆清亮，疹根盘微红晕，痘疹稀疏，多见于躯干、颜面及头皮，舌苔薄白，舌质淡，脉浮数。

病机：本证为外感风热时邪，邪毒伤于肺卫，正盛邪轻，故以疱疹稀疏，疹色红润，疱浆清亮，伴微热咳嗽等肺卫表证为特点，全身症状不重。

治法：疏风清热，解毒祛湿。

方药：银翘散加减。金银花、连翘、野菊花、牛蒡子、薏苡仁各6g，蝉蜕、桔梗各5g，薄荷(后下)6g，生甘草3g。

用法：每日1剂，水煎服。

方解：金银花、连翘清热解毒；薄荷、蝉蜕透疹止痒；牛蒡子、桔梗、甘草宣肺利咽。

加减：咳嗽有痰者，加桑叶、杏仁、浙贝母，以宣肺化痰；咽喉肿痛者，加板蓝根、马勃，以清热解毒利咽；疱疹痒甚者，加白鲜皮、地肤子，以祛湿止痒。

2. 毒热重症

症候：壮热烦躁，口渴引饮，面赤唇红，口舌生疮，痘疹密布，疹色紫暗，疱浆晦浊，粪便干结，小便黄赤，舌苔黄厚少津，舌质红绛，脉红数。

病机：本证为邪毒炽盛、内犯气营之重症或由风热轻症转化而来。气分热盛，故见壮热烦躁、口渴引饮、面赤唇红、口舌生疮。营分热炽，则见痘布较密、疹色紫暗、疱浆晦浊、根脚红晕显著；热伤津液，则见粪便干结、小便黄赤等。舌苔黄糙而干、质红绛、脉数，均为毒热之象。

治法：清热凉血，解毒祛湿。

方药：清营汤加减。水牛角（先煎）30g，生地黄 10g，玄参 6g，竹叶心 3g，麦冬 6g，丹参 6g，黄连 3g，金银花 9g，连翘 6g。

用法：每日 1 剂，水煎服。

方解：本方由犀角地黄汤衍化而来，为清营分热的主方。方中犀角（现代用水牛角替代）、生地黄清营凉血为君，玄参、麦冬配生地黄养阴清热为臣，金银花、连翘、黄连、竹叶清热解毒透邪热为佐，丹参助犀角（水牛角）、地黄凉营清热为使。诸药合用共奏清热解毒凉营之功。

加减：疹密色红者，加当归、赤芍、紫草，以活血凉血；咳嗽有痰者，加杏仁、浙贝母，以宣肺化痰；咽喉疼痛者，加板蓝根、僵蚕，以清热解毒利咽；头痛者，加菊花、蔓荆子，以疏风清热止痛；皮疹瘙痒者，加蝉蜕、地肤子，以祛风止痒。

（二）单方验方

（1）鲜芦根 30g,鲜白茅根 30g,金银花 10g,连翘 10g,板蓝根 10g,大青叶 10g,滑石块 15g,赤芍 10g。每日 1 剂,水煎服。适用于热毒重症水痘。

（2）金银花 12g,甘草 3g。每日 1 剂,水煎服。适用于热毒重症水痘。

（3）腊梅花 3g,连翘、金银花、菊花、赤芍、紫花地丁各 10g,板蓝根 15g,蝉蜕、甘草各 3g,黄连 1.5g。每日 1 剂,水煎服。适用于热毒重症水痘。

（4）白扁豆 6g,贯众 10g。将白扁豆,贯众洗净,放入锅中,加适量水,用大火煮沸后转用小火慢炖至豆熟烂,去渣取汁,每日服 1～2 次。适用于风热轻症水痘。

（5）杏仁 3g,滑石 3g,生甘草 2g。杏仁、滑石、生甘草加水煎服,每日 1～2 次。适用于风热轻症水痘。

（6）芦根 60g,野菊花 10g。将芦根切碎,与菊花共加水煎汤,取汁,代茶饮。适用于风热轻症水痘。

（三）中成药

（1）桑菊感冒片:3 岁以下,每次 1/2 片,口服;3～7 岁每次 1～2 片,口服;8 岁以上每次 3 片,每日 3 次,口服。具有清热解表、散风利咽的功效。适用于风热轻症。

（2）牛黄解毒片:3 岁以下每次 1/2 片;3～7 岁每次 1～2 片;8 岁以上每次 3 片。均每日 3 次,口服。具有清热解毒,散风通便的功效。适用于热毒重症。

（3）板蓝根颗粒:每次 5g,每日 2～3 次,口服。适用于邪伤肺卫证水痘。

（4）清开灵注射液:每次 20～30ml,加入 10％葡萄糖注射液中,静脉滴注,每日 1 次。适用于毒炽气营证水痘。

(5)牛黄镇惊丸:每次 1.5g,每日 2～3 次,口服。适用于邪陷心肝证水痘。

(6)儿童清肺口服液:每次 10～20ml,每日 3 次,口服。适用于邪毒闭肺证水痘。

(四)食疗方

(1)葡萄干 9g,金银花 9g。葡萄干、金银花洗净,放入茶杯内,倒入沸水,代茶饮。

(2)绿豆 30g,赤小豆 30g,黑豆 30g,甘草 30g。将以上食材,洗净,加水煮熟,晒干,再与甘草共研为细粉。每次取粉 3～6g,加白糖适量,开水冲后代茶饮,每日 3 次,连用 7 日。适用于预防水痘。

(3)橄榄 30g 芦根 60g。将橄榄、芦根捣(切)碎,水煎代茶饮。适用于水痘初起,发热,咽红疼痛等。

(4)薏苡仁 50g,大米 100g。薏苡仁、大米淘洗干净,一同入锅,加 1 000ml 水,先用大火烧开,再转用小火熬煮成稀粥。早晚餐食用。薏苡仁有利水作用,素体湿气较盛或暑湿季节服用较适宜;而秋燥之时、阴虚津亏之人服用则会加重燥象。

(5)薏苡仁 60g,大米 100g,冬瓜 150g,香菜 50g。冬瓜去皮及子;香菜洗净,切碎。大米、薏苡仁洗净后入锅同煮至粥熟,再将冬瓜、香菜放入同煮 20 分钟即可,咸甜随意调味。早晚温食。

(6)山药、冬瓜皮各 30g。洗净,清水煮成汤,每日食用 3 次。

(7)鲜竹笋 100～150g,鲫鱼 1 条。竹笋去壳、皮,切片,洗净;鲫鱼去鳞、鳃及肠杂。放入锅内共煮成汤,分数次随量饮用。适用于小儿麻疹、风疹、水痘初起。

（五）其他疗法

1. 西医治疗

（1）对于抵抗力低下者，可肌内注射丙种球蛋白，每日 3ml，连续 3 日。

（2）早期隔离至皮疹完全结痂干燥为止。局部治疗以止痒和防止感染为主，可外搽甲紫液，继发感染者可外用抗生素软膏。继发感染全身症状严重时，可用抗生素。忌用皮质类固醇激素，以防止水痘泛发和加重。

（3）疱疹破溃或继发感染时局部可涂 1‰甲紫溶液，未破溃者可用炉甘石洗剂涂抹。早期采用阿糖腺苷每日 10mg/kg；或用阿昔洛韦每日 8mg/kg，连用 5～7 日；或加用干扰素，可抑制病毒的复制；每日肌内注射维生素 B_{12} 500～1 000μg，也有一定的疗效。有继发感染时可选用有效的抗生素。

（4）对免疫能力低下的播散性水痘患儿、新生儿水痘或水痘性肺炎、脑炎等严重病例，应及早采抗病毒药物治疗。阿糖腺苷每日 10mg/kg，静脉滴注；或阿昔洛韦 5～10mg/kg，每 8 小时 1 次，静脉注射，疗程 5～7 日；或加用 α-干扰素，以抑制病毒复制，防止病毒扩散，促进皮损愈合，加速病情恢复，降低病死率。

2. 贴敷疗法

（1）青黛适量，布包，扑撒疱疹局部，每日 1～2 次。适用于水痘瘙痒、疱疹破溃者。

（2）黄连膏，涂搽于疱疹局部，每日 1～2 次。适用于疱疹成疮。

（3）青黛 30g，煅石膏 50g，滑石 50g，黄柏 15g，冰片 10g，黄连 10g，香油适量。前 6 味中药共研细末，和匀，拌香油，调搽患处，每日 1 次。适用于水痘疱浆混浊或疱疹破溃者。

（4）生萝卜、铅粉各适量。将生萝卜捣烂，加入铅粉和匀，敷于足心。

3. 药浴疗法

（1）苦参、芒硝各 30g，浮萍 15g。上药煎水外洗，每日 2 次。适用于水痘皮疹较密，瘙痒明显者。

（2）荆芥 15g，防风 15g，甘草 15g，薄荷 15g，蝉蜕 15g，大青叶 15g。以上 6 味加水煎汤，去渣，洗浴患处，每日 2 次。

（3）金银花、连翘、六一散、车前子各 10g，紫花地丁、黄花地丁各 15g。以上 6 味加水共煎汤 100ml，再加温水（最好用烧开后放温的水），洗患处，每日 1～2 次，3 日为 1 个疗程。

三、预防调护

1. 预防

（1）对有接触史的易感儿应检疫 3 周，并立即给予接种水痘减毒活疫苗，可预防发病。

（2）本病流行期间，少去公共场所。对已被水痘患儿污染的被服、用具及居室，应采用通风、暴晒、煮沸、紫外线灯照射等措施，进行消毒。

（3）对使用大剂量糖皮质激素、免疫抑制剂患儿及免疫功能受损、恶性肿瘤患儿，在接触水痘 72 小时内可肌内注射水痘-带状疱疹免疫球蛋白，以预防感染本病。

2. 调护

（1）由于水痘的传染性特别强，所以出水痘的患儿应该隔离到全部疱疹干燥结痂为止。在患儿隔离期间应该多卧床休息。饮食以易消化和富有营养的食品为主，平时多喝水和不吃辛辣、刺激性的食物。

（2）隔离期间要让患儿保持皮肤清洁，防止继发细菌感染。患儿的指甲要剪短，经常用温开水洗手。平时勤换内衣，衣服应宽松为好，以免刺激皮肤瘙痒处。皮肤痒处可涂 5％碳酸氢钠溶液或炉甘石洗剂。

（3）假如疱疹已破可涂 1％甲紫溶液，有利于收敛。继发细菌感染的可局部涂金霉素软膏。对比较好动的患儿，可以保护性地用消毒的纱布包裹或固定双手，以防抓破皮肤。如果在家中，只要护理得当，一般患儿在 1 个月左右就完全可以康复如初了。

第六节　手足口病

手足口病是感受手足口病时邪引起的急性发疹性时行疾病，临床以手足掌跖、臀及口腔疱疹，或伴发热为特征。可引起该病的肠道病毒有 20 多种，其中柯萨奇病毒 A16 型和肠道病毒 71 型最常见。肠病毒的传染途径主要经由胃肠道或呼吸道传播，也可通过接触患儿皮肤上的水疱和分泌物传染。

手足口病一年四季都可能发病，但以夏秋季最多。任何年龄均可发病，尤其是 3 岁以下的小儿。病毒寄生在患儿的咽部、唾液、疱疹和粪便中，不仅可通过唾液、喷嚏、咳嗽、说话时的飞沫传染给别的小儿，还可通过手、生活用品及餐具等间接传染。一旦流行，就会使很多小儿被传染，被传染上的患儿会在手、足皮肤或口腔黏膜上出现类似水痘样的小疱疹。

手足口病急性起病，发热，口腔黏膜出现散在疱疹，手、足和臀部出现斑丘疹、疱疹，疱疹周围有炎性红晕，疱内液体较少。可伴有咳嗽、流涕、食欲不振、恶心、呕吐、头痛等症状。部分病例仅表现为皮疹或疱疹性咽峡炎。预后良好，无后遗症。少数病例（尤其是 3 岁以下者）可出现脑炎、脑脊髓膜炎、脑膜炎、肺水肿、循环衰竭等。手足口病患儿由于湿温之邪不得外泄，因而迅即入里，出现湿温困脾，症见发热、手足口疱疹。

一、诊断要点

1. 临床表现

（1）在流行季节发病，常见于学龄前儿童、婴幼儿。

（2）病前 1～2 周有手足口病接触史，潜伏期 4～7 日。

（3）多数患儿突然起病，于发病前 1～2 日或发病的同时出现发热，体温多在 38℃左右，可伴咳嗽、流涕、食欲不振、恶心、呕吐、头痛、便溏等症状。一般体温越高，病程越长，则病情越重。

（4）口腔疱疹多发生在硬腭、颊部、齿龈、唇内及舌部，破溃后形成小的溃疡，疼痛较剧，年幼儿常表现烦躁、哭闹、流涎、拒食等。在口腔疱疹后 1～2 日可见皮肤斑丘疹，呈离心性分布，以手足部多见，并很快变为疱疹，疱疹呈圆形或椭圆形扁平凸起，如米粒至豌豆大，质地较硬，多不破溃，内有混浊液体，周围绕以红晕，数目少则几个，多则百余个。疱疹长轴与指（趾）皮纹走向一致。少数患儿臂、腿、臀等部位也可出现疱疹，但躯干及颜面部极少。疱疹一般 7～10 日消退，疹退后无瘢痕及色素沉着。

2. 辅助检查 血白细胞计数正常或偏高；部分患儿可分离出病毒或病毒核酸检测阳性；重症病例实验室检查可有末梢血白细胞明显增高、血糖增高及脑脊液改变，脑电图、磁共振、胸部 X 线检查可有异常。

3. 鉴别诊断

（1）水痘：由感染水痘病毒所致。疱疹较手足口病稍大，呈向心性分布，躯干、头面多，四肢少，疱壁薄，易破溃结痂，疱疹多呈椭圆形，其长轴与躯体的纵轴垂直，且在同一时期、同一皮损区中斑丘疹、疱疹、结痂并见为其特点。

（2）疱疹性咽峡炎：可由柯萨奇病毒感染引起，多见于 5 岁以下小儿，起病较急，常突发高热、流涕、口腔疼痛，甚或拒食，体检可见软腭、悬雍垂、舌腭弓、扁桃体、咽后壁等口腔后部出现灰白色小疱疹，1～2日疱疹破溃形成溃疡，颌下淋巴结可肿大，但很少累及颊黏膜、舌、龈及口腔以外部位皮肤，可资鉴别。

4. 中医辨证要点

（1）辨轻症、重症：轻症者，病程短，疱疹仅限于手足掌心及口腔部，疹色红润，稀疏散在，根盘红晕不著，疱液清亮，全身症状轻微，或伴低热、流涕、咳嗽、口痛、流涎、恶心、呕吐、便溏等肺、脾经症状；重症者，则病程进展快，疱疹除手足掌心及口腔部外，四肢、臀部等其他部位也可累及，疹色紫暗，分布稠密，或成簇出现，根盘红晕显著，疱液混浊，常伴高热、烦躁、口痛、拒食等，甚或出现邪毒内陷、邪毒犯心等心、肝经症候。

（2）按温病卫、气、营、血辨证，结合脏腑经络辨证：早期病邪在肺卫，表现为发热、流涕、咳嗽、咽痛等症状，疱疹主要在手太阴肺经循行部位；继而出现卫气同病见脾胃湿热的症候：口痛、流涎、拒食、纳差、恶心、呕吐、便溏等，疱疹主要分布在脾胃两经循行部位；若邪毒炽盛可出现气营两燔的症候，进一步可逆传心包，内陷厥阴。恢复期则见气阴耗损的症候。

二、治疗

本病以祛湿清瘟为基本治疗大法。轻症治以宣肺解表，清热化湿。重症偏湿盛者，治以利湿化湿为主，佐以清热解毒；偏热重者，以清热解毒之品为主，佐以化湿。若出现邪毒逆传心包、内陷厥阴者，又当配伍镇痉开窍之剂，并予中西医抢救。恢复期益气养阴，佐以清余邪之法。

（一）辨证治疗

1. 湿温壅肺

症候：发热，微恶风，咽痛，头痛酸楚，咳嗽，流涕，舌苔薄黄，脉浮数。

治法:清凉解表,疏风散热。

病机:此为湿温侵肺,偏肺气失宣,则表现为发热恶寒、流涕咳嗽、脉浮数的肺卫症状。

治法:宣肺解表,祛湿清瘟。

方药:黄连石膏汤加减。黄连 3g,生石膏(先煎)20g,黄柏 5g,葛根 10g,薄荷(后下)5g。

用法:每日 1 剂,水煎服。

方解:黄连为君,清热祛湿。生石膏为臣,大清肺热。黄柏为佐,清热利湿。葛根与薄荷为使,解表化湿。

加减:疱色紫暗者,加赤芍、紫草;湿重者,加滑石;恶心呕吐者,加紫苏梗、竹茹,以和胃降逆;高热者,加葛根、柴胡,以解肌退热;肌肤痒甚,加蝉蜕、白鲜皮,以祛风止痒。

2. 湿温困脾

症候:口痛拒食,手足皮肤、口咽部出现大量疱疹,局部瘙痒,伴有发热,烦躁不安,夜寐不宁,小便黄赤,粪便干结或便溏,舌红,苔多黄腻,脉滑数。

病机:本证为湿温困脾,湿毒外发所表现的口痛拒食,手足皮肤、口咽部出现大量疱疹,局部瘙痒,伴有发热,烦躁不安,夜寐不宁,小便黄赤,粪便干结或便溏,舌红,苔多黄腻,脉滑数。

治法:泻脾解毒,祛湿清瘟。

方药:甘露消毒丹。滑石 10g,茵陈 10g,黄芩 6g,石菖蒲 5g,川贝母 5g,木通 5g,藿香 5g,射干 5g,连翘 10g,薄荷 5g,白豆蔻 5g。

用法:每日 1 剂,水煎服,5 日为 1 个疗程。

方解:方中藿香、白豆蔻、石菖蒲芳香化浊,开泄气机,共为君药;黄芩、连翘清热解毒;茵陈清热利湿退黄为臣药;滑石、木通利湿通淋,引湿热从小便而去;射干、川贝母化痰湿,消郁结;薄荷辛凉透达,使湿热之邪从表而散,皆为佐药。实验表明,本方有显著的解热作用,用于湿热疫毒为患的手足口病疗效显著。

加减：高热不退者，加生石膏、知母、大米；大便秘结者，加生大黄、芒硝，以泄热通便；口渴喜饮者，加麦冬、芦根，以养阴生津；烦躁不安者，加淡豆豉、莲子心，以清心除烦。

3. 气营两燔

症候：壮热不解，头痛剧烈，口痛剧烈难忍，手足甚至四肢皮肤、臀部疱疹斑疹密集，色泽紫暗，或成簇出现，疱液混浊或脓液，伴有小便黄赤，粪便干结，舌质红绛，苔黄厚腻或黄燥，脉滑数。

病机：本证处于疾病发疹病情演变关键时刻，为手足口病之重症，多见于年幼及感邪较重者，为温热疫毒充斥内外，干扰气营，导致气营两燔。若失于调治，可出现邪毒内陷或邪毒犯心肝等变症。

治法：解热凉营，祛湿清瘟。

方药：清瘟败毒饮加减。生石膏（先煎）20g，生地黄10g，黄连3g，栀子10g，桔梗5g，黄芩6g，知母10g，赤芍10g，玄参10g，连翘10g，牡丹皮6g，竹叶10g，甘草3g。

用法：每日1剂，水煎服，7日为1个疗程。

方解：方中石膏、知母大清气分之热以救阴；生地黄、玄参、牡丹皮、赤芍清营分之热以凉血；黄芩、黄连、栀子泄火解毒；竹叶清心除烦；桔梗宣肺透邪，甘草解毒和中。全方清营凉血，且又透营转气，养阴而不滋腻，透疹不伤津液，故收效甚佳。

加减：热重者，加大生石膏的用量及水牛角；粪便干结者，可加承气汤；口干舌燥者，加石斛、西洋参。

4. 湿热羁留

症候：低热缠绵，神疲乏力，口渴，纳差，手足皮肤、口咽部疱疹渐退，舌红少津，脉细数。

病机：此时由于热势渐减，但仍黏腻未尽，故低热绵绵；邪热之毒耗伤阴液，而且口咽部的疱疹能影响患儿的进食，因此可见口渴、纳差、舌红少津、脉细数。

治法：养阴解热，祛湿清瘟。

方药:沙参麦冬汤加减。沙参10g,玉竹6g,生甘草3g,冬桑叶4.5g,麦冬9g,生扁豆5g,天花粉5g。

用法:每日1剂,水煎服。

方解:沙参与麦冬清养肺阴为君;玉竹与天花粉养阴增液为臣;桑叶清燥润肺为佐;白扁豆醒脾养肺为佐使之药;甘草调和诸药。

加减:若有痰涎明显者,可使用金水六君煎加减;若咽干作咳、心烦口渴明显者,可选用清燥救肺汤加减;湿热未尽者,加黄连;咳嗽明显者,加五味子。

(二)单方验方

(1)栀子6g,石膏15g,黄连3g,生地黄10g,黄芩6g,茯苓10g,薏苡仁12g,金银花6g,连翘6g,灯心草3g。每日1剂,水煎服。具有清热除湿的功效。适用于手足口病。

(2)板蓝根、大青叶、山豆根各6g,金银花、生薏苡仁、茯苓10g,紫草、黄芩、生地黄各6g,甘草梢3g,赤小豆30g,红花4g。每日1剂,水煎服。具有清热解毒,化湿活血的功效。适用于手足口病。

(3)藿香9g,茵陈15g,茯苓9g,连翘9g,炒杏仁6g,薏苡仁12g,板蓝根12g,枳实9g,川厚朴5g,制半夏6g,通草3g,石菖蒲6g。每日1剂,水煎服。具有清热解毒,化湿活血的功效。适用于手足口病。

(4)忍冬藤12g,板蓝根12g,蒲公英12g,连翘9g,紫草9g,七叶一枝花9g,竹叶8g,薄荷8g,桔梗8g,赤芍10g。每日1剂,水煎服。具有清热解毒的功效。适用于小儿手足口病。

(5)栀子8g,玄参10g,生石膏15g,生地黄10g,薏苡仁10g,黄连3g,黄芩6g,金银花12g,连翘12g。每日1剂,水煎服。具有清泄脾胃之火的功效。适用于小儿手足口病。

(6)人工牛黄(冲)0.2g,水牛角(先煎)10g,珍珠母(先煎)

10g,黄芩 3g,栀子 3g,金银花 10g,板蓝根 10g。每日 1 剂,水煎服。具有清热解毒的功效。适用于小儿手足口病。

(7)藿香 10g,枳壳 10g,白芷 10g,滑石 12g,薏苡仁 12g,薄荷 6g,黄连 3g,大青叶 15g,生甘草 3g。每日 1 剂,水煎服。具有清热凉血解毒的功效。适用于小儿手足口病。

(8)金银花 10g,连翘 10g,竹叶 10g,玄参 10g,生地黄 10g,板蓝根 15g,大青叶 20g,生石膏(先煎)20g,蝉蜕 6g,知母 10g,滑石 10g,白茅根 30g。每日 1 剂,水煎服。具有清热解毒的功效。适用于小儿手足口病。

(9)金银花 10g,连翘 10g,莱菔子 9g,竹叶 6g,焦栀子 6g,薄荷 3g,枳实 3g,甘草 3g。每日 1 剂,水煎服。具有表里面解,上下分消的功效。适用于小儿手足口病。

(三)中成药

(1)外感风痧颗粒:每次 15g,每日 3 次,口服。适用于邪犯肺卫证手足口病。

(2)蒲地蓝消炎口服液:每次 5～10ml,每日 2～3 次,口服。适用于邪犯肺脾证手足口病。

(3)清热解毒口服液:每次 10～20ml,每日 3 次,口服。适用于邪犯肺脾证手足口病。

(4)双黄连口服液:每次 10～20ml,每日 3 次,口服。适用于邪犯肺脾证手足口病。

(5)小儿热速清口服液:1 岁以内每次 2.5～5ml,1～3 岁每次 5～10ml,3～7 岁每次 10～15ml,7～12 岁每次 15～20ml。均每日 3～4 次,口服。适用于邪犯肺脾证手足口病。

(6)黄栀花口服液:2.5～3 岁每次 5ml,4～6 岁每次 10ml,7～11 岁每次 15ml,11 岁以每次 20ml。均每日 2 次,口服。适用于偏于热毒炽盛者手足口病。

（7）清胃黄连丸：每次 9g，每日 2 次，口服。适用于湿热蒸盛证手足口病。

（四）其他疗法

1. 西医治疗 主要是抗病毒及对症治疗，保持患儿个人清洁卫生。

（1）要让患儿有足够的休息，要保证患儿衣服清洁，避免皮疹感染。口腔溃疡的患儿，要注意口腔卫生，进食前后可用生理盐水或温开水漱口。患儿饮食应给予易消化食物，应以流质及半流质等无刺激性食品为宜。

（2）可服用 B 族维生素、维生素 C 及抗病毒药物，可采用口服板蓝根冲剂和多种维生素。可用抗生素、鱼肝油涂抹口腔，消炎止痛。还可外用芦甘石洗剂止痒。有并发症患儿可肌内注射丙种球蛋白。

（3）体温 38℃以上可适当用退热药，注意多给患儿喝水，以防出现脱水现象。若发热持续不退，适当静脉补充液体或口服补液。

（4）接触者应注意消毒隔离，避免交叉感染。

（5）密切监测病情变化，尤其是脑、肺、心等重要脏器功能。危重患儿特别注意监测血压、血气分析、血糖及胸片。

（6）有颅内压增高者可给予甘露醇等脱水治疗，重症病例可酌情给予甲泼尼龙、静脉用丙种球蛋白等药物。

（7）出现低氧血症、呼吸困难等呼吸衰竭征象者，宜及早进行机械通气治疗。

（8）维持血压稳定，必要时适当给予血管活性药物。

（9）如果出现弥散性血管内凝血、肺水肿、心力衰竭等，应给予相应处理。

2. 贴敷疗法

（1）西瓜霜、冰硼散、珠黄散、喉风散、锡类散，任选 1 种，涂搽口腔患处,每日 3 次。

(2)金黄散、青黛散、紫金锭,任选 1 种,香油调,敷于手足疱疹患处,每日 3 次。

(3)煅石膏 30g,黄柏 15g,蛤壳 15g,白芷 10g,黄丹 3g。上药共为细粉,油调,外敷手足疱疹处。适用于疱疹多而痛痒甚者。

3. 药浴疗法

(1)金银花 15g,板蓝根 15g,蒲公英 15g,车前草 15g,浮萍 15g,黄柏 10g。上药水煎,外洗手足疱疹处。适用于手足疱疹重者。

(2)九里明 30g,水杨梅 20g,野菊花 30g,蒲公英 30g,紫花地丁 30g,土茯苓 30g。上药水煎适量,外洗患处,每日 2～3 次。

三、预防调护

1. 预防

(1)本病流行期间,勿带孩子去公共场所,发现疑似患儿,应及时进行隔离,对密切接触者应隔离观察 7～10 日,并予板蓝根颗粒冲服。对患儿进行隔离 2 周。

(2)注意搞好个人卫生,养成饭前便后洗手的习惯。对被污染的日常用品、食具等应及时消毒处理,患儿粪便及其他排泄物可用 0.1％含氯消毒液浸泡,衣物置于阳光下暴晒,室内保持通风换气。

(3)注意饮食起居,合理供给营养,保持充足睡眠,避免阳光暴晒,防止过度疲劳而降低机体抵抗力。

2. 调护

(1)轻症患儿一般无须住院观察,应留在家中,直到热退、皮疹消退及水疱结痂。一般需隔离 2 周。

(2)患儿用过的玩具、餐具或其他用品应彻底消毒。一般常用含氯的消毒液浸泡及煮沸消毒。不宜蒸煮或浸泡的物品可置于日光下暴晒。患儿的粪便需经含氯的消毒剂消毒 2 小时后倾倒。

（3）患儿的房间要定期开窗通风,保持空气新鲜、流通,温度适宜。有条件的家庭每日可用乳酸熏蒸进行空气消毒。减少人员进出患儿房间,禁止吸烟,防止空气污浊,避免继发感染。

（4）如果在夏季患病,患儿容易引起脱水和电解质紊乱,需要适当补水和营养。患儿1周内应卧床休息,多饮温开水。饮食宜清淡、可口、易消化。口腔有糜烂时可以吃一些流质食物。禁食冰冷、辛辣、酸咸等刺激性食物。

（5）患儿因口腔疼痛而拒食、流涎、哭闹不眠等,要保持患儿口腔清洁,饭前饭后用生理盐水漱口;对不会漱口的患儿,可以用棉棒蘸生理盐水轻轻地清洁口腔。可将维生素 B_2 粉剂直接涂于口腔糜烂部位,或涂鱼肝油,亦可口服维生素 B_2、维生素 C,辅以超声雾化吸入,以减轻疼痛,促使糜烂早日愈合,预防细菌继发感染。

（6）患儿衣服、被褥要清洁,衣着要舒适、柔软,经常更换。剪短患儿的指甲,必要时包裹患儿双手,防止抓破皮疹。

（7）臀部有皮疹的患儿,应随时清理患儿的大小便,保持臀部清洁干燥。

（8）疱疹破裂的患儿,局部可涂擦 1‰甲紫或抗生素软膏。

（9）手足口病一般为低热或中等热度,无须特殊处理,可让患儿多饮水。如体温超过 38.5℃,可在医生指导下服用退热药。

第七节　痄　腮

痄腮是由流行性腮腺炎时邪(腮腺炎病毒)引起的一种急性传染病,临床以发热、耳下腮部漫肿疼痛为特征。西医学称为流行性腮腺炎。民间亦有称为"鸬鹚瘟""蛤蟆瘟"。本病一年四季都可发生,冬春易于流行。本病传染性较强,易在托幼机构发生流行。患病后一般可获较持久的免疫力。少数儿童由于病情严重,可出现昏迷、惊厥变症,年长儿如发生本病,可见少腹疼痛、睾丸肿痛等。

一般预后良好,病死率为 0.5％～2.3％,主要死于重症腮腺炎病毒性脑炎。

一、诊断要点

1. 临床表现

(1)发病前 2～3 周有流行性腮腺炎接触史。

(2)初病时可有发热、头痛、无力、食欲不振等前驱症状。发病1～2 日出现颧骨弓或耳部疼痛,体温上升,少数可高达 40℃。通常一侧腮腺肿大后 2～4 日又累及对侧。腮腺肿大以耳垂为中心,向前、后、下扩大,边缘不清,皮色不变,触之疼痛,有弹性感。口腔内颊黏膜腮腺管口可见红肿。腮腺肿胀经 4～5 日开始消退,整个病程 1～2 周。常见并发症有睾丸炎、卵巢炎、胰腺炎等,也有并发脑膜炎者。

2. 辅助检查

(1)血常规:白细胞总数正常或降低,淋巴细胞相对增多。继发细菌感染者,血白细胞总数及中性粒细胞均增高。

(2)血清和尿淀粉酶测定:90％患儿发病早期有血清和尿淀粉酶轻至中度增高。

(3)病原学检查:从患儿唾液、脑脊液、尿或血中可分离出腮腺炎病毒。用 ELISA 法检血清中腮腺炎病毒核蛋白的 IgM 抗体可作为近期感染的诊断。近年有应用特异性抗体或单克隆抗体来检测腮腺炎病毒抗原,可做早期诊断。用 PCR 技术检测腮腺炎病毒RNA,可大大提高可疑患儿的诊断。

(4)并发脑膜炎或脑炎者,脑脊液检查压力增高,细胞数增加,可达(50～500)×10^6/L,以淋巴细胞为主,氯化物、糖正常,蛋白轻度增高。

3. 鉴别诊断

(1)发颐:西医称之为化脓性腮腺炎,两颊肿胀疼痛,表皮泛红,腮腺化脓,按摩腮部可见口腔内腮腺管口有脓液溢出。多为一侧腮部肿痛,无传染性,常继发于猩红热、伤寒等细菌感染性疾病之后,血白细胞总数及中性粒细胞增高,本病可复发。

（2）其他病毒性腮腺炎：流感病毒、副流感病毒、巨细胞病毒、艾滋病毒等都可引起腮腺肿大,可依据病毒分离加以鉴别。

4. 中医辨证要点 本病以经络辨证为主,根据全身及局部症状,区别常症、变症。常症以少阳经脉病变为主,症见发热,耳下腮肿,未见神志障碍,抽搐,睾丸肿痛或脘腹痛,少腹疼痛等;变症病在少阳、厥阴两经,症见高热不退,神志不清,反复抽搐,或见睾丸肿痛,或脘腹痛,少腹疼痛等。

二、治疗

本病治疗,着重于清热解毒,佐以软坚散结。初起温毒在表者,以疏风清热为主;若病情较重,热毒壅盛者,治宜清热解毒为主。腮肿硬结不散,治宜软坚散结,清热化痰。软坚散结只可用宣、通之剂,以去其壅滞,不要过于攻伐,壅滞既去,则风散毒解,自然会达到消肿止痛的目的。对于病情严重出现变症,如邪陷心肝,或毒窜睾腹,则按息风开窍或清肝泄火等法治之。

本病治疗应内服药与外治疗法配合应用,有助于局部消肿。

（一）辨证治疗

1. 常症

（1）邪犯少阳

症候：轻微发热恶寒,一侧或两侧耳下腮部漫肿疼痛,咀嚼不便,或伴头痛,咽痛,纳少,舌红,苔薄白或淡黄,脉浮数。

病机：邪犯少阳,温毒在表。风温邪毒从口鼻而入,邪郁肌表,故有发热恶寒、咽痛;足少阳胆经绕耳而行,邪郁少阳经脉,与气血相搏,凝滞耳下腮部,故腮部肿胀疼痛;经脉受阻,关节不利,故咀嚼不便;邪毒上扰清阳,故头痛;邪扰脾胃,则纳少。舌红,苔薄白或淡黄,脉浮数,为温毒在表之征。

治法:疏风清热,散结消肿。

方药:银翘散加减。金银花6g,连翘6g,薄荷4g,荆芥穗4g,竹叶6g,牛蒡子6g,桔梗6g,芦根10g,玄参6g,大青叶10g,夏枯草6g,丹参10g,生甘草2g。

用法:每日1剂,水煎分2次服。

方解:金银花、连翘既有辛凉透邪清热之功,又具有芳香辟秽解毒之效,共为主药;荆芥穗、薄荷辛散表邪,透热外出;大青叶、夏枯草清热解毒;芦根、竹叶清热生津,除烦止渴;玄参软坚散结,滋阴清热;丹参活血行瘀,以助邪去热清;牛蒡子、桔梗宣肺止咳,清利咽喉;甘草生用泄火解毒。现代药理研究表明,大青叶、连翘等均有抑菌和抑制某些病毒作用;夏枯草、连翘有迅速消除淋巴结肿大的效应;丹参活血化瘀,改善微循环,有助于炎症消退。

加减:加板蓝根专解温毒;僵蚕祛风通络散结;浙贝母清热解毒,软坚散结。腮肿明显者,加马勃、夏枯草,以清热解毒,散结消肿;热甚者,加葛根、黄芩、石膏,以清热;咽喉肿痛者,加马勃、玄参,以清热利咽;纳少呕吐者,加竹茹、陈皮,以清热和胃。

(2)热毒壅盛

症候:高热不退,腮部肿胀疼痛,坚硬拒按,张口、咀嚼困难,烦躁不安,口渴引饮,或伴头痛、呕吐,咽部红肿,食欲不振,尿少黄赤,舌红苔黄,脉滑数。

病机:温毒入里,热毒壅盛。热毒炽盛故高热不退;邪毒壅盛于少阳经脉,气血凝滞不通,故腮部肿痛、坚硬拒按,张口、咀嚼困难;邪热内扰,则烦躁不安;热毒内扰脾胃,则食欲不振,呕吐;邪热上熏咽喉,则咽喉红肿;热邪伤津,则口渴引饮,尿少黄赤。舌红、台黄,脉滑数,为里热实证。

治法:清热解毒,软坚散结。

方药:普济消毒饮加减。黄芩(酒炒)10g,黄连(酒炒)3g,陈皮3g,甘草(生用)1.5g,玄参、柴胡、桔梗、连翘、板蓝根各6g,马勃、牛蒡子、薄荷各3g,僵蚕、升麻各2g。

用法:每日1剂,水煎服。

方解:黄芩、黄连、连翘、板蓝根、升麻清热解毒;柴胡、牛蒡子、马勃、玄参、桔梗、薄荷、甘草清热利咽,消肿散结;陈皮理气,疏通壅滞;僵蚕解毒通络,化痰散结。

加减:腮部肿痛、硬结不散者,加夏枯草、昆布、海藻,以软坚散结;加赤芍、牡丹皮,以凉血解毒,活血消肿;高热、烦躁者,加生石膏、知母,以清热泄火;便秘者,加大黄、芒硝,以通腑泄热;呕吐者,加竹茹,以清胃止呕;口渴引饮者,重用玄参,并加天花粉,以清热养阴生津。

2. 变症

(1)邪陷心肝

症候:高热不退,神昏,嗜睡,项强,反复抽风,腮部肿胀疼痛,坚硬拒按,头痛,呕吐,舌红,苔黄,脉洪数。

病机:热毒炽盛,则壮热不退;邪热上扰清阳,则见头痛;邪毒内陷心营,扰乱心神,故嗜睡,昏迷;热毒扰动肝风,故见抽搐;热郁经络,筋脉拘急,而见项强,抽搐。舌红苔黄,脉弦数为热毒炽盛之象。

治法:清热解毒,息风开窍。

方药:凉营清气汤加减。水牛角(先煎)20g,鲜石斛10g,黑栀子6g,牡丹皮6g,鲜生地黄10g,薄荷4g,黄连2g,赤芍6g,玄参6g,生石膏15g,生甘草2g,连翘6g,鲜竹叶20张,芦根15g。

用法:每日1剂,水煎服。

方解:黑栀子、黄连、连翘、生甘草清热解毒;水牛角、生地黄、牡丹皮、赤芍清热凉营;竹叶、玄参、芦根清热生津;薄荷辛凉透表。

加减:神志昏迷者,加紫雪丹、至宝丹,以清热镇惊,息风开窍;

热甚者,加清开灵注射液或双黄连注射液静脉滴注,以清热解毒、抽风频繁者,加钩藤、僵蚕,以平肝息风。

(2)毒窜睾腹

症候:病至后期,腮部肿胀渐消,一侧或两侧睾丸肿胀疼痛,或伴少腹疼痛,痛甚者拒按,舌红,苔黄,脉数。

病机:邪毒不清,内窜厥阴。足厥阴肝经循少腹络阴器,与足少阴胆经互为表里,病程后期足少阳胆经壅结之邪毒渐消,余邪流毒内窜至足厥阴肝经,蕴结于阴器,故见睾丸肿胀疼痛;流滞于少腹部,故有少腹疼痛。舌红,苔黄,脉数,为邪毒未散之象。

治法:清肝泻火,活血止痛。

方药:龙胆泻肝汤加减。龙胆草(酒炒)2g,黄芩(酒炒)6g,栀子(酒炒)6g,泽泻6g,木通2g,车前子6g,当归(酒炒)6g,生地黄10g,柴胡10g,生甘草2g,川楝子6g,延胡索6g,荔枝核5g,桃仁5g。

用法:每日1剂,水煎服。

方解:龙胆草、栀子清泄肝胆之火;黄芩清热解毒;配以柴胡、川楝子疏肝利胆;延胡索、荔枝核理气散结止痛;桃仁活血消肿。

加减:睾丸肿大明显者,加青皮、乌药、莪术,以理气消肿;少腹痛甚,伴腹胀、便秘者,加大黄、枳壳、木香,以理气通腑。

(二)单方验方

(1)野菊花30g,山豆根30g,蒲公英30g。上药加水煎汤,去渣取汁。代茶频饮,每日1剂。9岁以下小儿剂量减为1/3。

(2)桑叶5g,菊花5g,竹叶15g,白茅根15g,薄荷3g,白糖适量。以上前5味捣成粗末,混匀,沸水冲泡,加盖闷片刻,代茶频饮。

(3)金银花15g,薄荷6g,黄芩3g,冰糖15g。上药水煎取汁,入冰糖溶化饮。

（4）板蓝根 15g，金银花 10g，薄荷 5g。板蓝根、金银花加水煎汤，薄荷后下，去渣取汁，代茶频饮。

（三）中成药

（1）腮腺炎片：每次 4～6 片，每日 3 次，口服。适用于邪犯少阳证痄腮。

（2）赛金化毒散：每次 0.25～0.5g，每日 2 次，口服。适用于热毒壅盛证痄腮。

（3）安宫牛黄丸：每次 1～3g，每日 2 次，口服。适用于邪陷心肝变症痄腮。

（4）小柴胡冲剂：每次 1 包，每日 2～3 次，冲服。适用于邪犯少阳证痄腮。

（5）清开灵冲剂：每次 1 包，每日 2～3 次，冲服。适用于热毒壅盛及邪陷心肝证痄腮。

（四）食疗方

（1）绿豆 100g，白菜心 3 个。绿豆洗净，加水煮烂成粥时加入切细的白菜心，再煮 10～20 分钟。每日 1 剂，分 2 次食用，连食 4～5 日。

（2）金银花 10g，赤小豆 30g。金银花装入纱布袋，扎口；赤小豆淘净，加水先煮至熟烂，入金银花袋，再煮 3～15 分钟，去药袋，食豆喝汤。具有辛凉解表，清热散结的功效。适用于痄腮初起，发热恶寒，身痛，头痛。

（3）绿豆 200g，黄豆 100g，红糖 100g。以上前 2 味淘洗干净入锅，加适量的水，先用大火烧开，再转用小火熬煮成稀粥，加红糖调味。每日 1 剂，分数次食用，连食数日，可减轻症状。

（4）冰糖 30g，鸭蛋 1 个。将冰糖砸碎，放入碗中，并加适量的热水，将冰糖溶化，打入鸭蛋，搅和均匀，放入锅中，隔水蒸熟即成。

每日 2 次,早晚餐食用,连食 7 日。

(五)其他疗法

1. 西医治疗

(1)对症治疗:高热时,给予物理降温,或口服布洛芬等退热药;烦躁时,可给予苯巴比妥等镇静药;呕吐频繁,不能进食时,应予输液,保证液体量和电解质平衡,口服甲氧氯普胺以止吐。

(2)并发症治疗

①脑膜(脑)炎。颅压高者,用 20% 的甘露醇每次 $1\sim2g/kg$,静脉推注,$4\sim6$ 小时 1 次,直至症状好转。惊厥者,地西泮每次 $0.2\sim0.3mg/kg$,肌内注射或静脉注射;或苯巴比妥钠每次 $5\sim8mg/kg$,肌内注射。短期应用糖皮质激素可改善症状。

②睾丸炎。应卧床休息,用棉花垫及丁字条带托起阴囊,以减轻疼痛,局部冷湿敷或硫酸镁冷湿敷。糖皮质激素可使睾丸肿痛在 24 小时后明显减轻,促进肿胀消退,可选用泼尼松每日 $0.5\sim1mg/kg$,口服;或地塞米松每日 $0.5\sim1mg/kg$,分 2 次静脉注射,肿痛消退后减量至停药。加用抗生素以预防局部继发细菌感染。

(3)抗病毒治疗:目前尚缺乏抗痄腮(腮腺炎)病毒的特效药。发病早期可试用利巴韦林注射液,每日 $15mg/kg$,静脉滴注,疗程 $5\sim7$ 日。

2. 针灸疗法

(1)针刺法:取翳风、颊车、合谷穴,泻法,强刺激,每日 1 次。发热者,加曲池、大椎穴;睾丸胀痛者,加血海、三阴交穴。

(2)火灸法:取角孙穴,剪去头发,用一支火柴棒点燃,迅速按于角孙穴上(火即自灭)。火灸后局部皮肤发红,或呈白色,别无不适,每日 1 次。

(3)艾条灸:取合谷、外关、翳风、颊车穴。高热者,加大椎、曲池穴;肿痛严重者,加液门、少商穴;睾丸肿痛者,加三阴交、行间、血海、曲泉穴。点燃艾条,火头距离穴位处皮肤3cm进行熏烤,使皮肤有较强的刺激感。火力要壮而短促,以达消散邪气之效,每穴灸5分钟左右,若皮肤产生小疱,任其自然吸收,但不要产生大的瘢痕,刺激以能忍受为度。

(4)艾炷灸:取合谷,外关,翳风,颊车穴。高热者,加大椎、曲池穴;肿痛严重者,加液门、少商穴;睾丸肿痛者,加三阴交、行间、血海、曲泉穴。在上述穴位涂上大蒜汁,以黏住艾炷,选用标准大中艾炷施灸,可吹火使艾炷燃烧加快,当穴下产生强烈刺激感时即去除艾炷。一般灸3～10壮,适用于慢性顽固性痄腮。

(5)艾炷隔姜灸:取合谷,外关,翳风,颊车穴。高热者,加大椎、曲池穴;肿痛严重者,加液门、少商穴;睾丸肿痛者,加三阴交、行间、血海、曲泉穴。上述穴位上放2mm厚的生姜片,中穿数孔,生姜片上放艾炷,每次选3～5穴,每穴灸3～10壮,隔日1次,7～10日为1个疗程。

3. 贴敷疗法

(1)如意金黄散、青黛散、紫金锭(即玉枢丹),任选1种,适量,以醋或茶水调,外敷患处,每日1～2次。适用于腮部肿痛。已破溃者禁用。

(2)新鲜仙人掌1块,去刺,洗净,捣泥或切成薄片,贴敷患处,每日2次。适用于腮部肿痛。

(3)鲜芙蓉叶、鲜败酱草,青黛10g,大黄10g,皂角刺10g,荔枝核10g。将芙蓉叶,败酱草捣烂,后4味药研细末。将以上药物混合、调匀,敷睾丸肿痛部位,并用布带托起睾丸,药干则用清水调湿继用,每日1次。适用于睾丸肿痛者。

(4)鲜蒲公英、鲜马齿苋、鲜仙人掌(去刺),任选1种,捣烂外敷患处,每日2次。适用于腮部肿痛。

(5)乳香末6g,没药末6g,淀粉60g,米醋250ml。将米醋放在砂锅内煮沸,再将乳香末和没药末放入搅匀,随搅随下淀粉,待成糊状后便倒在牛皮纸上涂抹,糊的厚度约 1.5cm,面积要大于患部的面积。待药糊稍凉,趁温热时敷于患部,然后用消毒纱布固定。适用于小儿痄腮(流行性腮腺炎)。

4. 激光疗法 主穴取少商、合谷、阿是穴(肿大的腮腺局部),配穴取曲池、风池,用氦-氖激光穴位照射。每穴照射 5~10 分钟,每日 1 次,连用 3~5 日。

三、预防调护

1. 预防

(1)本病流行期间,易感儿应少去公共场所,以避免传染。可疑患儿要及时进行隔离观察。

(2)未曾患过本病的儿童,可给予腮腺炎免疫球蛋白,被动免疫。

(3)出生后 14 个月给予减毒腮腺炎活疫苗,或麻疹、流行性腮腺炎、风疹的三联疫苗预防接种。

2. 调护

(1)患儿要与健康人分开隔离,居室要定时通风换气,保持空气流通。

(2)患儿要注意休息,调节饮食。由于腮腺肿大可引起进食困难,因此要吃一些富有营养、易于消化的半流食或软食,如稀饭、面片汤、鸡蛋羹等。不要吃酸辣、甜味及干硬的食物,以免刺激唾液腺分泌,使腮腺的肿痛加重。

(3)患儿要注意口腔卫生,经常用温盐水或复方硼砂液漱口,以清除口腔内的食物残渣,防止出现继发性细菌感染。

(4)患儿如果体温超过 39℃,可采用头部冷敷、温水擦浴等方法;或在医生的指导下服用退热镇痛药,如阿司匹林、对乙酰氨基酚等以缓解患儿的症状。

(5)患儿如果出现睾丸肿大,伴有压痛感时,可用冷水浸过的毛巾对局部进行冷敷,并用丁字形布带将睾丸托起来,以改善患儿的局部症状。

第八节　顿　咳

顿咳是小儿时期感受时行邪毒引起的肺系时行疾病,临床以阵发性痉挛咳嗽,咳后有特殊的鸡啼样吸气性吼声为特征。本病因其咳嗽特征又名"顿呛""顿嗽""鹭鸶咳";因其具有传染性,故又称为"疫咳"。

顿咳好发于冬春季节,以5岁以下小儿最易发病,年龄愈小,则病情大多愈重,10岁以上则较少罹患。病程愈长,对小儿身体健康影响愈大,若不及时治疗,可持续2~3个月。典型的顿咳与西医学百日咳相符。近年来,广泛开展百日咳菌苗预防接种,百日咳发病率已降低,但临床由副百日咳杆菌、腺病毒等病原引起的百日咳综合征仍较常见,两者症状相似,后者相对较轻,辨证论治基本相同。

重症或体弱婴儿因体禀不足,正气亏虚,痰热壅盛,闭阻于肺,易并发肺炎喘嗽;痰热内陷心肝,可致神昏、抽搐之变症。

一、诊断要点

1. 临床表现

(1)病史:根据流行病学资料,未接种百日咳疫苗,有百日咳接触史。

(2)症状与体征

①初咳期。从起病至发生痉咳7~10日。病情类似感冒,可有发热、咳嗽、流涕及喷嚏等。2~3日热退,鼻塞流涕渐减,而咳嗽日渐加重,由声咳渐转阵发性连续咳嗽,夜间为重。

②痉咳期。持续2~4周或更长。咳嗽呈阵发性、痉挛性剧烈

咳嗽，咳后伴鸡鸣样吸气声。如此反复，患儿表情痛苦、颜面红紫、涕泪交加，舌向外伸，舌下破溃，最后咳出大量黏痰并吐出胃内容物，咳嗽暂缓。痉咳日轻夜重，每因情绪激动、进食等因素而诱发。新生儿和婴儿常无典型痉咳，而表现为窒息发作，抽搐，面唇青紫等危症。

③恢复期。痉咳消失至咳嗽止为 2～3 周。本病的临床诊断应注意观察几个特殊的症状表现：痉挛性咳嗽及面目水肿、目睛出血、舌系带溃疡。对于发病初期感冒症状逐渐减轻，而咳嗽反增，日轻夜重者，应高度怀疑本病。

（3）并发症：部分年龄幼小、病情严重及体弱患儿易于出现并发症。

①支气管肺炎。是常见的并发症，为继发感染所致。患儿持续高热，咳嗽气促，甚则呼吸浅促、口唇发绀，肺部可闻及湿啰音，或呼吸音减低等。阵发性痉咳常常停止。

②肺不张。常发生在病情较重的患儿，多见于肺中叶和下叶。由于分泌物不易从肺中、下叶引流所致。诊断主要依靠 X 线检查。

③百日咳脑病。为最严重的并发症，主要发生于痉咳期。表现为惊厥或反复抽搐，亦可出现高热、昏迷或脑水肿。处理不及时常危及生命，此乃痉咳导致脑缺氧或颅内出血所致。

2. 辅助检查

（1）血常规：初咳期末及痉咳期白细胞总数升高，可达（20～40）×10^9/L；淋巴细胞升高，可达 60％～80％。并发肺炎者，白细胞总数增加，淋巴细胞相对减少。

（2）细菌培养：用咳碟法或鼻咽拭子法做细菌培养，有百日咳杆菌生长。在疾病第一周阳性率高达 90％，以后降低。

（3）荧光抗体检查：鼻咽拭子涂片做直接荧光抗体染色阳性。该法具有阳性率高、特异性强和诊断快速等优点。

（4）血清学检查：用酶联免疫吸附试验检查血清中百日咳特异性 IgM、IgG，IgA 抗体，具有早期诊断价值。

（5）分子生物学检测：用 PCR 检测鼻咽分泌物百日咳杆菌DNA，快速、敏感、特异性强。

3. 鉴别诊断

（1）百日咳综合征：由副百日咳杆菌、腺病毒或呼吸道合胞病毒、沙眼衣原体等引起，主要依靠病原体分离或血清学检查进行鉴别。

（2）肺门淋巴结核、胸腺肥大等压迫气管或支气管引起阵咳：鉴别依靠 X 线摄片 。

（3）其他：痉挛性支气管炎和喉、气管异物等可发生阵发性痉咳，需注意鉴别。

4. 中医辨证要点　顿咳辨证大体可按初咳、痉咳及恢复三期分证，主要表现为咳嗽、痰阻，性质有寒热差异。初咳期邪在肺卫，属表证，咳嗽痰白者为风寒；咳嗽痰黄者为风热。痉咳期邪郁肺经，属里证，痉咳痰稀为痰湿阻肺；痉咳痰稠为痰火伏肺。恢复期邪去正伤，多虚证，呛咳痰少黏稠为肺阴不足；咳而无力，痰液稀薄为肺脾气虚。

二、治疗

本病主要病机为痰气交阻，肺气上逆，故治当涤痰清火，泄肺降逆。初咳期治以温肺散寒宣肺，或疏风清热宣肺；痉咳期治以涤痰降气，泄肺清热；恢复期治以养阴润肺，益气健脾。本病主症虽呛咳不已，但不可妄用止涩之药，以防留邪为患。痉咳期痰火居多，不可早用滋阴润肺之品，以防痰火不清，病程迁延难愈。

（一）辨证治疗

1. 邪犯肺卫　此证见于初咳期，为时 1 周左右。

症候:鼻塞流涕,咳嗽阵作,咳声高亢,2～3日咳嗽日渐加剧,日轻夜重,痰稀白,量不多,或痰稠不易咳出,苔薄白或薄黄,脉浮。

病机:邪犯肺卫,肺失宣肃。时行邪毒由口鼻入侵,郁于肺卫,肺气不宣,故鼻塞流涕,咳嗽阵作。2～3日后邪气内侵肺络,与痰浊郁结气道,肺气不利,上逆而咳,故见咳嗽日渐加剧;痰属阴邪,夜归阴分,故咳嗽日轻夜重。时邪有兼夹风寒、风热之别,夹风寒者,则痰稀白,苔薄白;夹风热者,则痰稠不易咳出,苔薄黄。邪在卫表,故脉浮。

治法:疏风祛邪,宣肺止咳。

方药:三拗汤加味。麻黄(不去节)6g,杏仁(不去皮、尖、油)10粒,生甘草(不去梢)3g。

用法:每日1剂,水煎服。

方解:麻黄辛温解表,宣肺止咳,杏仁降气化痰止咳,甘草佐麻黄,以辛甘助发散肺卫之邪。

加减:偏风寒者,加紫苏叶、百部、陈皮,以辛温发散,理气化痰;痰多色白者,加半夏、胆南星、枳壳,以燥湿化痰,理气止咳;偏风热者,加桑叶、黄芩、生石膏,以清热宣肺,化痰止咳;痰黄而黏稠者,加葶苈子、鲜竹沥、黛蛤,以散清化痰热。

2. 痰火阻肺

症候:以阵发性痉挛性咳嗽为主要症状。咳嗽连续,日轻夜重,咳后伴有深吸气样鸡鸣声,吐出痰涎及食物后,痉咳得以暂时缓解。有些外因,如进食,用力活动,闻刺激性气味,或情绪激动时常易引起发作。轻则昼夜痉咳5～6次,重者多达40～50次。伴有目睛红赤,两胁作痛,舌系带溃疡。舌红,苔薄黄,脉数。此期为痉咳期,从发病第二周开始,病程长达2～6周。年幼及体弱的婴幼儿此期可发生变症:如咳嗽无力,痰鸣鼻翼翕动,憋气窒息,面唇青紫的痰热闭肺证;或四肢抽搐,口吐涎沫的邪陷心肝证。

病机:邪郁化火,阻塞肺气。时邪郁而化火,火热熏肺,炼液为痰,阻塞气道,肺气失肃,痰气交阻,气火上逆,故痉咳频作;痉咳后骤然吸气,大量气体激动声门而发声,故咳后伴深吸气样鸡鸣声;痰涎咳出,气道暂得以通畅,故咳嗽暂得以缓解;邪痰阻肺,肺气上逆,胃失和降,故呕吐食物。进食、活动过度或闻刺激性气味,可使肺气失畅,宣肃失常,引动邪痰,而使痉咳发作;情绪激动,肝失疏泄,肝气犯肺,亦可使痉咳加重。肺病及肝,肝火随之上逆,故目睛出血;肝气横逆则胁痛呕吐;肺病及心,心火上炎,故舌系带溃疡。舌红,苔黄,脉数为痰热之征。年幼体弱小儿肺脏娇弱,痰热犯肺,气道壅阻;肺气郁闭,故可见咳嗽、气急、痰鸣、鼻翼翕动;痰堵气道,呼吸不利,气滞血瘀,故见憋气、窒息、发绀。如邪热过盛,内陷厥阴,痰热蒙心,肝风内动,则见神昏、抽搐、口吐涎沫。

治法:泄肺清热,涤痰镇咳。

方药:桑白皮汤合葶苈大枣泄肺汤加减。桑白皮、黄芩、浙贝母、葶苈子、紫苏子、杏仁、制半夏各 6g,黄连 2g,栀子 5g。

用法:每日 1 剂,水煎服。

方解:桑白皮、黄芩、浙贝母清泄肺热,化痰止咳,葶苈子、紫苏子、杏仁、制半夏降逆化痰止咳,黄连、栀子泄火泄热。

加减:痉咳频作者,加僵蚕、蜈蚣,以解痉镇咳;呕吐频频,影响进食者,加代赭石、枇杷叶、紫石英,以镇逆降气;两目红赤者,加龙胆草,以清泄肝火;胁痛者,加柴胡、郁金、桃仁,以疏肝活血;咯血、衄血者,加白茅根、侧柏叶、三七,以凉血止血;呛咳少痰、舌红少苔者,加沙参、麦冬,以润肺止咳。

邪盛正虚,发生变症时,则随证论治。痰热闭肺证,治宜开肺清热,涤痰定喘,选用麻杏石甘汤加味,窒息发绀时紧急予以吸痰、吸氧;邪陷心肝证,治宜泄火化痰,息风开窍,选用牛黄清心丸、羚角钩藤汤等方。待神清搐止再继续治疗顿咳。

3. 气阴耗伤

症候:痉咳缓解,仍有干咳无痰,或痰少而稠,声音嘶哑,伴低热,午后颧红、烦躁,夜寐不宁,盗汗,舌红,苔少或无苔,脉细数;或表现为咳声无力,痰白清稀,神疲乏力,气短懒言,纳差食少,自汗或盗汗,粪便不实,舌淡,苔薄白,脉细弱。

病机:邪退正虚,气阴耗伤。肺阴亏损者,多由痉咳期邪热痰火熏肺,肺之阴津耗伤,阴虚则肺燥,咽喉失于津液濡养,故干咳少痰,声音嘶哑;阴虚则内热,故午后颧红,盗汗;阴虚火旺,虚火扰心,故烦躁,夜寐不宁;舌红,苔少,脉细数,为肺阴不足之象。肺气不足者,多由脾气素虚,痰浊阻肺,痉咳日久,耗散正气,导致肺脾两虚。肺气亏虚,气不布津,停聚成痰,故咳嗽无力,痰白清稀;肺气不足,营虚卫弱,津液不固,故自汗盗汗;脾气亏虚,运化无权,故神疲乏力,纳差食少,粪便不实;舌淡,苔薄白,脉细弱为脾肺气虚之象。

治法:养阴润肺,益气健脾。

方药:沙参麦冬汤,人参五味子汤加减。沙参麦冬汤适用于肺阴耗损证。沙参、麦冬、玉竹、桑叶各 6g,天花粉 10g,扁豆 10g,生甘草 2g。

用法:每日 1 剂,水煎服。

方解:沙参、麦冬、玉竹、桑叶、天花粉、扁豆、生甘草养肺润肺,生津润燥。

加减:咳嗽时作者,加桔梗、杏仁,以清肃肺气,化痰止咳;干咳无痰者,加百合、款冬花、生地黄,以润肺止咳;盗汗甚者,加地骨皮;浮小麦、牡蛎,以清热敛汗;声音嘶哑者,加木蝴蝶、胖大海、凤凰衣,以清咽开音;粪便干结者,加麻仁、全瓜蒌,以润燥通便。

人参五味子汤适用于脾肺气虚证。党参 6g,茯苓 5g,白术 5g,甘草 2g,生姜 2g,大枣 3 枚,五味子 2g,麦冬 3g。每日 1 剂,水煎服。

方解:党参、茯苓、白术、甘草、生姜、大枣补中益气,健脾养胃;五味子收敛肺气,纳气益肾;麦冬甘润养肺。每日 1 剂,水煎服。

加减:咳嗽痰多者,加川贝母、款冬花、紫菀,以化痰止咳;不思饮食者,加砂仁、神曲、鸡内金,以助运开胃。

(二)单方验方

(1)新鲜鸡胆汁,白糖适量。鸡胆汁与白糖调成糊状,蒸熟加糖,每日每岁 1/2 只,最多不超过 3 只,分 2 次服,连服 5～7 日。适用于痰火阻肺证顿咳。

(2)紫皮大蒜制成 50%糖浆。5 岁以内每次 5～10ml;5 岁以上每次 10～20ml,每日 3 次,连服 7 日。适用于痉咳期。

(3)蜈蚣、甘草各等份。上药研为末,每次 1～2g,每日 3 次,蜜水调服。适用于痉咳期顿咳。

(4)百部、白前各 10g,白梨(清水洗净,连皮切碎)1 个。同煮,加少量白糖,去渣饮汤,每日 2～3 次,连服 5～6 日。适用于痉咳期顿咳。

(5)鲜地龙 100g,白糖 50g。地龙水煎去渣,加糖收膏服用。具有清热平喘止咳的功效。适用于小儿百日咳。

(6)刀豆子 15g,甘草 3g,蜂蜜适量。以上前 2 味中药洗净,放入锅中,加适量水,用大火煮沸后转用小火煮熟,加蜂蜜调味即成。温热饮服,每日 2 次。具有温补肺气,止咳平喘的功效。适用于小儿百日咳等。

(7)桑白皮 10g,百部 10g,白芍 10g,绿茶 3g,冰糖 15g。前 4 药水煎去渣,入冰糖溶化饮服,每日 1 剂。具有清热泄肺,涤痰降逆的功效。适用于小儿百日咳痉咳期。

(8)马蜂房 2g,糯稻根 30g,生甘草 3g。以上 3 味加水煎服,每日 1～2 次。具有清热泄肺,涤痰降逆的功效。适用于小儿百日咳痉咳期。

(9)大戟、芫花、甘遂各 10g,加炒黄的麦面 60g。前 3 味药研成细面与麦面用水调制成丸,如玉米粒大。1～2 岁服 1 丸,3～4 岁服 2 丸,5～6 岁服 3 丸,7～8 岁服 4 丸,每日晨服 1 次。具有清热泄肺,涤痰降逆的功效。适用于小儿百日咳痉咳期。

(10)制百部 10g,百合 10g,白果(去壳)6g,甘草 3g。将百部、百合、甘草加 200ml 水,煎至 100ml 时加入白果再煮沸即可服用,每日分 3 次服,连服数剂。具有清热泄肺,涤痰降逆的功效。适用于小儿百日咳痉咳期。

(11)南沙参 60g,甘草 30g。以上 2 味加水煎成浓稠状液,加冰糖,每日 2 次,7 日服完。具有清热泄肺,涤痰降逆的功效。适用于小儿百日咳痉咳期。

(三)中成药

(1)鹭鸶咳丸:每次 1 丸,每日 2~3 次,口服。适用于邪犯肺卫及痰火阻肺证顿咳。

(2)二冬膏:每次 5~10g,每日 2 次,口服。适用于恢复期肺阴不足证顿咳。

(四)食疗方

(1)花生仁 15g,红花 1.5g,西瓜子 15g,冰糖 30g。将西瓜子捣碎,与其他一同加水煎汤 30 分钟,去渣取汁。每日 1 剂代茶饮。具有清肺化痰,解痉止咳,利水消肿的功效。适用于小儿百日咳。

(2)川贝母 15g,冰糖 50g,米汤 500ml。以上 3 味隔水炖 15 分钟。代茶饮,每日 1 剂,5 岁以下小儿酌减。具有润肺,祛痰,止咳的功效。适用于小儿百日咳。

(3)核桃仁 60g,蜂蜜适量。将核桃仁炒香后调蜂蜜吃。具有补气养阴的功效。适用于小儿百日咳日久遗尿、气喘。

(4)冬瓜子 60g,萝卜 20g。以上 2 味加水煎汤。代茶饮,每日 3 次。具有清肺止咳的功效。适用于小儿百日咳。

(5)白萝卜 30g,麦芽糖 20g。将萝卜洗净,切片,加水煎汤,后入麦芽糖即成。代茶饮,每日 3 次。具有清中润肺,止咳化痰的功效。适用于小儿百日咳。

（6）梨1个，荷叶20g，百部6g。以上3味加水煎熟。吃梨喝汤，每日1～2次。具有清热泄肺，涤痰降逆的功效。适用于小儿百日咳痉咳期。

（7）核桃仁（不去紫衣）30g，冰糖30g，梨150g。将梨洗净，去核，同核桃仁、冰糖共捣烂，加水煮成浓汁。每次饮1汤匙，每日3次。具有清热泄肺，涤痰降逆的功效。适用于小儿百日咳痉咳期。

（8）罗汉果1/2个，柿饼3个，冰糖少许。将罗汉果、柿饼洗净，加水3碗煎至1.5碗，加冰糖溶化即可。每日3次代茶饮。具有清热泄肺，涤痰降逆的功效。适用于小儿百日咳痉咳期。

（9）柿饼2个，生姜6g。将生姜切片，加在柿饼中焙热吃。具有清热泄肺，涤痰降逆的功效。适用于小儿百日咳痉咳期。

（五）其他疗法

1. 西医治疗　除一般支持疗法外，要注意保持环境安静，空气新鲜，以减少痉咳发生的诱因。对患儿要注意吸痰，以防窒息。及早应用抗生素治疗，一般可采用红霉素、氨苄西林、卡那霉素及复方磺胺甲基异噁唑。重症患儿应短期应用皮质激素。若有并发症，应做相应处理。

（1）饮食：富于营养、易消化、多次少量稠厚为宜，痉咳发作刚过即进行喂食或服药。

（2）抗生素：初咳期、痉咳早期疗效好。红霉素每日按30～50mg/kg，分3～4次口服，5～7日为1个疗程。氨苄西林每日按20～40mg/kg，分2次肌内注射，7～10日为1个疗程。痉咳晚期无效。

（3）糖皮质激素：可显著减少痉咳次数，严重程度和持续时间，特别是适用于有危及生命的痉咳婴儿，泼尼松每日按1～2mg/kg，口服，疗程3～5日。

（4）普鲁卡因：用以减弱或阻断支气管黏膜刺激的传入冲动，从而减少阵咳，防止窒息。每次按 5～8mg/kg，溶于 5%～10% 葡萄糖注射液 30ml，静脉滴注，每日 1～2 次，连用 3～7 日。须注意防止心率减慢。

（5）解痉：维生素 K_1 每次 10mg，肌内注射，每日 1 次。具有解痉作用。

（6）镇静药：痉咳剧烈者，可加用镇静药，如苯巴比妥每次 3～5mg/kg，每日 1～3 次，口服。

（7）镇咳祛痰：沙丁胺醇每日 0.3～0.5mg/kg，分 3 次口服；异丙嗪每次 1～2mg/kg，每日 2～3 次，口服；复方甘草合剂每次每岁 1ml，每日 3 次，口服。

（8）对症处理：有窒息，脑水肿等情况，应由医嘱对症处理。

2. 针灸疗法

（1）四缝穴常规消毒后点刺出黏液，左右手交替，治疗 7～14 日。适用于痉咳期及恢复期顿咳。

（2）主穴取合谷、尺泽、肺俞，配穴取曲池、丰隆、内关。泻法，不留针，每日 1 次，5 次为 1 个疗程。适用于痉咳期顿咳。

（3）取肺俞、四缝、天泽、天突穴。发热者，加灸合谷穴；痰多者，加丰隆、内关穴；体弱者，加足三里穴。取灯心草 1～2 根，长约 10cm。把灯心草蘸植物油点燃约 30 秒钟即吹灭灯火，停约 30 秒钟，等灯心草温度稍降，利用灯火余烬点于治疗穴上灼灸之，一触即起为 1 壮。每日施灸 1 次，每次每穴灼 1～2 壮，7 日为 1 个疗程。灸后患儿要避免接触异味，忌食煎炒、辛辣、酸味等刺激性食物。小儿皮肤稚嫩，灸后宜涂以消炎膏保护皮肤，预防感染。

3. 推拿疗法　逆运八卦 10 分钟，退六腑 10 分钟，推脾经 5 分钟，揉小横纹 10 分钟。每日 1 次，10 次为 1 个疗程。适用于痉咳期顿咳。

三、预防调护

1. 预防　按时接种白百破三联疫苗。易感儿在疾病流行期间避免去公共场所。发现百日咳患儿,及时隔离4～7周。与百日咳患儿有接触史的易感儿应观察3周,并服中药预防,如鱼腥草或鹅不食草15～20g,水煎,连服5日。

2. 调护

(1)患儿住室应空气新鲜,不要在室内吸烟、炒菜,以免引起咳嗽。给患儿穿暖和,到户外轻微活动,可以减少阵咳的发作。

(2)隔离至发病后40日或痉咳开始30日后解除隔离。

(3)保证患儿足够的睡眠。保持环境安静,病室内冷热适宜,空气新鲜。治疗护理要集中,避免一切诱发痉咳的不良刺激。预防呕吐物堵塞咽喉,采取侧卧位。保持呼吸道通畅。

(4)给予富有营养、易消化、高维生素的饮食,温度要适宜,进食不可过急或强迫。因患儿常有呕吐,呕吐后要补给少量食物。饮食宜少量多餐,选择有营养较黏稠的食物。

(5)为保持口腔清洁,每日口腔护理3～4次,呕吐后及时漱口。

(6)护理要耐心细致,动作轻巧熟练,避免刺激、哭啼等,并组织有兴趣的日间活动,以保证夜间睡眠。

第九节　小儿暑温

小儿暑温是由流行性乙型脑炎时邪(乙脑病毒)引起的急性中枢神经系统传染病,临床以高热、意识障碍、抽搐、病理反射及脑膜刺激征为特征。小儿暑温发病急骤,变化迅速,易出现内闭外脱、呼吸障碍等危象,重症病例往往留有后遗症,导致终身残疾。根据临床表现的不同,本病尚有"暑风""暑痉""暑厥"之名,"暑风"者手足抽搐而动;"暑痉"以项强或角弓反张为名;"暑厥"则必见手足逆冷。本病主要指西医学的流行性乙型脑炎。

本病的发生具有明显的季节性,多发生在 7～9 月份盛夏时节。任何年龄均可发生,但以 10 岁以下儿童多发,尤其是 2～6 岁小儿发病率高。本病传染性较强,人对乙脑病毒普遍易感。感染后多数呈隐性感染。感染后可获得较持久的免疫力,母亲传递的抗体对婴儿有一定的保护作用。近 20 年来,由于大规模推行接种乙型脑炎疫苗,本病发病率明显下降,已消灭了流行趋势,仅见少数散发病例,发病症状也有所减轻。轻症患儿,治疗及时,预后尚好;重症患儿发病急骤,传变迅速,易出现内闭外脱、呼吸障碍等危象,病死率高,常留有后遗症。

一、诊断要点

1. 临床表现

(1)季节性:有明显的季节性,发生于 7～9 月份。

(2)初期:发热 1～3 日。起病大多急骤,初期发热无汗,头痛呕吐,嗜睡或烦躁不安,婴儿囟填,颈项抵抗感或强直,可见抽搐。

(3)极期:病程 4～10 日。

①高热。持续高热,体温达 39℃～40℃或以上,持续时间短者 4～5 日,重者可达 2～3 周。自嗜睡、昏睡、浅昏迷至深昏迷,昏迷持续 1 周左右,重者持续 1 个月以上。

②惊厥。频作抽搐。多见于病程 2～5 日。持续数分钟至几十分钟,极重型患儿还可出现邪毒内闭、气阳外脱的变症,发生脑疝、呼吸衰竭等危症。

(4)恢复期:病程 8～10 日,多数进入恢复期,身热下降,神志渐清,抽搐由减轻至停止。但部分患儿仍可有不规则发热,意识障碍,吞咽困难,四肢僵硬,失聪不语,失明耳聋等症状。

(5)后遗症期:少数患儿发病 6 个月或 1 年后仍有意识障碍、智力障碍,躁扰多动,肢体瘫痪,癫痫发作等,称为后遗症。

2. 辅助检查

（1）血常规检查：白细胞总数多在 5 日内增高，一般在（10～20）×10⁹/L，中性粒细胞增至 80% 以上。

（2）脑脊液检查：早期压力增高，白细胞计数多在（50～500）×10⁶/L，分类以淋巴细胞为主（早期以中性粒细胞为主），蛋白轻度增高，糖与氯化物正常。

（3）补体结合试验病后 2～3 周阳性；血凝抑制试验病后 5 日出现阳性，第二周达高峰。

（4）血凝抑制试验：发病 5 日后出现阳性，第二周达高峰。

3. 鉴别诊断

（1）疫毒痢（中毒性菌痢）：两病皆好发于夏季。疫毒痢起病急，突然高热、神昏、惊厥，并有中毒性休克。一般无脑膜刺激症状，脑脊液检查无异常。肛门指诊或盐水灌肠检查粪便可见脓血，培养可见痢疾杆菌。

（2）化脓性脑膜炎：多发生于冬春季节。头痛、呕吐、惊厥等症状与乙脑相似，昏迷多发生在发病 1～2 日，流行性脑脊髓膜炎患儿有特殊的皮肤黏膜瘀点。脑脊液混浊，呈细菌性脑膜炎改变，取涂片染色或培养可发现细菌。

4. 中医辨证要点 流行性乙型脑炎以热、痰、风辨证为纲，急性期同时辨卫、气、营、血，全病程结合虚实、表里辨证。

（1）辨别热证：急性期热证属实热，常夹湿。初期以表热证为主，发热恶寒，头身疼痛，颈强不舒。但其病情很快转为里热证，即由卫分证转为气分证，表现壮热不退，神烦嗜睡，颈项强直，恶心呕吐。极期热证表现气营两燔，持续高热，神昏谵语，项强抽搐，脉数有力。极期后阶段热入营血，发热不退，朝轻暮重，胸腹灼热，舌质绛干。恢复期热证多属虚热。阴虚发热者低热延绵，颧红烦躁，口干舌红；营卫不和者低热起伏，汗出不温，面色苍白，神疲倦怠。

（2）辨别痰证：急性期痰证重在辨别无形之痰与有形之痰。无形之痰的表现为烦闹不安、嗜睡或谵妄,重者昏迷不醒;有形之痰的主要症状为痰壅气道,喉间痰壅,闻之有声、吐之有痰,重者与昏迷同见,时有痰堵窒息之虞。急性期重症患儿往往痰蕴未解,神志不清;恢复期、后遗症期痰证主要辨痰火与痰浊。痰火症见躁扰不宁,哭闹不安,舌质红赤,舌苔黄腻;痰浊证见痴呆失聪失语,吞咽困难,喉中痰鸣。

(3)辨别风证:风证的主要表现为抽搐。在小儿暑瘟的不同阶段,风证的起因不同,临床表现各异。初期邪在卫分,可为热扰风动,抽搐于高热时发作,为时短暂,发作后神志清醒,是为外风;初期后阶段至极期邪入气分,高热不退,常因邪热炽盛,肝风内动,颈项强直,牙关紧闭,肢体反复强直性抽搐,甚至角弓反张;极期邪入营血之后,热盛阴伤,邪陷心肝动风,表现双目上翻,牙关紧闭,颈项强直,四肢抽动,其昏迷程度较气分证加重,抽搐持续时间延长。恢复期及后遗症期的风证表现,其实证因暑风窜络痹阻气血,症见强直性瘫痪或癫痫样发作;其虚证因阴亏血瘀,筋脉失养,症见肢体不用、肌肉委软。

二、治疗

本病以清热、豁痰、开窍、息风为治疗原则。急性期以解热为关键,热在表者,宜清暑透表,使邪从外泄;在里者,宜甘寒清热或通腑泄热;邪郁化火,入营入血,则苦寒或咸寒清营泄火。结合痰、风之证,分别施以开窍豁痰,镇惊息风等法。后期以扶正祛邪为原则。余邪未尽,虚热不退者,以养阴清热为法;痰蒙清窍,神志痴呆者,以宣窍豁痰为法;虚风内动,肝肾不足者以养阴息风为法。

(一)辨证治疗

1. 邪犯卫气

症候:突然发热,微恶风寒或但热不寒,头痛无汗或少汗,口渴引饮,常伴恶心呕吐,神烦或嗜睡,舌红,苔薄白或黄,脉浮数或滑数。

病机:外感暑温,邪犯卫气。发热为小儿暑温的必有症状,暑邪愈重,体温愈高。由于病变迅速,初起虽有壮热,烦躁,口渴等气分症候,但邪在卫表为主,故有微恶风寒,皮肤灼热无汗等;暑邪郁表,上扰清空,故头痛,嗜睡,颈强;热犯阳明,胃失和降,或暑邪夹湿内阻,胃气上逆,故呕吐、恶心;邪在卫气,属热证实证,故苔薄白或黄,脉浮数或滑数。

治法:清热解毒,辛凉透表。

方药:新加香薷饮或白虎汤加减。

新加香薷饮适用于暑邪偏在表者。香薷 6g,金银花 9g,鲜扁豆花 9g,厚朴 6g,连翘 6g。

用法:每日 1 剂,水煎服。

方解:香薷为解表透暑要药,配以连翘、金银花清热解毒,厚朴、鲜扁豆花化湿解暑。

加减:如有胸闷作吐,舌苔腻者,加用白豆蔻、藿香,以化湿和胃;卫表症状明显者,加用豆豉、荆芥、鲜荷叶、西瓜翠衣、甘菊花,以解暑透热;颈强者,加葛根、僵蚕、豆卷,以解痉撤邪。

白虎汤适用于暑邪偏在里者,主症为高热有汗,口渴。石膏 30g,知母 18g,甘草 6g,大米 9g。

用法:每日 1 剂,水煎服。

方解:石膏清阳明之热为主药,知母协石膏清热而润燥。

加减:如毒热明显者,加大青叶、玄参,以清热解毒。有汗热不解,嗜睡身重,此属暑邪夹湿,轻者加藿香、佩兰、滑石,以清暑化湿;重者加苍术、厚朴,以燥湿除满。腹满便秘、邪热壅结者,加大黄、全瓜蒌,以通腑泄热;或用凉膈散,以表里双解。

2. 热迫气营

症候:高热持续不退,颈项强直,昏迷不醒,烦躁不安,或见谵语,四肢抽搐,甚则喉间痰鸣辘辘,呼吸不利,口渴引饮,大便秘结,小便短赤,舌红或舌尖生刺,舌苔多见黄糙或灰黄,脉洪数或弦大。

病机:暑邪化火,燔灼气营。暑邪热毒蕴结气分不解,化火内窜营分,形成气营两燔之证。气分热盛,表现为高热不退,烦渴引饮;邪入营分,内犯心肝,蒙蔽心窍则神识昏糊,烦躁谵语;热引肝风则颈项强直,四肢抽搐。热盛生风,风火相煽,炼液为痰,痰随风动,阻塞肺之气道,则喉间痰鸣辘辘,呼吸不利。此即热、痰、风三证的典型表现。大便秘结,小便黄赤,为气分热盛,脏腑燥结,津液被灼之候。舌红绛起刺,苔黄灰腻,则为邪热入营,燥热内结之象。

治法:清气凉营,泄火涤痰。

方药:清瘟败毒饮加减。生石膏(先煎)30g,生地黄 9g,水牛角(先煎)30g,黄连 3g,栀子 9g,桔梗 4g,黄芩 6g,知母 6g,赤芍 6g,玄参 6g,连翘 6g,甘草 2g,牡丹皮 6g,鲜竹叶 6g。

用法:每日 1 剂,水煎服。

方解:生石膏、知母大清气分之热,水牛角、生地黄、赤芍、牡丹皮清解营分之毒,黄连、黄芩、栀子清心泄火。

加减:高热不退、四肢抽搐不止、热动肝风者,可加羚羊角粉、钩藤,以平肝息风;神情烦躁、昏糊谵语者,加紫雪丹、牛黄清心丸,以清心开窍;深度昏迷、舌苔浊腻者,加胆南星、天竺黄、石菖蒲,以开窍泄浊;喉间痰鸣者,加礞石滚痰丸、鲜竹沥,以涤痰。高热、抽风、昏迷同时并存、舌苔黄糙或灰腻、舌红绛起刺、脉大有力者,则为毒火已成燎原之势,热、痰、风充斥肆逆,如使用一般清热、凉营、息风等常法难济其危,宜用大剂调胃承气汤或凉膈散,以泄火通腑,釜底抽薪。口干唇燥、小便短赤者,加用鲜生地黄、西瓜汁,以清暑护阴。

3. 邪入营血

症候:热来起伏,朝轻暮重,尤以夜间为重,昏迷加深,瞳孔无明显反应,时而双目上翻,牙关紧闭,颈项强直,四肢抽动,胸腹灼热,肢端逆冷,面色灰暗,皮肤斑疹,或有衄血,二便失禁,唇舌紫暗焦干,舌质紫绛,或光滑少津,甚则舌体卷缩僵硬,脉见沉伏而细。

病机:邪入营血,伤阴动血。暑邪深入心、肝、肾三经,损伤真阴,热伏血分,气阴两衰。热犯阴分,阴血亏耗,故发热起伏,朝轻暮重,夜间为甚。心神被蒙,神无所主,则昏迷加深。瞳孔属肾,五脏六腑之精气皆上注于目,肝肾真阴内亏,精气耗散,故瞳孔无反应,甚则两侧大小不等,散大无光,此为内闭外脱之征象;肝主筋,开窍于目,阴血亏耗,肝之经脉失于濡养,阴伤血燥则风动,故双目上翻,牙关紧闭,颈项强直,四肢抽搐;痰热内闭,气机被遏,阳气不能达于四末,故胸腹灼热,而肢端厥冷;热伏营血,血热妄行,故衄血,皮肤斑疹显现;心开窍于舌,心阴亏损,或血瘀内著,阻于舌根,可见舌体僵硬卷缩,舌质紫绛;肾司二便,肾之精气衰竭,则二便为之失禁;营血干涸,不荣于面,故面呈灰暗。舌绛,光滑少津,脉沉伏而细,则为患儿营血之征。

治法:凉血清心,增液潜阳。

方药:犀角地黄汤合增液汤。水牛角(先煎)30g,生地黄30g,赤芍10g,牡丹皮6g,玄参10g,麦冬10g。

用法:每日1剂,水煎服。

方解:水牛角、生地黄清解血分热毒,牡丹皮、赤芍清热凉血,活血散瘀,玄参、麦冬合生地黄增液养阴。此时苦寒药物需慎用,以防苦燥伤阴;纯用滋阴也在所不宜,以防留邪之弊。

加减:若抽搐不止者,加牡蛎、珍珠母、钩藤,以潜阳息风;昏迷不醒者,加安宫牛黄丸,以开闭醒神,或用醒脑静、清开灵注射液静脉滴注;如突然出现面色灰白发绀,大汗淋漓,四肢厥冷,脉细微欲绝,则为气阳外脱之征,急以独参汤鼻饲,加用参附龙牡救逆汤,以回阳益气,扶正救逆;如有衄血,呕吐咖啡样物,以云南白药少量多次灌服止血;如呼吸断续不匀,浅促低微,为肾气衰微,其气欲绝,加用五味子或生脉饮注射液静脉滴注,以摄纳肾气,养阴固脱。本证为病之极期,病情危重阶段,若救治不及,易导致死亡,在治疗和护理上应采取中西医综合抢救措施。

4. 邪恋正虚 小儿暑温急性期一般2周左右可趋康复。病至后期,若由于邪热深重,热病之后气阴耗伤,余邪不清,往往会出现一些恢复期症状,特别是一些病重患儿,多留有阴虚邪恋、痰蒙清窍、内风扰动的症候,须继续积极治疗。

(1)余热未尽

症候:低热或不规则发热,面赤颧红,心烦不宁,口干喜饮,小便短少,偶有惊惕,舌红,苔光净,脉细数;或汗出不温,面色㿠白,精神萎靡,小便清长,粪便稀溏,舌淡嫩,苔薄,脉细而数。

病机:暑热伤阴,气阴亏虚。暑邪伤阴,阴虚内热,故低热不清;阴虚阳亢,故面赤颧红,心烦不宁;阴虚津液不足,故口干喜饮,小便短少;肝肾阴亏,经脉失养,故有惊惕;舌红苔光,脉细数,为阴虚之征。暑必伤气,气阳不足,营卫不和,也可见不规则发热,汗出不温,肺脾气虚,故面色苍白,精神萎靡。舌淡嫩,脉细数为气阴不足之征。

治法:养阴清热,调和营卫。

方药:青蒿鳖甲汤或黄芪桂枝五物汤加减。

加味青蒿鳖甲汤适用于阴虚发热证。青蒿6g,鳖甲(先煎)15g,生地黄10g,知母、牡丹皮、地骨皮各6g,石斛10g,鲜荷叶1/3张,丝瓜络6g。

用法:每日1剂,水煎服。

方解:青蒿、地骨皮清虚热祛余邪;鳖甲养阴潜阳;生地黄、知母清热养阴。佐以石斛、鲜荷叶、丝瓜络养阴清暑。

加减:惊惕抽动者,加珍珠母、钩藤,以平肝息风;便秘者,加全瓜蒌,以清热润肠。

黄芪桂枝五物汤适用于营卫不和有汗为主症的发热。黄芪8g,桂枝9g,白芍6g,生姜3g,大枣3枚,龙骨9g,牡蛎10g。

用法：每日 1 剂，水煎服。

方解：黄芪补益肺脾之气，桂枝、白芍、甘草、生姜、大枣调和营卫。佐以龙骨、牡蛎潜阳敛阴。

加减：汗多者，加糯稻根、浮小麦，以收敛止汗；食欲不振，粪便溏薄者，加太子参、山药，以健脾益气。

（2）痰蒙清窍

症候：意识不清，或痴呆，失语，失聪，吞咽困难，喉间痰鸣，或狂躁不宁，号叫哭闹，舌苔黄或无苔，舌质红绛。

病机：痰浊内阻，蒙蔽清窍。本病之痰，由热病生痰，风动生痰，表现有无形之痰和有形之痰之分，辨证有痰浊、痰火之别。若因痰浊内蒙心包者，可出现意识不清、昏迷、痴呆、失聪；痰阻舌根，则失语，吞咽困难；若痰火内扰心肝者，心肝火旺，故见狂躁不宁，号叫哭闹，此属无形之痰。若痰随气逆，阻于气道，肺气不利，故见喉间痰鸣，舌苔厚腻，属有形之痰。舌苔黄或无苔，舌质红绛，为痰热阴伤之征。

方药：苏合香丸或龙胆泻肝汤加减。

苏合香丸适用于痰浊内蒙证，具有芳香泻浊开窍作用。

用法：每次 1 丸，每日 1～2 次，口服。

方解：苏合香丸含有苏合香、安息香、冰片、水牛角浓缩粉、人工麝香、檀香、沉香、丁香、香附、木香、乳香（制）、荜茇、白术、诃子肉、朱砂等成分。适用于痰迷心窍所致的痰厥昏迷。

加减：喉间痰多者，加礞石滚痰丸，以化痰泻浊；吞咽困难者，加止痉散、半夏、胆南星，以搜风化痰。

龙胆泻肝汤适用于痰火内扰证。龙胆草（酒炒）2g，黄芩（酒炒）6g，栀子（酒炒）6g，泽泻 6g，木通 3g，车前子 6g，当归（酒炒）6g，生地黄 10g，柴胡 6g，生甘草 2g。水煎服。

用法：每日 1 剂，水煎服。

方解：龙胆草、栀子清泻心肝之痰火，生地黄、当归清热养阴，黄芩清热燥湿化痰,泽泻、车前子利尿清心,渗湿化痰。

加减:如虚烦不宁,舌绛无苔,为阴虚火旺,可加黄连、阿胶、鸡子黄、磁石,以清热滋阴,潜阳除烦。

(3)内风扰动

症候:肢体震颤,不自主动作,或强直性瘫痪,或癫痫样发作,舌红,苔薄白,脉细弦。

病机:风窜络脉,气血痹阻。本证见于病后肝肾不足,筋脉失养,风痰阻络。虚风夹痰,内窜络脉,可见强直性瘫痪;风胜痰动,则癫痫样发作;阴血不足,血燥风动,故肢体震颤,不自主动作。舌绛苔薄,脉弦细,为肝风内扰之征。

治法:搜风通络,养阴息风。

方药:大定风珠适用于真阴不足,水不涵木,阴虚风动证。白芍、生地黄各 10g,玄参、麦冬各 8g,火麻仁、五味子各 6g,生龟甲(先煎)15g,生牡蛎(先煎)15g,炙甘草 3g,生鳖甲(先煎)15g,阿胶 9g。

用法:每日 1 剂,水煎服。

方解:龟甲、鳖甲、牡蛎潜阳息风;生地黄、玄参、麦冬、白芍滋阴养肝。

加减:若体弱多汗、食少形瘦者,可配黄芪、党参、核桃仁、酸枣仁,以益脾胃之气,养肝肾之阴。

(二)单方验方

(1)大青叶 10g,板蓝根 20g,甘草 3g。每日 1 剂,水煎服。适用于邪犯卫气证小儿暑温。

(2)礞石粉 2 份,月石、芒硝各 1 份。用鲜竹沥拌和喂服,每次 1~3g,每日 3 次,2 周为 1 个疗程。适用于痰蒙清窍证小儿暑温。

(3)蕲蛇粉每次 2g,每日 3 次,开水化服,连服 15 日。适用于内风扰动证小儿暑温。

（三）中成药

（1）清开灵注射液：每次 10～20ml，加入 10% 葡萄糖注射液中，静脉滴注，每日 1 次。适用于邪炽气营证小儿暑热。

（2）生脉饮注射液：每次 10～20ml，加入 10% 葡萄糖注射液中，静脉滴注，每日 1 次。适用于邪入营血和气阴虚衰证小儿暑热。

（3）脉络宁注射液：每次 10～20ml，10% 葡萄糖注射液中，静脉滴注，每日 1 次。适用于痰蒙清窍和内风扰动证小儿暑温。

（4）醒脑净注射液：每次 2～4ml，10% 葡萄糖注射液100～250ml，静脉滴注，每日 1～2 次。适用于急性期小儿暑温高热、烦躁、神昏、抽搐者。

（5）小儿羚羊散：1 岁每次 0.3g，2 岁每次 0.375g，3 岁每次 0.5g，每日 3 次，口服。适用于急性期小儿暑温高热不退。

（6）琥珀镇惊丸：每次 1 丸，每日 2～3 次，3 岁以下酌减，口服。适用于急性期小儿暑温痰热壅盛、神昏抽搐。

（四）其他疗法

1. 西医治疗　患儿应住院治疗，病室应有防蚊、降温设备，应密切观察病情，细心护理，防止并发症和后遗症，对提高疗效具有重要意义。

（1）一般治疗：注意饮食和营养，供应足够水分，高热、昏迷、惊厥患儿易失水，故宜补足量液体。小儿每日液体量 50～80ml/kg，但输液不宜多，以防脑水肿，加重病情。对昏迷患儿宜采用鼻饲。

（2）对症治疗：室温应降至 30℃ 以下。高热患儿可采用物理降温或药物降温，使体温保持在 38℃～39℃（肛温）。一般患儿可用安乃近肛塞，避免用过量的退热药，以免因大量出汗而引起虚脱。惊厥可使用镇静止痉药，如地西泮、水合氯醛、苯妥英钠、异戊巴比妥等。应对发生惊厥的原因采取相应的措施:因脑水肿所致者,应以脱水药物治疗为主,可用20%甘露醇1~1.5g/kg,在20~30分钟静脉滴完,必要时4~6小时重复使用。同时,可合用呋塞米、糖皮质激素等,以防止应用脱水药后的反跳。因呼吸道分泌物堵塞、换气困难致脑细胞缺氧者,则应给氧,保持呼吸道通畅,必要时行气管切开,加压呼吸。因高热所致者,应以降温为主。深昏迷患儿喉部痰鸣音增多而影响呼吸时,可经口腔或鼻腔吸引分泌物、采用体位引流、雾化吸入等,以保持呼吸道通畅。因脑水肿、脑疝而致呼吸衰竭者,可给予脱水药、糖皮质激素等。因惊厥发生的屏气,可按惊厥处理。如因假性延髓麻痹或延髓麻痹而自主呼吸停止者,应立即做气管切开或插管,使用加压人工呼吸器。如自主呼吸存在,但呼吸浅弱者,可使用呼吸兴奋药(如山梗菜碱、尼可刹米、哌甲酯、回苏林等)。因脑水肿、脑疝等脑部病变而引起的循环衰竭,则应以扩容为主。

(3)糖皮质激素及其他治疗:糖皮质激素有抗炎、退热、降低毛细血管通透性、保护血脑屏障、减轻脑水肿、抑制免疫复合物的形成、保护细胞溶酶体膜等作用,对重症和早期确诊的患儿即可应用。待体温降至38℃以上,持续2日即可逐渐减量,一般不宜超过5~7日。过早停药症状可有反复,如使用时间过长,则易产生并发症。在疾病早期可应用广谱抗病毒药物:利巴韦林或双嘧达莫治疗,退热明显,有较好疗效。

(4)后遗症和康复治疗:康复治疗的重点在于智力、吞咽、语言和肢体功能等的锻炼,可采用理疗等方法,以促进恢复。

2. 针灸疗法

(1)体针:急性期取百会、风府、风池、大陵、后溪、涌泉、气海穴,用泻法,留针20分钟至4小时。高热者,加曲池、大椎、委中穴,委中穴以三棱针点刺出血,余穴用凉泻法,留针20分钟。昏迷者,加十宣、印堂穴,均刺血,气海以艾卷雀啄灸,直至神志清醒;抽搐者,加水沟、身柱、合谷、太冲穴,用泻法,持续运针至抽搐止,并留针 2～4 小时以防复发;尿潴留者,加关元、曲骨、三阴交穴,其中关元可透曲骨穴,反复施以泻法,亦可应用震颤法,取三阴交穴,平补平泻法,须针至有尿感后出针。治疗间隔视病情而定,轻者每日 2～3 次,重者 6 小时 1 次。原则上在第一次针刺体温下降后,再施第二次针灸治疗。恢复期、后遗症期取大椎、曲池、足三里、四神聪、风池穴。针刺平补平泻法。具有舒筋活络,行气化滞的功效。适用于肢体不用。

(2)头针:运动区、舞蹈震颤区、语言区、感觉区。配合体针:失语者,加哑门、廉泉、通里穴;角弓反张者,加神门、筋缩、内关、大陵、肾俞穴;肌肉拘挛,肢体瘫痪者,针刺曲池透少海穴,阳陵泉透阴陵泉穴;阴虚内热者,加三阴交、大钟、水泉穴。实证用泻法,虚证用补法,每日 1 次,7 日为 1 个疗程,间隔 2～3 日再进行第二个疗程。

3. 灌肠疗法 安宫牛黄丸 1 粒,大黄粉 6g。加入温水 100ml 溶解,做保留灌肠。适用于急性期腑实高热、神昏抽搐者。

4. 推拿疗法

(1)掐天庭,掐人中,掐老龙,掐端正,掐二人上马,掐精宁,掐威灵,捣小天心,拿曲池、肩井、委中、昆仑穴。每日 1～2 次,连续 1～2 日。具有镇惊息风的功效。适用于急性期小儿暑温高热抽搐。

(2)清心经,清肺经,清肝经,推上三关,退六腑,清天河水,按天突,推天柱骨,捏脊,按丰隆穴。具有清热豁痰,清心开窍的功效。适用于急性期小儿暑温神志昏迷。

(3)先由大椎开始,沿脊柱向下,用擦法反复操作 5 遍;后按揉肝俞、膈俞、胆俞、脾俞、肾俞穴至得气;再用擦法由上至下,至强烈热感;后由肩部开始,擦肩部,按揉上肢内外侧、点肩井、天宗、曲池、手三里、合谷穴;下肢用擦法由臀部向下行到膝上,点按环跳、风门、阳陵泉、昆仑穴;最后依次摇动肩、肘、腕关节,捻指并加以拔伸,摇髋、膝、踝关节。每日1次,7～10日为1个疗程。具有舒筋通络,行气活血,促进肢体功能恢复的功效。适用于恢复期肢体瘫痪。

三、预防调护

1. 预防　蚊子是传播乙型脑炎病毒的主要中间宿主。广泛开展爱国卫生运动,积极防蚊灭蚊是预防乙型脑炎的重要措施。及时接种乙型脑炎疫苗。

2. 调护

(1)病室保持安静、通风,应有防蚊设施和灭蚊措施,保持口腔、眼部、皮肤清洁,保持床单干燥、平整,预防压疮的发生。

(2)由于患儿昏迷,机体抵抗力下降,可引起肺部感染,因此应用强有力的抗生素是必不可少的,尤其是在使用糖皮质激素后,更需要加大剂量和联合用药,积极控制感染。

(3)保持呼吸道畅通,定时翻身、拍背,有利于排痰,减轻气道阻塞。

(4)观察体温、脉搏、呼吸、血压和意识、瞳孔改变。监测血清电解质,发现病情变化,及时报告医师,做好抢救准备。

(5)纠正缺氧,持续给氧,流量为每分钟4～5升,浓度为40%左右。氧疗中随时注意观察流量和导管是否通畅。如呼吸困难不能改善,气管内分泌物不能排除时,应立即行气管切开,必要时可采用机械通气。

(6)患儿因耗失体液过多而加重水电解质紊乱及造成痰液黏稠而难以咳出,导致呼吸道继发感染,因此维持水电解质平衡极为重要。在心功能允许的情况下,每日补液1 000ml左右,每日尿量保持在1 000～1 500ml,并鼓励多饮水,调整补液的质和量,要注意滴速,防止发生肺水肿。

(7)恐惧是住院患儿突出的表现。患儿平时对患病和住院没有印象,患病后来到完全陌生的环境,生活方式发生了改变,虽然父母能在身边陪伴,但各种检查和治疗带来的痛苦,更加重了恐惧心理;有的患儿家属生怕再染上其他传染病。因此,传染病患儿及家属忧心忡忡,不能安心住院治疗,处在心理矛盾和忧虑之中,所以搞好心理护理就更为重要,向患儿家属做好安慰鼓励工作,让患儿增强战胜疾病的信心。对患儿给予爱心,让患儿对护理人员产生一种信任,安全和温暖的感觉,解除患儿的紧张心理。

(8)患儿烦躁不安,应安装床栏,要有专人看护,遵医嘱使用镇静药等。高热以物理降温为主,药物降温为辅,使体温降至 38℃左右。

第十节　夏季热

夏季热是婴幼儿时期的一种特有疾病。西医学称暑热症。本病多见于 3 岁以内的婴幼儿,6 个月以内或 5 岁以上者少见。我国华东、中南、西南等气候炎热地区多见。发病集中在 6～8 月份,并与气温升高、气候炎热有密切关系,气温愈高,发病愈多,且随着气温升高而病情加重。

夏季热虽发生于夏季,但不属暑邪致病,因而无一般暑邪入营入血、邪陷心肝的传变变化,至秋凉后可自愈。随着患儿年龄增长,体质增强,至次年夏季可不再发病,或虽然再次发病,也会逐年减轻,以致向愈。本病若无其他并发症,预后良好。随着生活和居住条件改善,本病发病率下降,发病程度也逐渐减轻,而不典型病例增加。

一、诊断要点

1. 临床表现

(1)发热:多数患儿表现为暑天渐渐起病,原来体温不高,随着气温上升而体温随之上升，可在 38℃～40℃，并随着气温升降而波动。发热期可达 1～3 个月。随着入秋气候凉爽，体温自然下降至正常。

（2）多饮多尿：患儿口渴逐渐明显，饮水日增，24 小时可饮水 2 000～3 000ml，甚至更多。小便清长，次数频繁，每日可达 20～30 次，或随饮随尿。

（3）少汗或无汗：虽有高热，但汗出不多，仅在起病时头部稍有汗出，甚或无汗。

（4）其他情况：病初一般情况良好。发热持续不退时可伴食欲减退，形体消瘦，面色少华，或伴倦怠乏力，烦躁不安，但很少发生惊厥。

（5）病程：多数历时 1～2 个月，亦可长达 3～4 个月，直至秋凉后发热及其他症状逐渐消退。

2. 辅助检查　血常规检查除部分患儿周围血淋巴细胞百分数增高外，多在正常范围。

3. 鉴别诊断

（1）疰夏：疰夏多发生在长夏季节，以青壮年女性为主，主要表现为低热，可伴有食欲减退，身困乏力。一般无高热、汗闭、口渴多饮、多尿特征，与夏季热不难鉴别。

（2）消渴病：消渴病多因阴虚燥热所致。主要症状是多饮、多食、多尿、体瘦等。消渴病无发热，发病也无季节性，且常有消谷善饥症状，与夏季热不同。

4. 中医辨证要点

（1）辨发热：其特点是病发夏季，发热持续不退，随气温高低而变化。高热，口渴明显，苔薄黄，脉数，多为阳明热盛；神疲乏力，食欲不振，粪便不调，苔白，脉细无力而发热者，多为中气不足。

（2）辨口渴：大渴引饮，且随饮随溲，渴喜冷饮，多为阳明气分热盛；渴喜热饮，多为虚寒。

（3）辨尿：尿多，频数而清长，多为气虚不摄所致；若尿色发黄者，则为下焦有热。

（4）辨汗：其特点是皮肤灼热无汗或少汗，且一定伴有口渴，小便频数。只额头无汗者，多为上焦热盛。

二、治疗

本病以清暑泄热，益气生津为治疗原则。清暑泄热，着重于清肺胃，泄内热，常用辛凉清暑之品，不宜过用苦寒，以防化燥伤阴。益气生津，着重于助中气，养肺胃，常用甘润之品，不能过于滋腻，以防滞邪。若病久病重及肾，肾阳不足，真阴亏损，心火上炎，则宜温肾阳，清心火，佐以潜阳固涩，生津止渴，温下清上。在药物治疗的同时，注意避暑降温，保持居住环境通风凉爽。

（一）辨证治疗

1. 暑伤肺胃

症候：时值夏令，发热持续，体温渐高，且气温越高，体温越高，伴皮肤灼热，少汗或无汗，口渴引饮，小便频数，甚则饮一溲一，精神烦躁，口唇干燥，舌质稍红，苔薄黄，脉数。

病机：暑伤肺胃，气阴亏损。患儿禀赋不足，冒受暑气，蕴于肺胃，灼伤阴津，津亏而内热炽盛，故长期发热不退，口渴喜饮；暑热愈盛，熏蒸愈热，热淫于内，故发热愈高，精神烦躁；肺津伤则化源不足，水液无以敷布，故头额、肌肤灼热，无汗或少汗；暑伤气，虽频频渴饮，而气不化水下趋膀胱，出现尿多清长；肺胃阴津被灼而损耗，故皮肤、口唇干燥。舌苔薄黄，脉数，为暑气所伤之征。

治法：益气养阴，祛暑生津。

方药：王氏清暑益气汤加减。西洋参 2g，石斛 6g，麦冬 6g，黄连 2g，竹叶 6g，荷梗 6g，知母 6g，甘草 2g，大米 15g，西瓜翠衣 30g。

用法：将上药浸入清水中，水位高出药品约 2cm，浸泡 30 分钟。微火煎煮约 30 分钟，去渣，空腹温服。量之多少，临病斟酌，也可少量频服。

方解：方中西洋参益气生津，养阴清热；西瓜翠衣甘凉，能清热解暑，生津止渴而又利小便，二药共为君药。荷梗清热祛暑，通气行水；石斛、麦冬养阴清热，共为臣药。知母、竹叶清热除烦；黄连苦寒清心泄火，助知母、竹叶清心除烦，共为佐药。甘草、大米益气养胃，共为佐使药。诸药合用，具有益气清暑，养阴生津之功效。

加减：烦躁明显者，加莲子心、玄参，以清心安神；神疲纳少者，加白术、麦芽，以和胃健中；舌苔白腻者，加藿香、佩兰、扁豆花，以清暑化湿。胃热偏亢、高热烦渴引饮者，可用白虎加人参汤；烦渴欲呕，舌红苔少为暑气内扰，用竹叶石膏汤。

2. 上盛下虚

症候：发热日久不退，朝盛暮衰，口渴多饮，无汗或少汗，精神萎靡或虚烦不安，面色苍白，下肢清冷，小便清长，频数无度，粪便稀薄，舌质淡，苔薄，脉细数无力。

病机：热淫于上，阳虚于下。本证多见于体禀虚弱，病势缠绵的后期，虚实并见，虚多于实。命门火衰，不能温煦脾土，故临床出现面色苍白，精神萎靡，食欲减退，粪便稀溏，下肢清冷，小便澄清如水等一系列脾胃阳气不足的征象。暑气为患，阴液必耗，阴虚火旺，故发热不退，朝盛暮衰，口渴多饮；命火虽属肾阳，而寓于肾阴之中，肾又称水火之脏，水不济火，则阳易浮越，故可见虚烦不宁等上盛下虚证。舌淡苔黄，脉细数无力则为寒热夹杂、虚实并见之象。

治法：清心温肾，祛暑生津。

方药：温下清上汤加减。制附子 5g，黄连 2g，龙齿（先煎）15g，磁石（先煎）15g，菟丝子 6g，覆盆子 6g，益智仁 6g，补骨脂 6g，桑螵蛸 6g。

用法：每日 1 剂，水煎服。

方解：制附子下温肾阳；黄连上清心火；龙齿、磁石潜浮越之阳；补骨脂、菟丝子、覆盆子、桑螵蛸、益智仁温肾固涩。

加减：心烦口渴、舌红赤者，加淡竹叶、玄参、莲子，以清心火；肾阴肾阳俱亏者，用白虎加人参汤合金匮肾气丸加减。

（二）单方验方

（1）西瓜皮 30～60g，麦冬 6～10g，淡竹叶 6～10g，甘草 3～5g。上药加水 750ml，煎煮 20 分钟，取汁约 400ml。每日 1 剂，分 2 次服。

（2）太子参 9g，沙参 9g，白术 9g，麦冬 6g，佩兰 3g，淡竹叶 3g，荷梗 3g，石斛 6g，知母 3g，黄连 3g，甘草 2g。每日 1 剂，水煎分 2 次服。

（3）太子参 10g，麦冬、石斛、芦根、莲须、覆盆子各 8g，乌梅 5g，蚕茧 3 个，鲜荷梗 1 根。每日 1 剂，水煎分 2 次服。

（4）滑石 10g，甘草 2g，薄荷 5g，金银花 5g，连翘 5g，荷梗 10g，西瓜翠衣 10g。每日 1 剂，水煎频服。

（三）中成药

（1）生脉饮口服液：每次 5ml，每日 2～3 次，口服。适用于暑伤肺胃证夏季热。

（2）健儿清解液：每次 5～10ml，每日 2 次，口服。适用于暑伤肺胃证夏季热之热重纳差者。

（3）藿香正气液：每次 5～10ml，每日 2 次，口服。适用于暑湿伤脾证夏季热。

（四）食疗方

（1）冬瓜 500g，食盐适量。冬瓜去皮、子，用凉开水洗净，捣烂，置消毒纱布中绞汁，放少许食盐调味。每日分次饮汁。

（2）大米 50g，芹菜适量。大米加水如常法煮米熬粥，待米将熟时再把洗净、切碎的芹菜同入粥中熬融。不拘时食之。

(3)西瓜、番茄各适量。一起用纱布绞取汁,代茶随意饮。

(4)西瓜皮 60g,鲜生瓜叶 9g,鲜苦瓜叶,南瓜叶各 6g,鲜荷叶 3g,梨(用皮)1 个,冰糖适量。以上食材除冰糖外,一同放入砂锅中,加水适量,煎煮去渣,将汁倒入杯中,加入冰糖即可。每日 1 剂,代茶饮。

(5)蕹菜 500g,荸荠 500g。每日 1 剂,煎汤分 2 次代茶饮。

(6)去心干莲子 30～50g,冰糖适量。莲子用温水洗净,浸泡发好,放入锅中,加适量的水,煮至熟透,再加冰糖调味。代茶饮。

(7)绿豆 250g,大枣 15 枚。绿豆、大枣共煎汤,煎好后加白糖适量,代茶温饮。

(8)鲜西瓜皮、荷叶适量。煎汤代茶饮。

(五)其他疗法

1. 西医治疗

(1)热水浴法:水温以患儿能耐受为限,沐浴时用手轻轻揉其皮肤,使周围血管扩张,汗孔开放,若能出汗散热效果更佳。每日 1～2 次,每次 20～30 分钟。

(2)冷盐水灌肠法:冷盐水 300～500ml,由肛门缓缓灌入,保留 10～30 分钟,患儿有便意即可排出。对伴有粪便干结的患儿降温效果极佳。

2. 针灸疗法
取足三里、中脘、肾俞、大椎、风池、合谷等穴,视病情行补泻手法。如下元肾阳不足者,针后加药条灸,每穴 2～3 分钟,每日 1 次,7 次为 1 个疗程,一般治疗 1～2 个疗程。

3. 药浴疗法

(1)金银花 15g,连翘 15g,黄芩 15g,板蓝根 15g,竹叶 15g,大青叶 30g,薄荷 20g,檀香片 20g,冰片(研细)3g。以上前 6 味置于陶器中,加水约 3 000ml,小火煮沸约 30 分钟,投入薄荷、檀香片,再煎 5 分钟,弃渣取药液;再加水二煎取汁,合并 2 次药液,加入冰片。每次取 1/2 药液,加适量温水,使水温控制在 25℃左右,洗患儿全身。每日 1 剂,连用 2 日为 1 个疗程。适用于小儿夏季热、小儿发热。

(2)香薷 15g,藿香 15g,紫苏 15g,薄荷 10g,荆芥 10g,葛根 10g,甘草 10g,黄连 9g。上药加水 500ml 以上,浸泡 1 小时,再煎沸,去渣待温,放入浴盆中,温洗患儿全身。每日 1～2 次,汗出为度,避免受风。适用于小儿夏季热。

4. 推拿疗法　推三关、退六腑各 200 下,分阴阳、推脾土各 300 下,清天河水 200 下,揉内庭、解溪、足三里、阴陵泉,摩气海、关元各 3 分钟。每日 1 次,7 日为 1 个疗程。适用于暑伤肺胃证夏季热。

三、预防调护

1. 预防

(1)改善居住条件,注意通风,保持凉爽。有条件者使用室内空调或易地避暑。

(2)加强体育锻炼,防治各种疾病,特别是麻疹、泄泻、肺炎、疳证等,病后要注意调理,及时恢复健康。

2. 调护

(1)采用空调降低病室温度,使之保持在 26℃～28℃为宜,并定时通风换气。

(2)饮食宜清淡,注意营养物质的补充,少喝白开水,可用西瓜汁、金银花露等代茶饮。

(3)高热时可适当用物理降温。常洗温水浴,可帮助发汗降温。注意皮肤清洁,防止并发症出现。

第十一节　痢　疾

痢疾属于中医学"肠澼""滞下"等范畴。以发热、粪便次数增多、夹杂黏液脓血、腹痛、里急后重为主要症状。作为危重类型的疫毒痢主要见于小儿，起病急，变化快，易导致早期死亡，必须积极抢救。本病全年均可发生，但常见于夏秋季节流行，一般7～9月份达高峰。各年龄组的小儿均可发病，以2～5岁的学龄前儿童发病率最高。

现代医学称本病为细菌性痢疾，是痢疾杆菌引起的肠道传染病。基本病理改变为结肠的化脓性溃疡性炎症，临床以发热、腹痛、黏液和脓血便、里急后重及腹部压痛为特征。根据起病缓急和病情轻重可分为急性细菌性痢疾、中毒性细菌性痢疾和慢性细菌性痢疾。其危重型为中毒性痢疾，是细菌性痢疾中一种特殊类型。中毒性痢疾的发病机制为痢疾杆菌侵入肠黏膜上皮细胞引起局部炎性反应，出现发热、脓血便等；如病菌侵入肠道后迅速繁殖，其菌体裂解释放出强烈的内毒素，内毒素进入血液循环后，引起全身性微循环障碍，全身微血管（包括脑血管）痉挛性收缩，出现高热、惊厥、休克、脑水肿等症状。

一、诊断要点

1. 临床表现

（1）流行病学：病前1周内有不洁饮食史，或细菌性痢疾患儿接触史。多见于夏秋季。

（2）急性细菌性痢疾：可分为普通型、轻型、重型和中毒型，均有发热、腹痛、腹泻、里急后重、脓血黏液便等症状，左下腹压痛。中毒性痢疾多见于2～7岁儿童，发病急，病情发展快。突起高热（少数体温不升），腹泻一般较轻，粪便或灌肠液检查发现脓血或较多白细胞及红细胞,并迅速出现下列情况一种或一种以上:中枢神经系统症状,包括精神萎靡、嗜睡、躁动、谵妄、反复惊厥、神志不清、昏迷等;循环系统症状包括面色苍白或灰白、四肢发凉、发绀、脉细数、脉压小、血压下降等(排除脱水因素)。

(3)慢性细菌性痢疾:病程超过 2 个月者为慢性。

①急性发作型。病前 2～6 个月有痢疾病史,本次发作前有受凉、进食生冷饮食或劳累等诱因。有急性细菌性痢疾症状,并能排除再感染者。粪便检查符合痢疾改变。

②迁延型。过去有痢疾感染病史,多次发作,症状典型或不典型;或急性细菌性痢疾迁延不愈,病程超过 2 个月。如能排除其他原因,或粪便培养生长致病菌,可以确诊。

③隐匿型。有细菌性痢疾病史,临床症状已消失 2 个月以上,但粪便培养阳性,或肠镜检查肠黏膜有病变者。

2. 辅助检查

(1)粪便常规可见多数成堆的白细胞或脓细胞,满视野分散的红细胞,并有巨噬细胞。

(2)粪便或肛拭子培养生长致病菌。

(3)荧光抗体染色法检查粪便中致病菌抗原成分阳性结果。

3. 鉴别诊断

(1)秋季腹泻:多发生于 8～11 月份,较细菌性痢疾发病时间晚;秋季腹泻粪便呈白色奶状或蛋花汤状,有少量黏液,无腥臭味。本病为轮状病毒引起,故粪便细菌培养阴性,末梢血中白细胞总数亦不高。

(2)霍乱和副霍乱:霍乱患儿一般先泻后吐,粪便及呕吐物均呈米泔水样,粪便悬滴试验及粪便培养动力和制动均阳性,与细菌性痢疾截然不同,易于鉴别。

(3)中枢神经系统感染:中枢神经系统感染的化脓性脑膜炎、流行性乙型脑炎等,与中毒性痢疾均可出现高热、惊厥、昏迷等症状。然而,中毒性痢疾虽然发病早期可无粪便脓血,其后一定会出现粪便脓血,而中枢神经系统感染性疾病始终都不会出现粪便脓血。

4. 中医辨证要点　本病辨证的要点应抓住发热、粪便的形色、腹痛及舌苔、脉象进行辨证论治。

(1)发热:低热兼见恶寒无汗,头痛身痛,苔白,脉紧,为外感风寒;发热兼见头重如裹,粪便黏腻不爽,苔白腻,脉滑,为湿热内蕴;突起高热而厥,神昏而烦,脉弦紧,为外感疫疠之邪,邪闭内脱之兆。

(2)粪便的形色:痢色赤,属热属血;痢色白,属寒属气;痢下白胨黏液,为湿热伤气,湿胜于热;痢下赤白,为湿热俱盛;痢下白胨如鱼脑,或夹杂完谷不化,多为冷积;痢下脓血腐臭,多为热滞;痢下清稀为寒;痢下脓稠为热;痢下血多为热重。

(3)腹痛:腹痛胀满,拒按,为实;腹痛肠鸣,喜暖喜温,后重不爽,为寒;腹痛,里急后重,得泻则舒,未几复作,兼见口臭,呕吐酸腐,为内伤食滞。

(4)疫毒痢辨证要点:辨清闭证和脱证。疫毒痢初期表现主要是高热、神昏、抽搐,为毒邪内闭;继而出现面色苍白、心慌气短、冷汗肢厥为内闭外脱。

二、治疗

本病以清肠止痢为基本治疗大法。祛邪又有解表、导滞、清解、温通、凉血、解毒、开闭、通下之法。后期多调理脾胃、气血。久痢则应扶正,或以养阴止痢,或以温阳固涩。疫毒痢以解毒为主要治则,闭证可采用泄热凉血、息风开窍等法,内闭外脱证应急予回阳固脱。

（一）辨证治疗

1. 湿热痢

症候：腹部疼痛，里急后重，痢下赤白脓血，黏稠如胶胨，腥臭，肛门灼热，小便短赤，舌苔黄腻，脉滑数。

病机：外感时邪疫毒及内伤饮食，湿热邪毒积滞肠道与肠内正气相搏，肠道脉络受损，气滞血瘀，邪毒内郁，气机壅滞，肠失传导而致腹部疼痛，里急后重，痢下赤白脓血，黏稠如胶胨，腥臭，肛门灼热，小便短赤，舌苔黄腻，脉滑数。

治法：祛毒化湿，清肠止痢。

方药：芍药汤加减。白芍 15g，当归 5g，黄连 3g，黄芩 10g，槟榔、木香、炙甘草各 3g，马齿苋 15g，肉桂 1g。

用法：每日 1 剂，水煎服。

方解：方中重用白芍，配当归和营以治脓血，配甘草缓急止痛；木香、槟榔行气导滞以除后重；黄芩、黄连苦寒燥湿，解肠中湿热之毒；配马齿苋清中有泄，祛积破瘀，导热毒下行，此乃通因通用之法；用肉桂配在苦寒药中是为"反佐"，辛温以通郁结，可防苦寒伤中与冰伏湿热之邪。

加减：湿热痢初起，若兼见表证，可用解表法，用荆防败毒散，以解表举陷，逆流挽舟；如表邪未解，里热已盛，症见身热汗出，脉象急促者，则用葛根芩连汤，以表里双解；若痢下赤多白少，口渴喜冷饮，属热重于湿者，则宜以白头翁汤，以清热解毒；若痢下白多赤少，舌苔白腻者，可去当归，加茯苓、苍术、厚朴、陈皮等，以健脾燥湿；若兼饮食积滞者，加莱菔子、神曲、山楂等，以消食化滞；若食积化热，可加用枳实导滞丸，以行气导滞，泄热止痢。

2. 寒湿痢

症候：腹痛拘急，痢下赤白黏胨，白多赤少，或为纯白胨，里急后重，口淡乏味，脘胀腹满，头身困重，舌质或淡，舌苔白腻，脉濡缓。

病机:寒湿凝滞,肠络不通,故腹痛,头身困重;寒湿积滞肠道与肠内正气相搏,肠道脉络受损,气滞血瘀,邪毒内郁,气机壅滞,肠失传导而致,故痢下赤白黏胨,白多赤少,或为纯白胨,里急后重,口淡乏味,脘胀腹满。

治法:温中燥湿,清肠止痢。

方药:不换金正气散加减。藿香、苍术、制半夏、厚朴、炮姜、桂枝、陈皮、大枣、甘草、木香、枳实各等份。

用法:每次取上药9g,加水250ml,生姜3片,大枣2枚,煎至200ml,去渣,食前稍热服。

方解:藿香、苍术、半夏、厚朴、炮姜、桂枝、陈皮温中燥湿;大枣、甘草、木香、枳实行气和中,调和气血。

加减:若兼表证者,可合荆防败毒散,以逆流挽舟,驱邪外出。

3. 休息痢

症候:下痢时发时止,迁延不愈,常因饮食不当、受凉、劳累而发,发时粪便次数增多,夹有赤白黏胨,腹胀食少,倦怠嗜卧,舌质淡苔腻,脉濡软或虚数。

病机:湿热伏邪未尽,积垢未除,又感受外邪或饮食不当而诱发,发则腹痛,里急,粪便夹有脓血。因久病脾胃虚弱,中阳健运失常,故纳减嗜卧,倦怠怯冷。

治法:温中化滞,清肠止痢。

方药:连理汤加减。白参2g,白术5g,干姜3g,甘草2g,黄连3g。

用法:每日1剂,水煎服。

方解:方中白参、白术、干姜、甘草温中健脾,黄连清除肠中湿热余邪。

加减:休息痢,若脾阳虚极,肠中寒积不化,遇寒即发,症见下痢白胨,倦怠少食,舌淡苔白脉沉者,用温脾汤加减,以温中散寒,消积导滞;若久痢兼见肾阳虚衰,关门不固者,宜加肉桂、熟附子、吴茱萸、五味子、肉豆蔻,以温肾暖脾,固肠止痢。

4. 疫毒痢(轻型)

症候:起病急骤,壮热口渴,头痛烦躁,恶心呕吐,粪便频频,痢下鲜紫脓血,腹痛剧烈,后重感特著,舌质红绛,舌苔黄燥,脉滑数。

病机:疫毒之邪,其性猛烈,伤人最速,所以发病暴急;疫毒与气血搏结于肠之脂膜,腐败化为脓血,故下痢鲜紫脓血;疫毒盛于内,热因毒发,故壮热;热毒内蕴,气机不利,腑气不通,故见腹痛剧烈,里急后重明显;热盛伤阴则口渴;热扰心神则烦躁;热扰于上则头痛。

治法:解毒凉血,清肠止痢。

方药:白头翁汤合芍药汤加减。白头翁 15g,黄连 3g,黄柏 10g,秦皮 10g,白芍 10g,牡丹皮 6g,当归 5g,甘草 3g,地榆 6g,木香 6g,槟榔 3g。

用法:每日 1 剂,水煎服。

方解:白头翁为君,味苦性寒,能入血分,清热解毒,凉血止痢。黄连、黄柏清热解毒,燥湿止痢;秦皮归大肠经,苦寒性涩,涩肠止泻;白芍、牡丹皮、当归、甘草凉血活血,调和气血;地榆、木香、槟榔行气化滞止痛。

加减:食滞者,加枳实、山楂、莱菔子,以消食导滞;暑湿困表者,加藿香、佩兰、荷叶,以芳香透达;积滞甚、痢下秽臭难闻、腹痛拒按者,急加大承气汤,以通腑泻浊,消积下滞。

5. 疫毒痢(邪毒内闭)

症候:突发高热,反复抽搐,神志昏迷,烦躁口渴,恶心呕吐,可见粪便脓血,亦可不见粪便脓血,舌红,苔黄腻,脉滑数。

病机:外感疫疠毒邪,入里内蕴肠胃,正气起而抗争,故见高热,口渴;疫疠毒邪化火,内陷心肝,引动肝风,内扰心神,见抽搐惊厥,烦躁昏迷;疫毒内蕴肠胃,聚结肠中,未及下传,故未见粪便脓血,疫毒下传,则可见粪便脓血。其舌红苔黄腻,脉滑数为邪毒内闭之象。

治法:开窍息风,清肠止痢。

方药:黄连解毒汤加减。黄连 5g,黄芩 6g,黄柏 6g,栀子 9g,水牛角(先煎)30g,白头翁 9g,葛根 12g,金银花 10g,牡丹皮 9g,赤芍 9g,石菖蒲 6g,生甘草 3g。

用法:每日 1 剂,水煎服。

方解:黄连为方中主药,泄心火兼泄中焦之火;水牛角清心定惊,凉血解毒,与黄连共为方中主药;黄芩泄上焦火;炒栀子通泄三焦之火;白头翁、葛根清热解毒,退热治痢;金银花清热解毒;牡丹皮、赤芍凉血活血;石菖蒲醒神开窍;生甘草清热泄火。全方共奏清心开窍,凉肝息风之功效。

加减:呕吐不止者,加玉枢丹,以芳香避秽,降逆止呕;昏迷、抽搐不止者,加安宫牛黄丸灌服,以开窍醒神;高热不退者,加紫雪丹,以清营泄热。

6. 疫毒痢(内闭外脱)

症候:在邪毒内闭基础上,继而出现面色苍白,皮肤发花,心慌气短,冷汗淋漓,四肢厥冷,呼吸浅促不整,舌苔薄白,脉微细而数或脉微欲绝。

病机:小儿素体正气不足,或毒邪太盛,致正不敌邪,阳气暴脱于外,而可见面色苍白、心慌气短、冷汗淋漓;阳气不达于四末,其四肢厥冷,皮肤发花;脏腑气衰则呼吸浅促不整,脉微欲绝为内闭外脱之征。

治法:固脱救逆,清肠止痢。

方药:参附汤加减。白参 3g,制附子 6g,生龙骨(先煎)10g,生牡蛎(先煎)10g,五味子 6g,山茱萸 6g。

用法:每日 1 剂,水煎服。

方解:参附汤是抢救阳气暴脱所致的四逆汗出垂危症候的名方。方中甘温力宏之白参大补元气;配伍大辛大热之附子温壮元阳。二药相配,上助心阳,下补肾命,中健脾土。加上生龙骨、生牡蛎益阴潜阳,收敛固脱;五味子益气生津敛汗,滋肾涩精止泻;山茱萸固脱敛汗,滋补肝肾。

加减:惊厥重者,加羚角粉、地龙、钩藤、石决明等,以镇惊止痉;粪便不通者,加重大黄用量,或加枳实、芒硝,以泄热通便;神昏痰鸣者,加天竺黄、胆南星、石菖蒲、郁金等,以化痰开窍;皮肤紫斑、口唇发绀者,加紫草、桃仁、红花。

(二)单方验方

(1)白头翁 15g,黄连 9g,黄柏 9g,秦皮 9g。每日 1 剂,水煎分2 次服。

(2)黄连 10g,莲子 30g,党参 15g。水煎,温热顿服。

(3)蝉蜕 5g,竹叶 5g,钩藤 10g,山楂 5g,生薏苡仁 10g,生谷芽 10g,灯心花 3 朵。每日 1 剂,水煎代茶饮。

(三)中成药

(1)葛根芩连滴丸:每袋 1g,每次 1～3g,每日 2～3 次,口服。适用于湿热痢。

(2)藿香正气胶囊:每粒 450mg,每次 2～3 粒,每日 2～3 次,口服。适用于寒湿痢。

(四)食疗方

(1)鲜橘子 1 个,白糖 10g。橘子洗净,切开成两半,放在挤果汁器上压出橘汁,加入温开水和白糖即成。制作这种饮料时,要特别注意炊具的卫生,随量食用。可供 4～6 个月婴儿选用。

(2)番茄茎、枝、叶 500g。将其洗净,加 1 000～2 000ml 水,煮3 小时,纱布过滤,压出汁液。每次饮 60～80ml,每日 6～10 次,日夜连饮。

（3）紫皮蒜头1～2头，大米50g。紫皮蒜剥皮，洗净，与淘洗干净的大米一同入锅，加500ml水，用大火烧开后转用小火熬煮成稀粥。每日2次，连食3～5日。

（4）橄榄肉50g，白萝卜100g，白糖10g，大米100g。先将橄榄肉和白萝卜洗净，切成米粒大小，再将大米淘洗干净，下锅加清水1 000ml置火上烧开，放入橄榄肉、白萝卜和白糖共煮成粥。早晚餐食用。

（5）鲜马齿苋500g，独头蒜30g，芝麻、葱白、食盐、味精各适量。马齿苋摘去杂质、老根，洗净泥沙，摘成5～6cm长段，用沸水烫透，捞出沥干水；独头蒜捣成蒜泥；芝麻淘净泥沙，炒香捣碎；葱白切成马耳形。将马齿苋用食盐、味精拌匀，加入蒜泥、葱白，撒上芝麻即可。佐餐食用。

（五）其他疗法

1. 西医治疗

（1）急性细菌性痢疾：治疗重点在于控制感染、做好液体疗法及对症治疗。

①抗感染疗法。小檗碱（黄连素）每日10～20mg/kg，分3次口服，疗程7日。复方磺胺甲噁唑：每日50mg/kg，分2次口服，疗程7日。头孢噻肟、头孢曲松等，每日100～150mg/kg，分2次静脉滴注，用于重症不能口服的患儿。头孢克肟每日3～6mg/kg，分2次口服。庆大霉素每日1万～2万U/kg，分3～4次口服。多黏菌素E每日5万～10万U/kg，分3～4次口服。口服药在肠道不吸收，无不良反应。但因痢疾病变侵入肠黏膜内，故其疗效不如能吸收的全身用药好。

②液体疗法。按患儿脱水程度，给予及时纠正。

③对症治疗。体温高于38.5℃时，给予对乙酰氨基酚治疗。呕吐者，给予多潘立酮每次0.3mg/kg，口服；轻者给颠茄或山莨

莨碱口服;重者给予山莨菪碱肌内注射,每次 1mg/kg。

④一般疗法及饮食管理:患儿应卧床休息,因地制宜地进行胃肠道清毒、隔离。患儿应继续饮食,原来吃过的东西均能吃。呕吐严重者,可短时禁食并给予静脉输液。

(2)迁延与慢性痢疾

①抗感染疗法。同急性痢疾,最好能培养出致病菌,根据药物敏感试验选用抗生素,切忌盲目滥用抗生素,否则会造成肠道菌群紊乱,微生态失衡,反促使腹泻迁延不愈。

②液体疗法。痢疾腹泻迁延不愈常合并营养不良,伴有低钠、低钾,多呈低渗脱水,因此要做血生化测定,根据水、电解质紊乱性质补液。

③营养疗法。迁延与慢性痢疾常有营养障碍,因此禁食是有害的。通过合理的饮食治疗,使患儿在较短时间内改善营养状况是疾病得以恢复的关键,要尽力供给热能。蛋白质的补充有助于水肿的消退、抗体的形成及病灶的愈合。一般应不少于每日 3g/kg,逐步提高到每日 4.5～5g/kg。另外,应提供多种维生素与微量元素。必要时给予静脉营养,输血或血浆。

④微生态疗法。此类患儿多伴有肠道菌群紊乱与微生态失衡,补充双歧杆菌或乳酸杆菌等微生态制剂有助于恢复肠道微生态平衡,重建肠道的天然屏障促使疾病的康复。但要注意制剂的质量,没有足够数量的活菌制剂是无效的。

2. 针灸疗法 主穴取天枢、下脘、上巨虚、关元、合谷。湿热痢者,加曲池、内庭穴;寒湿痢者,加中脘、气海穴;噤口痢者,加中脘、内庭穴;休息痢者,加脾俞、胃俞、关元、肾俞穴。关元穴用平补平泻法;其余主穴用泻法。配穴按虚补实泻法操作。急性痢疾者,每日治疗 2 次,每次留针 30 分钟。寒湿痢、休息痢及久痢脱肛者,可配合艾灸大椎穴;十宣穴点刺出血。

3. 贴敷疗法

（1）吴茱萸 3g，黄连 6g，木香 6g。上药共研细末，每次取药末适量，加水调成糊，敷于脐部，然后用消毒纱布覆盖，再用胶布固定，每日换药 1 次。

（2）生诃子 20g，干姜 20g，陈皮 20g，黄连 20g，罂粟壳 20g。上药研细末，布袋盛之，将药袋佩戴于小儿胸腹部的内衣和外衣之间。

（3）肉桂 10g，针砂 10g，枯矾 10g。共研细末，每次取药末适量，加水调成糊，敷于脐部，然后用消毒纱布覆盖，再用胶布固定，每日换药 1 次。适用于小儿慢性久痢的辅助治疗。

4. 药浴疗法

（1）白胡椒 9g，艾叶 15g，透骨草 9g。以上 3 味中药加水适量，煎煮 3～4 沸，去渣，温洗患儿双足，每日 3 次，每剂药可连用 3 次，连用 2～3 日为 1 个疗程。具有温中理气除湿的功效。适用于小儿寒湿泻。

（2）葛根 50g，白扁豆 100g，车前草 150g。以上 3 味中药加水 2 000ml，煎煮 20～30 分钟，去渣后倒入盆中，加入温水，以超过足踝为度，保持药液温度在 30℃ 左右，浸泡双足 30～60 分钟，每日 2～3 次。具有退热化湿的功效。适用于小儿湿热泻。

（3）银杏叶 500g。银杏叶加水煎汤，趁热洗浴双足，每日 1～2 次。具有涩肠止泻的功效。适用于小儿腹泻。

三、预防调护

1. 预防

（1）要管理好传染源，早期发现患儿和带菌者，早期隔离，要积极彻底地进行治疗。

（2）切断传播途径，喝开水不喝生水，用经消毒的水洗瓜果蔬菜、碗筷及漱口。注意个人卫生，养成饭前便后洗手的良好卫生习惯。

（3）认真贯彻执行"三管一灭"（即管好水源、食物和粪便、消灭苍蝇）。

（4）近年来，使用志贺菌依链株减毒活菌苗口服，可产生 IgA，以防止痢菌菌毛贴附于肠上皮细胞，从而防止其侵袭和肠毒素的致泻作用。

2. 调护

（1）患儿必须隔离，食具的消毒可在开水中煮沸 15 分钟。患儿粪便 1 份，加漂白粉1/4份，放在痰盂里搅匀后加盖 2 小时再倒掉。床单、被褥可在日光下暴晒 6 小时。

（2）患儿应卧床休息，腹痛时腹部可放热水袋。患儿有里急后重时，可在尿布上解粪便，不要求坐起在痰盂里解便，这样可防止肛门直肠脱垂。每次排便后用温水洗净臀部，并用 5％鞣酸软膏涂于肛门周围的皮肤上。如有脱肛时，可用纱布或软的手纸涂上凡士林，托住脱垂的肛门，一面轻轻按摩，一面往上推，即可复位。

（3）呕吐频繁时，可短期禁食，或给予静脉补液。然后给予糖盐水及少油腻的流质，如藕粉、豆浆等。待病情好转，即应及早进食。这时可以给予少渣、易消化的半流质，如麦片粥、蒸蛋、煮面条等。牛奶易引起腹泻胀气，应予限制，待粪便成形后可适当增加。应多补充水分。在恢复后期，应设法引起患儿的食欲，也可以食前 30 分钟先服消化酶类药物（如胃蛋白酶等），并在饮食中增加营养和蛋白质，开始可少食多餐，逐渐增加，防消化不良。

（4）慢性菌痢患儿需要灌肠时，应对患儿做好解释工作，争取患儿配合，不致使药液流出肛门，同时在灌肠前先将大小便排空。

（5）粪便做细菌培养采取标本时，应选脓血及黏液较多的地方，留好标本后应立即送检，以提高准确性。若连续 3 次送检均为阴性，可解除隔离。密切注意患儿病情变化及粪便性质、次数，如患儿出现高热、面色苍白、四肢发冷或有嗜睡、谵语、烦躁不安时，应立即到医院就医。

第十章　寄生虫病

　　寄生虫病主要包括原虫病和蠕虫病两大类。由于小儿不懂卫生常识，所以临床以蛔虫、蛲虫等肠道寄生虫病最为多见，对小儿身体健康危害较大，时间长者，影响生长发育，严重者引起多种外科急症。救治不及时，可危及生命，应予重视。肠道寄生虫病的预防十分重要，可以有效地降低肠道寄生虫病的发病率。古代医家对肠道寄生虫，尤其是蛔虫及其致病性很早就有认识，乌梅丸等方药至今仍在临床应用。

第一节　蛔虫病

　　蛔虫病是感染蛔虫卵引起的小儿常见的肠道寄生虫病，临床以脐周疼痛，时作时止，饮食异常，粪便下虫或粪便镜检有蛔虫卵为主要特征。蛔虫又称"蛟虫""蟾虫""长虫"。成虫寄生于人体小肠，劫夺水谷精微，妨碍正常的消化吸收。轻者可无症状，或仅见脐周时有疼痛；重者久则耗伤小儿气血，面黄体瘦，形成蛔疳；由于蛔虫具有游走、扭曲成团、钻孔等特点，可引起许多并发症，严重者可危及生命。本病无明显的季节性。男女老幼均可感染，但以儿童发病率高，尤多见于3～10岁的儿童。农村发病率高于城市，这与粪便污染和不良卫生习惯有关。本病若治疗及时得当，一般预后良好。

一、诊断要点

1. 临床表现

（1）可有吐蛔、排蛔史。

（2）反复脐周疼痛,时作时止,腹部按之有条索状物或团块,轻揉可散,食欲异常,形体消瘦,可见挖鼻、咬指甲、睡眠磨牙、面部白斑。

（3）合并蛔厥、虫瘕,可见阵发性剧烈腹痛,伴恶心呕吐,甚或吐出蛔虫。蛔厥者,可伴有畏寒发热,甚至出现黄疸。虫瘕者,腹部可扪及虫团,按之柔软可动,多见粪便不通。

2. 辅助检查

（1）粪便病原学检查应用直接涂片法或厚涂片法或饱和盐水浮聚法检出粪便中蛔虫卵,即可确诊,但粪检未查出虫卵者也不能排除本病。

（2）蛔虫移行时,白细胞总数增高,嗜酸粒细胞明显增高;肠蛔虫病时,嗜酸性粒细胞仅轻度增高。

（3）如有剧烈右上腹部疼痛,呕吐胆汁,应做胆囊B超检查,有明显腹痛,腹胀,呕吐,粪便不通,需做腹部X线检查,以助诊断蛔厥和虫瘕。

3. 鉴别诊断

（1）食积腹痛:脘腹部胀满疼痛,拒按,腹痛欲泻,泻后痛减。有暴饮暴食史和积滞等,粪便镜检有不消化食物。

（2）中寒腹痛:腹痛阵发,得温则舒,伴小便清长、大便溏稀、食欲不振等。

4. 中医辨证要点

（1）辨腹痛部位:疼痛以脐周痛为主,时作时止,无明显压痛多为肠蛔虫病;疼痛以剑突下右上腹,呈阵发性剧烈绞痛,痛时肢冷汗出,常伴有呕吐胆汁或蛔虫多为蛔厥痛;疼痛以脐周或满腹,并有阵发性加剧,按之可及条索状或团状包块,伴有剧烈呕吐,粪便不通多为虫瘕。

（2）辨腹痛程度:肠蛔虫病腹痛轻重不一,时作时止;蛔厥则为阵发剧烈绞痛,致哭叫打滚,屈体弯腰,以拳顶按痛处,而在疼痛缓解后,患儿可嬉戏如常;虫瘕腹痛为持续而阵发性加重,起病急剧,疼痛较剧,但腹部无肌强直。

(3)辨病情轻重:须结合全身症状来分辨。一般病情轻者,全身症状轻微,按揉后多能缓解;严重者,可有烦躁不安、肢冷汗出等临床症状,并常引起营养不良、形体消瘦,甚至智力迟钝、发育障碍等。

二、治疗

本病以驱蛔杀虫为基本治则,辅以调理脾胃之法。具体应用,当视患儿体质强弱、病情急缓区别对待。体壮者,当先驱虫,后调脾胃;体弱者,驱虫扶正并举;体虚甚者,应先调理脾胃,继而驱虫。如病情较重,腹痛剧烈,或出现蛔厥、虫瘕等并发症者,根据蛔虫"得酸则安,得辛则伏,得苦则下"的特性,给予酸、辛、苦等药味,以安蛔止痛,同时或其后择机驱虫。本病腹痛,可配合外治、推拿、针灸等法以止痛。如并发症严重,经内科治疗不能缓解者,应考虑手术治疗。

(一)辨证治疗

1. 蛔虫病

症候:脐周疼痛,时作时止,轻重不一,食欲异常,嗜食异物,夜卧不安,磨牙,易惊,恶心流涎,粪便不调或便下蛔虫,可见面部白斑,白睛蓝斑,唇内粟状白点,重者形体消瘦,面色萎黄,腹部可扪及条索状物,时聚时散,肚腹胀大,青筋显露,舌尖红赤,舌苔多见花剥或腻,舌面布红色刺点,脉弦滑。

病机:饮食不洁,食入虫卵,蛔虫居于肠腑,内扰肠胃,阻滞气机,故脐周疼痛,虫动气机瘀滞则痛,虫静气机通达则痛止;虫踞肠腑,劫取水谷精微,损伤脾胃,脾失健运,湿滞不化,则食欲异常;反复染虫,迁延不愈,气血耗伤,则形体消瘦,面色萎黄,肚腹胀大,日久形成"蛔疳",此时宜参照"疳证"辨证论治。

治法:安蛔驱虫,调理脾胃。

方药:使君子散加减。使君子、苦楝根、白芜荑各 10g,甘草 3g。

用法:每日 1 剂,水煎服。

方解:使君子杀虫驱蛔,和脾健胃为君药;苦楝根驱蛔虫,泄湿热,理气止痛为臣药;白芜荑消积杀虫,燥湿化食为佐药;甘草调和诸药为使药。全方共奏安蛔驱虫,调理脾胃之功效。本方适用于体质较壮实者。

加减:腹部胀满、粪便不畅者,加大黄、青皮、玄明粉;腹痛明显者,加川楝子、延胡索、木香;呕吐者,加竹茹、生姜,以生姜降逆止呕。驱虫之后,常继服健脾和胃之剂,可用异功散或参苓白术散加减。

2. 变症

(1)蛔厥证

症候:有蛔虫病的病史,突然右上腹部发生阵发性剧烈绞痛,辗转不宁,弯腰屈背,面色苍白,肢冷汗出,恶心呕吐,常吐出胆汁或蛔虫,疼痛有时可自行缓解,但常反复发作,重者腹痛持续而阵发性加剧,可伴畏寒发热,甚至出现黄疸,舌苔黄腻,脉滑数或弦数。

病机:本证多有肠蛔虫病的病史,常因胃肠湿热,或腹中寒甚,或寒热错杂,使虫体受扰,钻入胆管,气机逆乱所致。以寒热夹杂多见,偏寒重者呕吐清水,面白肢冷,舌苔白腻,脉缓;偏热重者发热,呕吐胆汁,舌苔黄腻,脉滑数。

治法:理气定痛,安蛔驱虫。

方药:乌梅丸加减。乌梅 10g,细辛、椒目、黄连各 2g,黄柏、干姜、制附子各 3g,桂枝、当归、党参各 6g。

用法:每日 1 剂,水煎服。

方解:本方为治疗蛔厥之主方,适用于寒热错杂,正虚邪实证。方中乌梅味酸安蛔止痛为君药。细辛、椒目味辛能伏蛔,温中散寒;黄连、黄柏味苦能下蛔,兼清湿热为臣药。君臣相伍,辛开苦降,和中止呕。制附子、干姜、桂枝暖中散寒以安蛔;当归、党参益气活血以扶正,与温中药相配,具有养血通脉,调和阴阳以治厥冷的作用,共为佐使药。全方诸药配伍,温脏安蛔,寒热并治。

加减:疼痛剧烈者,加木香、枳壳;便秘腹胀者,加大黄、玄明粉、枳实;湿热壅盛、胆汁外溢出现黄疸者,去干姜、附子、桂枝等温燥之品,酌加茵陈、栀子、黄芩、大黄。若确诊为胆管死蛔,不必先安蛔,可直接予大承气汤加茵陈,以利胆通腑排蛔。对并发肝脓肿,甚至腹腔蛔虫,经药物治疗无效者,应及时手术治疗。

(2)虫瘕证

症候:有肠蛔虫病的病史,突然出现脐周或右下腹阵发性剧痛、腹胀、呕吐,或吐出蛔虫,腹泻或粪便不通,腹部扪及质软、无痛的、可移动的条索状或团状包块,病情持续不缓解者,腹部发硬,有压痛和肠鸣,舌苔白或黄腻,脉滑数或弦数。

病机:多先有蛔虫病的病史,因成虫较多扭结成团,阻塞肠道,气机不利,肠腑不通而形成。若阻塞不全,尚可排少量粪便,完全阻塞则粪便不通,腹痛及呕吐较重,并可能出现阴伤,甚至阴阳气不相顺接,阳气外脱。

治法:通腑散结,安蛔驱虫。

方药:驱蛔承气汤加减。大黄3g,玄明粉(冲服)1g,枳实、厚朴、乌梅、椒目、使君子、苦楝皮、槟榔各5g。

用法:每日1剂,水煎服。

方解:本方由大承气汤加驱蛔药组成。大黄、玄明粉、枳实、厚朴行气通腑散蛔;乌梅味酸制蛔,使蛔静而痛止;椒目味辛以伏蛔,性温以温脏祛寒;使君子、苦楝皮、槟榔驱蛔下虫。

加减:呕吐频繁,药物难于下咽者,可先用推拿等法治疗。

(二)单方验方

(1)使君子仁适量。文火炒黄,每日每岁 1～2 粒,最大剂量不超过 20 粒,晨起空腹嚼服,连服 2～3 日。服时忌进热汤热食。服后 2 小时后可加生大黄 2g 泡水服,以导泻下虫。主要用于驱蛔。

(2)贯众 30g,苦楝皮 30g,花椒 15g。以上 3 味中药加水煎煮,去渣取汁,熬成浓膏,外贴患儿肚脐眼。具有驱虫的功效。适用于小儿蛔虫病。

(3)椒目 6g,豆油 150ml。豆油烧开后入椒目,以焦为度,去椒目,分 1～2 次喝油。适用于虫瘕证。

(4)川椒 20g,鸡蛋 1 个,香油 50g。川椒研末,香油烧沸后炒鸡蛋,炒黄后入川椒末,顿服。适用于蛔虫腹痛。

(5)苦楝根皮 12g,使君子 10g,槟榔 6g,乌梅 6g。以上 4 味中药加水煎煮,沥去残渣,每日服 2 次,连服 3 日。具有安蛔驱虫,调理脾胃的功效。适用于小儿蛔虫病。

(三)中成药

(1)乌梅丸:每次 6～10g,每日 1 次,口服。适用于肠蛔虫病。

(2)化虫丸:每次 2～8g,每日 1～2 次,口服。适用于肠蛔虫病,湿热较甚而粪便不畅者。

(3)使君子丸:每次 6～10g,每日 1～2 次,口服。适用于蛔厥证寒热错杂者。

(4)肥儿丸:每次 1～2 丸,每日 1～2 次;3 岁以内小儿酌减,口服。适用于虫积腹痛、体质虚弱者。

(四)食疗方

(1)使君子 3g,槟榔 3g,鸭蛋 1 个。使君子、槟榔分别研末,备用;再将鸭蛋钻一小孔,纳入使君子末和槟榔末,用纸将鸭蛋封固,置锅内蒸熟后顿食。具有驱虫的功效。适用于小儿蛔虫病。

（2）米醋适量，倒入杯中，于剧烈腹痛时顿饮。3～6 岁儿童每次 10～20ml，7～9 岁每次 20～40ml，10 岁儿童以上每次 30～60ml。适用于缓解蛔虫引起的剧烈腹痛。

（3）茶叶 3g，米醋 1ml。茶叶用开水冲泡 5 分钟，滤出茶汁，再加入米醋即成。每日热饮 3 次。适用于小儿蛔虫性腹痛。

（4）花椒 10 粒，米醋 50ml。花椒、米醋同煮沸后放凉，去渣取汁，顿饮。适用于胆道蛔虫引起的腹痛。

（5）新鲜南瓜子 150～200g，蜂蜜 30g。南瓜子剥取种仁 100g 左右，放入研钵内，加入冷开水少许，研烂如糊状，调入蜂蜜，一同拌匀即成。每日 1 剂，分 2 次食用。适用于小儿蛔虫病。

（6）乌梅 15 枚，槟榔 15g。乌梅、槟榔放锅内，加适量水，用小火煎煮 1～2 小时，熬取 100ml 浓汁，去渣备用。每日 1～2 剂，每剂 1 次饮完，连饮至效。7 岁以上小儿剂量稍增。适用于小儿蛔虫病。

（7）香油 1 匙，葱白适量。将葱白洗净，切碎，捣烂，绞汁，调入香油，空腹饮下，每日 2 次，连饮 3 日。适用于小儿蛔虫病。

（五）其他疗法

1. 西医治疗　常用的驱虫药物有阿苯达唑、甲苯达唑，左旋咪唑和枸橼酸哌嗪等，驱虫效果都较好，并且不良反应少。如同时存在别的肠道蠕虫，则应先驱蛔虫以防成虫异位移行。为缓解梗阻并发症，必要时可做手术或内镜处理。

2. 针灸疗法

（1）迎香穴透四白穴，以及胆囊穴、内关、足三里、中脘、人中穴，强刺激，泻法。适用于蛔厥证。

（2）天枢、中脘、足三里、内关、足三里、中脘、人中穴，强刺激，用泻法。适用于虫瘕证。

3. 贴敷疗法

(1)韭菜蔸、葱蔸各 10 个,鲜苦楝根皮 125g,艾叶、川椒各 10g,橘叶 30g,莪术 6g,芒硝 5g,酒曲 1 粒,白酒适量。将艾叶、酒曲、川椒、莪术、芒硝研成细末,再将鲜韭菜蔸、葱蔸、橘叶、苦楝根皮切碎,两组药混合加白酒炒热,敷于痛处,外用包巾固定,药温保持在 37℃以上。每日 1 剂,严重者用 2 剂。适用于蛔虫腹痛。

(2)新鲜苦楝皮 200g,全葱 100g,胡椒 20 粒,米醋 150ml。前 3 味共捣烂如泥,加米醋炒热,以纱布包裹,置痛处,反复多次,以痛减为度。适用于蛔虫腹痛。

(3)苦楝根皮 60g,白酒适量。苦楝根皮捣烂,加白酒炒热,热熨脐部。具有安蛔止痛的功效。适用于蛔虫所致腹痛。

4. 推拿疗法

(1)虫瘕证:先让患儿口服植物油 50~100ml,1 小时后开始按摩腹部。术者用掌心贴住患儿腹部皮肤,以脐为中心,由轻至重做顺时针方向按摩,如虫团松动,但解开较慢,可用手捏法帮助松解。一般经过 30~40 分钟按摩,虫团即可散开,腹痛和压痛明显减轻,梗阻缓解。

(2)蛔厥证:按压上腹部剑突下 3~4cm 处,手法先轻后重,一压一推一松,连续操作 7~8 次,待腹肌放松时,突然重力推压一次。若患儿腹痛消失或减轻,表明蛔虫已退出胆管,可停止推拿。如使用 1~2 遍无效,不宜再用此法。

三、预防调护

1. 预防

(1)开展卫生宣教工作,养成良好卫生习惯。勤剪指甲,饭前便后洗手,不吮吸手指,不吃未洗净的瓜果和生菜,不饮用生水,以减少虫卵入口的机会。

(2)做好粪便管理,切断传染途径,保持水源及食物不受污染,减少感染机会。

2. 调护

（1）饮食宜清淡，易消化食物，少食辛辣、炙煿及肥腻之品，以免助热生湿。

（2）服驱虫药宜空腹，服药后要注意休息，多饮水和保持粪便通畅，注意服药后反应及排便情况。

（3）腹痛剧烈时，口服米醋 60～100ml，有安蛔止痛作用。

第二节　蛲虫病

蛲虫病是由蛲虫寄生于人体肠道所致的小儿常见的肠道寄生虫病，临床以肛门周围、会阴部皮肤瘙痒及睡眠不安为特征。蛲虫病的发生是由于吞入有感染性的蛲虫卵所致病。雌虫夜间在肛门周围排卵，刺激皮肤作痒，小儿用手抓搔时，沾染虫卵，若再吸吮手指或用手摄取食物，虫卵被吞入胃肠道；也可通过被蛲虫卵污染的衣服、被褥、玩具或尘埃直接或间接进入胃肠道，并在小肠下段及大肠内发育成虫。若虫卵在肛门口孵化，幼虫爬入肛门，侵入大肠，而造成逆行感染。雌虫排卵后大多死亡，但有的也可再返回肛门或侵入邻近的阴道、尿道等器官。蛲虫病无明显季节性，老幼皆可感染，儿童感染率高于成年人，2～9 岁儿童感染率最高，尤以集体机构的儿童高发。蛲虫的寿命多在 2～4 周，不超过 2 个月，若能防此其重复感染，可自行痊愈。蛲虫卵对外界的抵抗力强，患儿是唯一的传染源。感染方式主要通过肛门-手-口直接感染，或人群之间相互传播，在幼儿园等集体机构或家庭中，容易造成反复感染，互相传播。因此，本病强调预防为主，防治结合，杜绝重复感染，否则药物治疗也难奏效。

一、诊断要点

1. 临床表现

（1）详细询问病史，注意是否有睡眠不安，轻者仅夜间有肛门瘙痒，以夜间为甚；重者肛门及会阴部奇痒，并有睡眠不安，烦躁，恶心呕吐，腹痛，腹泻，食欲不振，遗尿等。

（2）夜间患儿入睡后 1～3 小时观察肛周皮肤皱褶处有无 8～13mm 长白色小线虫；直接从肛门周围皮肤皱褶处采集标本，或清晨起床前用透明胶纸紧压肛周部位粘取虫卵，胶面平贴于玻片上在显微镜下观察虫卵，需反复多次检查可提高阳性率。

2. 辅助检查　检查均宜在清晨便前进行，检出率与检查次数有关。

（1）注意观察患儿肛门周围有否湿疹、溃烂，夜间肛门周围是否有蛲虫成虫。

（2）因蛲虫不在肠内产卵，故粪检虫卵的阳性率极低。主要用肛门拭纸法检查虫卵，常用方法有以下几种。

①透明胶纸肛拭法。用透明胶纸粘擦肛门周围皮肤，虫卵即被粘于胶面，然后将纸平贴在玻片上，检查时加 1 滴二甲苯，使虫卵清晰可见。

②湿拭法。用蘸有生理盐水的消毒棉签拭擦肛周，然后将拭擦物洗入饱和生理盐水，用漂浮法查虫卵。

3. 鉴别诊断

（1）肛门湿疹：有肛周作痒，白天、夜间均有症状，局部有红疹点，其他部位也可有红疹点，但肛周找不到蛲虫成虫。

（2）其他：有尿急、尿频时，应与尿路感染相鉴别，后者无蛲虫及虫卵。

4. 中医辨证要点

（1）辨轻重：轻者一般无明显全身症状，仅有肛门及会阴部瘙痒，尤以夜间明显，以致患儿睡眠不宁。重者蛲虫较多，湿热内生，并见烦躁、夜惊、磨牙、恶心、食欲不振、腹痛。若蛲虫侵入邻近器官，可引起异位性并发症，如刺激尿道引起尿频、尿急、尿痛和遗尿。若蛲虫侵入阴道，还会引起阴道黏液性分泌物增多。

（2）辨虚实：病初多属实证；病久耗伤气血，可引起一些全身症状，以脾胃虚弱证为主，但一般症候较轻。

二、治疗

本病以驱虫止痒为基本治则，常内服、外治相结合。蛲虫常居于直肠和肛门，故外治法很重要，多采用直肠给药和涂药法。对病久脾胃虚弱者，在驱虫、杀虫时应注意调理脾胃。本病要重视预防，防治结合，才能达到根治的目的。若单纯药物治疗而不加以预防，则难彻底治愈。防止重复感染可不药自愈。

（一）蛲侵肠肛辨证治疗

症候：轻者仅有肛门瘙痒，睡眠不安；重者除肛门瘙痒外，可见烦躁，夜寐不安，尿频、遗尿，或肛门周围湿疹、糜烂，日久食欲不振，恶心呕吐，腹痛，面黄肌瘦，神疲乏力，舌淡，苔白，脉细。

病机：肛门、会阴部瘙痒难忍，夜间加重，肛周、粪便中见到蛲虫为本病特征。病初无明显全身症状，因瘙痒难忍，患儿搔抓常令肛周皮肤破溃、糜烂；蛲虫爬向前阴或钻入尿道，湿热下注，见阴道分泌物增多，腹痛或尿频、尿急、遗尿；蛲虫寄生日久，损伤脾胃，则食欲不振，面黄肌瘦。

治法：驱蛲止痒，杀虫洁肛。

方药：内服驱虫粉（蛲虫散），外用蛲虫软膏。

用法：使君子、生大黄 8∶1 比例配方，共为细末。每次剂量 0.3g×（年龄＋1），每日 3 次，饭前 1 小时吞服，每日总量不超过 12g，7 日为 1 个疗程。此后每周服药 1～2 次，可防止再感染。外用蛲虫膏(含百部、0.2%甲紫)于每晚睡前涂搽肛门;亦可用生百部 30g,浓煎至 30ml,每晚保留灌肠,连续 10 日。

加减:湿热下注、肛周溃烂者,加黄柏、苍术、百部、苦参、地肤子,以清热燥湿,杀虫止痒;尿频者,加黄柏、苍术、滑石,以清热燥湿,利水通淋;腹痛者,加木香、白芍,以行气缓急止痛;食欲不振、恶心呕吐、面黄体瘦者,可以七味白术散或参苓白术散等配合治疗。

(二)单方验方

(1)使君子适量。将使君子炒熟,研粉,每日剂量为(年龄＋1),总量不超过 10g;或 1 岁用使君子果实 1 粒,总量不超过 20 粒,分 2～3 次服用,连服 3 日。

(2)炒百部根适量。将百部根研粉,每日 1 岁 1g,总量不超过 8g。晨起空腹顿服,或分 2～3 次于 2 小时内服完,隔 2 小时服泻药,连服 2 日,停 7 日,再连服 3 日。

(3)槟榔 15g,黄芪 20g,大枣 10 枚。以上 3 味中药加适量水,熬浓,去渣取汁。每日 1 剂,空腹 1 次饮完,15 日为 1 个疗程,连服 2～3 个疗程。2 岁以下小儿酌减。适用于小儿蛲虫病。

(4)苦参 6g,苦楝根皮 12g,使君子 6g,槟榔 6g。以上 4 味中药研成细末,调拌面粉做成条状,外塞患儿肛内。适用于小儿蛲虫病。

(5)白果 6g,花椒 6g,蛇床子 4g,葱白 6g。以上 4 味中药加水煎煮后,外用搽洗小儿肛门,每日 1 次。适用于小儿蛲虫病。

(三)中成药

(1)化虫丸:每次 2～6g,每日 1～2 次,早晨空腹或睡前用温开水送下。适用于杀虫消积。

(2)追虫丸:3～6 岁每次 2～3g,6～9 岁每次 3～5g,9 岁以上每次 5～6g,每日 1 次,空腹温开水送服。适用于蛲虫病肛门奇痒者。

（四）食疗方

（1）槟榔 5g，酸石榴根皮 10g，粟米 50g。将前 2 味加水煎汁，去渣后与淘洗干净的粟米一同煮粥。空腹食用，每日 2 次。气虚下陷及体弱之小儿不宜服用。适用于小儿蛲虫病。

（2）黑、白牵牛子各 5g，鸡蛋 1 个，植物油适量。将植物油烧沸，黑、白牵牛子生熟各半研末，与鸡蛋用炒。每日 1 剂，分 2 次食，隔 10 日再食 1 剂。适用于小儿蛲虫病。

（五）其他疗法

1. 西医治疗

（1）一般治疗及护理：必须采取预防与药物驱虫相结合，才能根治。患儿须穿满裆裤，防止手指接触肛门，每日早晨用肥皂温水清洗肛门周围皮肤；换下的内衣内裤应予蒸煮或开水浸泡后日晒杀虫，连续 10 日。蛲虫寿命较短，如能防止重复感染，则有自愈可能。

（2）药物治疗：甲苯哒唑口服效果最佳。恩波吡维铵口服，7日后再服 1 次，药片不可咬碎。必要时可在 2 周后重复治疗，服药后 1～2 日粪便会染成红色。噻嘧啶口服，连服 3 日，疗效很好。苄酚宁为了防止复发，间隔 14 日后再服 1 剂，疗效佳，不良反应少，偶有恶心、呕吐反应。噻乙吡啶有显著驱蛲效果。

（3）局部治疗：肛门瘙痒或有湿疹，可每晚睡前洗净局部，用10％鹤虱油膏或 2％氧化氨基汞软膏涂布，可杀虫止痒，直到痊愈为止。

2. 贴敷疗法

（1）植物油（豆油、菜油）适量，搽肛门皱襞周围，每日 2～3 次。具有润滑皮肤、止痒、杀虫的功效。

（2）百部 50g，苦参 25g。上药共研细末，加凡士林调成膏状，每晚睡前用温水洗肛门后涂药膏,连用 7 日。具有杀虫止痒的功效。

(3)苦楝子 1～2 粒。苦楝子用热水泡软,剥去外皮,塞入肛门 1～2 粒,次晨用力便出,连用 2～3 次。适用于小儿蛲虫病。

(4)豆油适量,鸡蛋 1 个。将鸡蛋打碎,用豆油煎炒成饼状,每晚睡前敷肛门,连用 7 日。适用于小儿蛲虫病。

3. 药浴疗法

(1)百部 15g,苦参 15g。以上 2 味中药加水煎煮,去渣取汁,每晚熏洗小儿肛门,再将六神丸 1 粒塞入小儿肛门,连用 7 日为 1 个疗程。适用于小儿蛲虫病。

(2)百部、川椒各 30g,苦参 50g,白矾 5g。以上 4 味中药加水煮沸,过滤去渣,取 150ml 药液,储瓶备用。每晚临睡前取 30ml 做保留灌肠,连用 5 晚。适用于小儿蛲虫病。

(3)百部 20g,蛇床子 15g。中药煎汤,外洗肛门,每日 1 次,连用 2～3 次。具有止痒杀虫的功效。

(4)百部 15g,苦参 15g,苦楝皮 10g,乌梅 2 个。以上 4 味中药共研细末;另取 1 剂,加水煎煮 2 次,合并滤液,浓缩成 100ml,用药液适量调和药末成糊状。每晚睡前用药液反复擦洗小儿肛门,再用药糊涂敷。适用于小儿蛲虫病。

(5)百部 150g,苦楝皮 60g,乌梅 9g。上药加水适量,煎煮取汁 20～30ml,保留灌肠,连续 3 日为 1 个疗程。适用于驱杀蛲虫。

(6)苦楝根皮 20g,鹤虱 15g,蛇床子 15g,百部 15g,野菊花 15g,甘草 5g。上药加水煮沸 3～5 分钟,坐浴熏洗,每晚睡前 1 次。具有祛湿消炎,止痒杀虫的功效。

三、预防调护

1. 预防

(1)加强卫生宣传教育,普及预防蛲虫感染的知识,改善环境卫生,切断传播途径。

(2)注意个人卫生,养成良好的卫生习惯,饭前便后洗手,勤剪指甲,纠正吮手指的不良习惯。

2. 调护

(1)勤洗澡,勤洗肛门,床单及内衣勤洗换,并需烫晒消毒,以杀死虫卵。

(2)患儿睡觉要穿满裆裤或戴手套,避免用手搔抓肛门。

(3)在治疗期间,用0.5%碘酊对幼儿园桌、椅、床席及玩具等进行擦洗灭卵。

第十一章 小儿杂症

小儿杂症临床并不少见,常常与多个脏腑病变有关,难予归属于某脏腑系统之中,故单列一章。症者为经,病者为纬,经纬纵横,以成体系。小儿杂症虽然不归属于某个脏腑系统之中,但是小儿杂症的发生发展与小儿生理特点和病理特点密切相关。

第一节 五迟、五软

五迟、五软是小儿生长发育障碍的病症。五迟指立迟、行迟、发迟、齿迟、语迟,五软指头项软、口软、手软、足软、肌肉软,两者都是小儿时期的虚弱病症。五迟以发育迟缓为特征,五软以痿软无力为主症,两者既可单独出现,也常互为并见。多数患儿由先天禀赋不足所致,病情较重,预后不良;少数由后天因素引起者,若症状较轻,治疗及时,也可康复。西医学的脑发育不全、智力低下、脑性瘫痪、佝偻病等,均可见到五迟、五软症候。若症状较轻,由后天调护失当引起者,治疗及时,常可康复;若症候复杂,病程较长,属先天禀赋不足引起者,往往成为痼疾,预后较差。

一、诊断要点

1. 临床表现

(1)孕期调护失宜、药物损害、产伤、窒息、早产,以及喂养不当史,或有家族史,父母为近亲结婚者。

(2)五迟表现为 12 个月牙齿尚未萌出;1 岁还不能站立;2～3 岁还不能行走;1～2 岁还不会说单句。

(3)五软表现为 6 个月前后仍头项软弱倾斜,不能抬举为头项软;咀嚼无力,时流清涎为口软;手软下垂,不能握举为手软;2 岁以后尚不能站立、行走为足软;肌肉虚软,皮肤松弛为肌肉软。

(4)五迟、五软不一定悉具,但见一两病症者可分别做出诊断。还应根据小儿生长发育规律早期发现生长发育迟缓的变化。

2. 辅助检查　对中医诊断为五迟、五软者,要做相关理化检查,进行相应疾病的鉴别诊断,如头颅 CT,了解脑部有无发育异常、畸形或异常钙化影;血钙减低、血清碱性磷酸酶增高提示维生素 D 缺乏性佝偻病;甲状腺功能检查有助于鉴别甲状腺功能减低症。

3. 鉴别诊断

(1)脑性瘫痪:出生前至出生后 1 个月内各种原因(如早产、多胎、低体重、高龄妊娠、窒息、高胆红素血症)所致的非进行性脑损伤。中枢性运动障碍及姿势异常,表现为多卧少动,颈项、肢体关节活动不灵,分为痉挛型(约占 2/3)、锥体外系、共济失调、混合型等。常伴有智力迟缓,视、听、感觉障碍及学习困难。头颅 X 线摄片或 CT 检查可了解脑部有无异常、畸形,或异常钙化影等。脑电图有助于支持合并癫痫的诊断。

(2)智力低下:智能明显低于同龄儿童正常水平,即智商低于均值以下两个标准差,在 70 以下。同时存在适应功能缺陷或损害,即与其年龄和群体文化相称的个体功能,如社会技能、社会责任、交谈、日常生活料理、独立和自给能力的缺陷和损害。出现在发育年龄阶段(即 18 岁以下),轻度智商值在 50～69,中度智商值在 35～49,重度智商值在 20～34,极重度智商值在 20 以下。某些疾病引起的能力低下,如苯丙酮尿症患儿尿三氯化铁试验阳性;先天性愚型者,染色体检查有助诊断;甲状腺功能减低者,骨骼 X 线检查提示发育落后,甲状腺功能检查提示甲状腺功能低下。

(3)婴儿型脊髓性肌萎缩症:出生时一般尚可,3～6 个月后出现症状,肢体活动减少,上下肢呈对称性无力,进行性加重,膝腱反射减弱或难以引出,肌张力低下,肌肉萎缩,智力正常。

（4）脑白质营养不良：为常染色体隐性遗传性疾病,表现为步态不稳、语言障碍、视神经萎缩,1～2岁发病前运动发育正常,病情呈进行性加重,白细胞或皮肤成纤维中芳香硫酯酶A活性明显降低是本病的特异性诊断指标。

（5）佝偻病：见于3岁以下婴幼儿,多有维生素D摄入不足史,虽可见五迟、五软症状,但程度轻,伴多汗、易惊等表现,并有明显骨骼改变,但无智力低下,预后好。

（6）脑积水：亦可有五迟、五软,但多伴有智力低下,以颅骨骨缝解开、头颅增大、叩之呈破壶音、目珠下垂如落日状为特征。

（7）疳证：疳证以形体消瘦为主,表现为饮食异常,精神萎靡或烦躁。

（8）痿证：痿证主要表现为肢体萎废不用,且多呈进行性加重。

4. 中医辨证要点

（1）辨病因：肉眼能查出的脑病（包括遗传变性）及原因不明的先天因素、染色体病,可归属于先天不足,病多在肝肾脑髓;代谢营养因素所致者病多在脾;不良环境,社会心理损伤,伴发精神病者,病多在心肝;感染、中毒、损伤、物理因素所致者,多属痰浊瘀血为患。

（2）辨脏腑：五迟五软以脾肾病变为主,心肝病变次之。若表现为立迟、行迟、齿迟、头项软、手足软,则为脾肾不足及肝;发迟、语迟、肌肉软、口软、智力低下,则为脾肾不足及心。

（3）辨轻重：五迟、五软仅见一二症状,智力基本正常为轻;病程长,五迟、五软同时并见,且见肢体瘫痪、手足震颤、步态不稳、智能低下、痴呆、失语、失聪者为重。

二、治疗

五迟、五软多属于虚证,以补为其治疗大法。如脑发育不全多属肝肾两虚,宜补养肝肾,益精填髓。脑性瘫痪、智力低下者多属心脾两虚,宜健脾养心、益智开窍。若因难产、外伤、中毒,或温热病后等因素致痰瘀阻滞者,治宜涤痰化瘀、通络开窍。本病要力争早期发现,及时治疗。并可配合针灸推拿疗法,教育及功能训练等综合措施,以提高疗效。

(一)辨证治疗

1. 肝肾亏虚

症候:坐、立、行走、牙齿发育明显迟于同龄小儿,颈项,肌肉萎软或肢体瘫痪,手足震颤,步态不稳,智能低下,或失语失聪,面容痴呆,舌质淡,苔薄,脉沉细,指纹淡紫。

病机:肝主筋,肾主骨,齿为骨之余。肝肾不足,不能濡养筋骨,筋骨不健,故坐、立、行走、生齿均迟,肌肉萎软,肢体瘫痪,手足震颤;肾生髓,脑为髓海,肾精不足,髓海空虚,故智力低下,面容痴呆。

治法:补益肝肾,培元固本。

方药:六味地黄丸加减。熟地黄 10g,山茱萸 6g,鹿茸(研末、另吞)1g,五加皮、山药、茯苓、泽泻、牡丹皮各 6g,人造麝香 0.5g。

用法:每日 1 剂,水煎服。

方解:熟地黄、山茱萸滋养肝肾;鹿茸温肾益精;五加皮强筋壮骨;山药健脾益气;茯苓、泽泻健脾渗湿;牡丹皮凉血活血。

加减:齿迟者,加紫河车、制何首乌、龙骨、牡蛎,以补肾生齿;立迟、行迟者,加牛膝、杜仲、桑寄生,以补肾强筋壮骨;头项软者,加锁阳、枸杞子、菟丝子、巴戟天,以补养肝肾;易惊、夜卧不安者,加丹参、远志,以养心安神;头颅方大、下肢弯曲者,加珍珠母、龙骨,以壮骨强筋;智力低下、反应迟钝者,加用少量石菖蒲,以行气通窍。

2. 心脾气虚

症候:智力低下,面黄形瘦,语言迟钝,四肢萎软,肌肉松弛,多卧少动,步态不稳,食欲不佳,口角流涎,舌伸口外,咀嚼无力,头发稀疏枯槁,舌质淡,苔少,脉细弱,指纹淡。

病机:脾主肌肉四肢,开窍于口;心主血脉、神明,开窍于舌。心脾亏虚,故面黄形瘦,四肢萎软,肌肉松弛,口角流涎,舌伸口外,咀嚼无力,智力低下;发为血之余,心血不足,则头发稀疏枯槁。

治法:补益心脾,培元固本。

方药:归脾汤加减。黄芪、桂圆肉各 10g,白参(研末、冲服)2g,白术、当归、茯神、酸枣仁、远志、木香各 6g。

用法:每日 1 剂,水煎服。

方解:方中黄芪补脾益气,桂圆肉养心安神,两者共为君药。人参、白术甘温补气,与黄芪相配增强补脾益气之功;当归养肝生血,与桂圆肉相配增强补心养血之效,三者均为臣药。茯神、酸枣仁、远志定志宁心;木香理气醒脾,与补气养血药配伍防止滋腻壅滞,俱为佐药。

加减:语迟失聪者,加远志、郁金,以化痰解郁开窍;发迟难长者,加何首乌、肉苁蓉,以养血益肾生发;四肢萎软者,加桂枝,以温通经络;口角流涎者,加益智仁,以温脾益肾固摄;吞咽困难、口流痰涎、喉间痰鸣者,加半夏、陈皮、茯苓、远志、石菖蒲,以涤痰开窍;舌上瘀斑瘀点,或有癫痫发作者,加丹参、川芎、赤芍、麝香,以活血通络。

3. 痰瘀阻滞

症候:失聪失语,反应迟钝,意识不清,动作不由自主,或吞咽困难,口流痰涎,喉间痰鸣,或关节强硬,肌肉软弱,或有癫痫发作,舌体胖有瘀斑瘀点,舌苔腻,脉沉涩或滑,指纹暗滞。

病机:若见于脑病后遗症及先天性脑缺陷,因痰湿内盛,蒙蔽清窍,而见智力低下,喉间痰鸣诸症;若有颅脑产伤及外伤史者,初期症状不著,日久离经之血滞而不化,则见躁动尖叫、失聪、呕吐等症;此为痰瘀交阻脑腑,气血运行不畅,脑失所养。舌上瘀点瘀斑,脉沉涩,皆为痰瘀阻滞之象。

治法:涤痰开窍,活血通络。

方药:通窍活血汤合二陈汤加减。制半夏、陈皮、茯苓、远志、石菖蒲、桃仁各 6g,红花 3g,郁金、丹参、川芎、赤芍各 6g,人造麝香(另吞服,或入成药)0.5g。

用法:每日 1 剂,水煎服。

方解:制半夏、陈皮、茯苓、远志、石菖蒲涤痰开窍;桃仁、红花、郁金、丹参、川芎、赤芍、麝香活血通络。

加减:心肝火旺有惊叫、抽搐者,加黄连、龙胆草、羚羊角粉(另吞服),以清心平肝;躁动者,加龟甲、天麻、生牡蛎,以潜阳息风;粪便干结者,加生大黄,通腑涤痰。并发癫痫者,参考瘀血痫治疗。

(二)中成药

(1)杞菊地黄丸:每次 3g,每日 3 次,口服。适用于肝肾阴亏证五迟、五软。

(2)金匮肾气丸:每次 3g,每日 3 次,口服。适用于肾气不足证五迟、五软。

(3)十全大补丸:每次 3g,每日 3 次,口服。适用于心脾两虚和气血不足五迟、五软者。

(4)河车大造丸:每服 3g,每日 3 次,口服。适用于精血不足和髓海空虚五迟、五软者。

(5)孔圣枕中丹:每服 3g,每日 3 次,口服。适用于阴虚火旺和痰浊蒙窍五迟、五软者。

(三)其他疗法

1. 针灸疗法

(1)体针:可选用肩髃、曲池、外关、合谷、环跳、足三里、阳陵泉、承山、三阴交等肢体穴位,交替使用,采用提插及捻转法,不留针,以促进肢体功能恢复;智力低下、语言迟缓,可选百会、风池、神门、哑门等穴,针刺得气后留针 15～20 分钟,并间歇捻针,隔日 1 次,1 个月为 1 个疗程。

(2)耳针:可选耳穴心、肝、肾、胃、脑干、皮质下等。用短毫针,留针 15～20 分钟,并间歇捻针,隔日 1 次,15 次为 1 个疗程。

(3)灸法:灸法具有温通经络,行气活血,温肾壮阳之功效。可选肢体穴位及心俞、脾俞、肾俞等腧穴,采用温和灸,每 1～2 日 1 次,10 次为 1 个疗程。小儿皮肤薄嫩、应避免过度施灸,以免烫伤。

2. 推拿疗法　采用推、揉、搓、拿等手法,推拿头部、躯干、肢体有关经穴,以通经活血、荣筋养肌、缓解筋脉挛缩、恢复正常的运动功能。

(1)头面部:坐位,取瞳子髎、颊车、地仓、风池、哑门、百会、天柱等穴,用推揉法往返操作 5～6 次。

(2)颈及上肢部:坐位,取天柱至大椎、肩井,用推揉法,并推揉肩关节周围及肱三头肌、肱二头肌部至肘关节,向下沿前臂到腕部,往返数次。

(3)腰及下肢:俯卧位,从腰部起向下到尾骶部、臀部、循大腿后侧往下至足跟,用推法或搓法;配合肾俞、脾俞、肝俞、环跳、殷门、委中、承山等穴用按法;接着取仰卧位,从腹股向下经股四头肌至小腿前外侧,配合按伏兔、足三里、阳陵泉、解溪等穴用揉法或搓法,往返数次。

三、预防调护

1. 预防

(1)大力宣传优生优育知识,禁止近亲结婚。婚前进行健康检查,以避免发生遗传性疾病。

(2)孕妇注意养胎、护胎,加强营养,按期检查,不滥服药物。

（3）加强小儿调护，提倡母乳喂养，及时添加辅食，多晒太阳，增强体质。注意早期补充维生素 D 和钙剂。

（4）注意防治各种急、慢性疾病。

2. 调护

（1）加强营养，科学调养。

（2）患儿不宜久坐、久站，防止发生骨骼畸形。

（3）每日进行户外活动，接受日光照射，适当进行体育锻炼。

（4）重视患儿功能锻炼，加强智力培训。

（5）用推拿法按摩萎软肢体，防止肌肉萎缩。

第二节 夜 啼

婴儿白天能安静入睡，入夜则啼哭不安，时哭时止，或每夜定时啼哭，甚则通宵达旦，称为夜啼。多见于新生儿及 6 个月内的小婴儿。新生儿及婴儿常以啼哭表达要求或痛苦，饥饿、惊恐、尿布潮湿、衣被过冷或过热等均可引起啼哭。此时若喂以乳食、安抚亲昵、更换潮湿尿布、调整衣被厚薄后，啼哭可很快停止，不属病态。

一、诊断要点

1. 临床表现

（1）小儿难以查明原因的入夜啼哭不安，时哭时止，或每夜定时啼哭，甚则通宵达旦，而白天如常。

（2）临证必须详细询问病史，仔细体格检查，必要时辅以有关实验室检查，排除外感发热、口疮、肠套叠等疾病引起的啼哭。

2. 鉴别诊断

（1）生理性啼哭：生理性啼哭大多因护理不周引起，如饥饿、尿布潮湿、衣带过紧、拗哭等。这些啼哭及时找出原因，予以处理，则啼哭自止。

（2）病理性啼哭：中枢神经系统疾病，如新生儿中枢神经系统感染或颅内出血，常有音调高、哭声急的"脑性尖叫"声；消化系统疾病，如各种肠道感染或消化不良时，可由肠痉挛引发腹部阵痛，哭声呈阵发性，时发时止，昼夜无明显差异；急腹症时（如肠套叠）可引起突然号叫不安，伴面色苍白、出汗等症状；佝偻病患儿常好哭、烦闹不安；其他常见病，如感冒、鼻塞、疝气、口腔炎、疱疹性咽峡炎、中耳炎、皮肤感染、蛲虫感染等，都可伴有夜间哭闹，但没有昼安夜哭的规律。

3. 中医辨证要点

（1）辨别轻重缓急：婴儿夜间啼哭而白天能正常入睡，首先考虑由于喂养不当所致，应给予相应的指导。要仔细观察，寻找原因，确认夜啼无直接病因者，方可按脾寒、心热、惊恐辨治。

（2）辨寒热：惊哭声绵长，时缓时急为寒证；哭声清扬，延续不休为热证。

（3）辨虚实：哭声响亮而长为实，哭声低弱而短为虚。

二、治疗

因脾寒气滞者，治以温脾行气；因心经积热者，治以清心导赤；因惊恐伤神者，治以镇惊安神。

（一）辨证治疗

1. 脾寒气滞

症候：啼哭时哭声低弱，时哭时止，睡喜蜷曲，腹喜摩按，四肢欠温，吮乳无力，胃纳欠佳，大便溏薄，小便较清，面色青白，唇色淡红，舌苔薄白，指纹多淡红。

病机：脾为至阴，受寒受冷后，寒凝气滞，气机不利，不通则痛，故啼哭不止；脾脏受寒，阳气不足，则哭声低弱，面色无华，四肢欠温，吮乳无力；虚寒内盛，脾运失健，则睡喜蜷曲，大便溏薄，舌质淡,苔薄白,指纹淡红。

治法:温脾散寒,理气止痛。

方药:匀气散加减。炮姜、砂仁各 3g,陈皮、乌药、木香、香附、白芍、桔梗各 6g,炙甘草 2g。

用法:每日 1 剂,水煎服。

方解:乌药、炮姜温中散寒,砂仁、陈皮、木香、香附行气止痛;白芍、甘草缓急止痛,桔梗载药上行,调畅气机。

加减:大便溏薄者,加党参、白术、茯苓,以健脾益气;时有惊惕者,加蝉蜕、钩藤,以祛风镇惊;哭声微弱、胎禀怯弱、形体羸瘦者,可酌用附子理中汤治之,以温中健脾,同时注意保暖。

2. 心经积热

症候:啼哭时哭声较响,见灯尤甚,面赤唇红,烦躁不宁,身腹俱暖,大便秘结,小便短赤,舌尖红,苔薄黄,指纹多紫。

病机:本证因心有积热,上扰神明所致。心火亢盛,入夜则阳不能入于阴,故不寐而哭;心属火,见灯则烦热内生,两阳相搏,故仰身而啼;热扰神明,故烦躁不安;热积于里,则面赤唇红,身腹俱暖,大便干结,小便混浊。舌尖红、舌苔黄、指纹紫滞均为心有积热之象。

治法:清心导赤,泄火安神。

方药:导赤散加减。生地黄、淡竹叶各 6g,通草、甘草梢各 2g,黄连 3g,灯心草 2g。

用法:每日 1 剂,水煎服。

方解:生地黄清热凉血,竹叶、通草清心降火,甘草梢泄火清热,灯心草引诸药入心经。

加减:热盛烦躁者,加黄连、栀子、淡豆豉,以泄火除烦;大便秘结者,加大黄,以泄火通便;乳食不化者,加炒麦芽、焦山楂、莱菔子,以消食导滞。

3.惊恐伤神

症候: 夜间突然啼哭,似见异物状,神情不安,时作惊惕,紧偎母怀,面色乍青乍白,哭声时高时低,时急时缓,舌苔正常,指纹色紫,脉数。

病机: 小儿神气怯弱,若胎禀不足,复又暴受惊恐,惊则伤神,恐则伤志,心神不宁,则夜间突然啼哭;乍见异物,突闻异声,心神受惊,神志不安,则表情恐惧,面色乍青乍白,哭声时高时低。

治法: 定惊安神,补气养心。

方药: 远志丸加减。远志、石菖蒲、茯神、茯苓、龙骨各 6g,白参(另煎、调服)2g。

用法: 每日 1 剂,水煎服。

方解: 远志、石菖蒲、茯神、龙骨定惊安神,白参、茯苓补气养心。

加减: 睡中时时惊惕者,加钩藤、蝉蜕、菊花,以息风镇惊;喉有痰鸣者,加僵蚕、郁金;腹痛便溏者,加白芍、木香。

(二)单方验方

(1)蝉蜕 6 只,薄荷适量。蝉蜕研末,薄荷煎汤,冲服蝉蜕末。适用于小儿夜啼。

(2)丹参 3～5g,冰糖 10～15g。将丹参放锅内加水煮,取药液 50～100ml,冲冰糖溶化。每日 1 剂,1 次服完,连服 3～5 日。6 个月以下婴儿酌减。具有镇惊安神的功效。适用于暴受惊恐之小儿夜啼。

(三)中成药

(1)珠珀猴枣散:每次 1/2～1 支,每日 2～3 次,口服。适用于心经积热、暴受惊恐之夜啼。

(2)琥珀抱龙丸:每次 1 丸,每日 2 次;婴儿每次 1/3 丸,化服。

适用于心经积热暴受惊恐之惊啼。

(四)食疗方

(1)煨熟大蒜 1 个,乳香 1g。以上 2 味共研成细末,制成药丸如芥子大,每次 7 粒,用乳汁送下。具有补中益气祛寒的功效。适用于小儿脾寒夜啼。

(2)干姜 1～3g,高良姜 3～5g,大米 50g。先煎干姜、高良姜取汁,去渣,再入大米同煮为粥,温食。具有温暖脾胃,散寒止痛的功效。适用于小儿夜啼。

(3)淡竹叶 30g,大米 50g,冰糖适量。淡竹叶加水煎汤,去渣后入大米、冰糖,煮成粥。早晚各 1 次,稍温顿食。具有镇惊安神的功效。适用于心火炽盛之小儿夜啼。

(4)川黄连 3g,乳汁 100ml,食糖 15g。黄连水煎取汁 30ml,加入乳汁中,调入食糖,温饮。具有清心泄火的功效。适用于小儿夜啼不安。

(五)其他疗法

1. 针灸疗法

(1)针刺:取中冲、百会穴。热啼者,加大陵、少商穴;惊啼者,加神门、行间穴。用泻法,不留针;中冲穴浅刺出血。

(2)艾灸:将艾条燃着后,在神阙周围温灸,不能触到皮肤,以皮肤潮红为度。每日 1 次,连灸 7 日。适用于脾寒气滞证夜啼。

2. 贴敷疗法

(1)艾叶、干姜粉各适量。上药炒热,用纱布包裹,熨小腹部,从上至下,反复多次。适用于脾寒气滞证夜啼。

(2)丁香、肉桂、吴茱萸各等量。上药研细末,置于普通膏药上,贴于脐部。适用于脾寒气滞证夜啼。新生儿及婴儿用醋调或水调直接敷于脐部,避免膏药损伤皮肤。

（3）乌药、香附、紫苏、陈皮、小茴香、食盐各等量。以上6味中药共炒热，布包熨脐部。具有健脾散寒安神的功效。适用于脾寒夜啼。

（4）黑牵牛子7粒。将黑牵牛子捣碎，用温水调成糊，睡前敷于脐部，每日1次。具有镇惊安神的功效。适用于小儿夜啼。

（5）鲜地龙2条。将地龙洗净，捣成糊，敷于脐部，用消毒纱布覆盖，再用胶布固定。具有清热息风、定惊止痉的功效。适用于小儿夜啼。

（6）五倍子1个。将五倍子焙干，研细末，加水调和，抹脐上，其效如神。具有补中益气祛寒的功效。适用于小儿脾胃虚寒夜啼。

（7）陈茶叶、白酒各适量。将茶叶研为细末，用白酒调为糊状，敷脐部，盖药棉，布带包扎，每日1次。具有补中益气祛寒的功效。适用于小儿脾胃虚寒夜啼。

（8）栀子仁1粒，面粉9g，白酒5ml。栀子仁研末，与面粉、白酒混合捏成团，贴敷患儿腕桡动脉处，24小时后取下。具有清心泄热的功效。适用于心经积热之小儿夜啼。

（9）花椒15g，干姜30g，大葱1握，白酒适量。花椒、干姜、大葱同捣如泥，将锅烧热，将3味同炒，边炒边浇白酒，炒熟后用毛巾将药包裹，待温度适宜时，熨敷患儿腹部，每晚1次。具有温中散寒的功效。适用于小儿夜啼。

3. 推拿疗法

（1）分阴阳，运八卦，平肝木，揉百会、安眠穴（翳风与风池连线之中点）。惊恐者，清肺金，揉印堂、太冲、内关穴；脾寒者，补脾土，揉足三里、三阴交、关元穴；心热者，泻小肠，揉小天心、内关、神门穴。

（2）按摩百会、四神聪、脑门、风池穴（双），由轻到重，交替进行。患儿惊哭停止后，继续按摩2～3分钟。适用于惊恐伤神夜啼。

三、预防调护

1. 预防

（1）要注意防寒保暖，但也勿衣被过暖。

（2）孕妇及乳母不宜过食寒凉与辛辣热性食物，孕期适当补充钙剂。

（3）新生儿注意保暖而不过热，腹部不宜受凉。

（4）不可将婴儿抱在怀中睡眠，不通宵开启灯具，逐渐减少夜间哺乳次数，养成良好的睡眠习惯。

（5）乳儿喂食以满足需要而不过量为原则。

2. 调护

（1）注意保持周围环境安静祥和，检查衣服、被褥有无异物刺伤皮肤。

（2）寻找导致啼哭的原因，如饥饿、过饱、过热、寒冷、虫咬、尿布浸湿、衣物刺激等，并及时解决。

第三节　汗　症

小儿汗症是指不正常出汗的一种病症，即小儿在安静状态下，日常环境中，全身或局部出汗过多，甚则大汗淋漓。多发生于 5 岁以下小儿。小儿汗症多属西医学自主神经功能紊乱，而维生素 D 缺乏性佝偻病及结核感染，也常以多汗为主要症状，临证当注意鉴别，及时明确诊断，以免贻误治疗。反复呼吸道感染小儿，表虚不固者，常有自汗、盗汗；而小儿汗多，若未能及时拭干，又易于着凉，导致呼吸道感染而发病。

一、诊断要点

1. 临床表现

（1）小儿在安静状态下，正常环境中，全身或局部出汗过多，甚则大汗淋漓。

（2）寐则汗出，醒时汗止者为盗汗；不分寐寤而汗出者为自汗；多汗常湿衣或湿枕。

（3）排除护理不当，气候变化等客观因素及其他疾病因素所引起的出汗。

2. 鉴别诊断

（1）脱汗：发生于病情危笃之时，出现大汗淋漓，或汗出如油；伴有肢冷、脉微、呼吸微弱，甚至神志不清等。

（2）战汗：在恶寒发热时全身战栗，随之汗出淋漓，或但热不寒，或汗出身凉，常出现在热病病程中。

（3）黄汗：汗色发黄，染衣着色如黄柏色，多见于黄疸及湿热内盛者。

（4）其他：还应与药物和中毒因素、急性感染性疾病、佝偻病活动期、营养不良，或因风湿热、结核病等传染病引起的出汗相鉴别。

3. 中医辨证要点　小儿自汗、盗汗常同时并存，重点应辨其虚实。若全身出汗，平时易反复感冒，纳呆乏力，神萎，脉细，或见于久病之后，多属虚证；若以头汗为主，或四肢汗多，形体壮实，便干，尿黄少或短赤等则为实证。

二、治疗

汗症以虚为主，补虚是其基本治疗原则。肺卫不固者，益气固卫，营卫失调者调和营卫；气阴亏虚者，益气养阴，湿热迫蒸者清化湿热。除内服药外，尚可配合脐疗等外治疗法。

（一）辨证治疗

1. 肺卫不固

症候：以自汗为主，或伴盗汗，以头部、肩背部汗出明显，动则尤甚，神疲乏力，面色少华，平时易患感冒，舌淡，苔薄，脉细弱。

病机：本证主要见于平时体质虚弱的小儿。阳主卫外而固密，肺主皮毛，肺卫不固，津液不藏，故汗出；头为诸阳之会，肩背属阳，故汗出以头部、肩背明显；动则气耗，津液随气泄，故汗出更甚；气阳不足，津液亏损，故神疲乏力，面色少华；肺卫失固，腠理不密，外邪乘袭，故常易感冒。舌质淡，脉细弱为气阳不足之象。

治法：益气固表。

方药：玉屏风散合牡蛎散加减。生黄芪 10g，防风 5g，白术 6g，煅牡蛎（先煎）15g，麻黄根 6g，浮小麦 30g。

用法：每日 1 剂，水煎服。

方解：重用生黄芪益气固表，白术健脾益气，防风走表御风调节开合，牡蛎敛阴止汗，浮小麦养心敛汗，麻黄根收涩止汗。

加减：脾胃虚弱、纳呆便溏者，加山药、炒扁豆、砂仁，以健脾助运；汗出不止者，每晚在睡前用龙骨、牡蛎粉外扑，以敛汗潜阳。

2. 营卫失调

症候：以自汗为主，或伴盗汗，汗出遍身而不温，微寒怕风，不发热，或伴有低热，精神疲倦，胃纳不振，舌质淡红，苔薄白，脉缓。

病机：本证多为表虚者，病后正气未复，营卫失和，卫气不能外固，营阴不能内守，津液无以固敛，故汗出遍身，微寒怕风，或伴低热；肺脾受损，故精神疲倦，胃纳不振。舌淡红、苔薄白、脉缓均为营卫失调之象。

治法：调和营卫。

方药：黄芪桂枝五物汤加减。生黄芪 15g，桂枝 6g，白芍 6g，煅牡蛎（先煎）30g，浮小麦 30g，生姜 2 片，大枣 5 枚。

用法：每日 1 剂，水煎服。

方解：生黄芪益气固表；桂枝温通卫阳，配白芍敛护营阴，与生姜、大枣调和营卫，助黄芪以固表；浮小麦、煅牡蛎收敛止汗。

加减：精神倦怠、胃纳不振、面色少华者，加党参、怀山药，以健脾益气；口渴、尿黄、虚烦不眠者，加酸枣仁、石斛、柏子仁，以养心安神；汗出恶风、表证未解者，用桂枝汤，以祛风解表。

3. 气阴两虚

症候：多见于热病或久病后，以盗汗为主，也常伴自汗，汗出遍及全身，形体消瘦，神疲乏力，心烦少寐，或低热颧红，口渴喜饮，手足心热，舌质淡红，苔少或剥苔，脉细弱而数。

病机：热病或久病之后，气阴两伤，形体消瘦，气虚不能敛阴，阴虚而生内热，迫津外泄，故盗汗、自汗；汗为心液，汗出则心血暗耗，故心烦少寐，神疲乏力。口渴喜饮，手足心热，舌质淡红，苔少或剥苔，脉细数，均为阴亏之象。

治法：益气养阴。

方药：生脉散加减。太子参 10g，麦冬、五味子各 5g，浮小麦、煅牡蛎（先煎）各 20g，生地黄 6g。

用法：每日 1 剂，水煎服。

方解：太子参甘平补肺，益气生津为君药；麦冬、生地黄养阴生津，清虚热而除烦为臣；五味子、浮小麦、煅牡蛎酸收敛肺、止汗为佐使。

加减：面色少华者，去麦冬，加黄芪；低热颧红者，加知母、地骨皮；汗多不止者，加麻黄根、煅龙骨；心烦少寐者，加远志、酸枣仁、夜交藤；精神困顿，食少不眠，不时汗出，面色无华者，为气阳偏虚，去麦冬，加白术、茯苓益气健脾固表；睡眠汗出，醒则汗止，口干心烦，容易惊醒，口唇淡红，为心脾不足，脾虚血少，心失所养者，可用归脾汤合龙骨、牡蛎、浮小麦，以补养心脾，益气养血，敛汗止汗。

4. 湿热迫蒸

症候：自汗或盗汗，以头部或四肢为多，汗出肤热，汗渍色黄，口臭，口渴不欲饮，小便色黄，色质红，苔黄腻，脉滑数。

病机：脾胃湿热蕴积，热迫津液外泄，故自汗或盗汗；头为诸阳之会，脾主四肢，故头部或四肢汗多；湿热郁蒸，故口臭、口渴不欲饮。小便色黄，舌质红，苔黄腻，脉滑数，均为湿热之象。

治法：清热泻脾。

方药：泻黄散加减。藿香 2g，栀子 3g，石膏（先煎）20g，甘草2g，防风 6g。

用法：每日 1 剂，水煎服。

方解：石膏、栀子清泻脾胃积热，防风疏散伏热，藿香化湿和中，甘草调和诸药。

加减：尿少、色黄者，加滑石、车前草，以清利湿热；汗渍色黄甚者，加茵陈、佩兰，以清化湿热。

（二）单方验方

（1）麻黄根、黄芪、当归、乌梅各 10g。上药一同入锅，加水适量煎浓，去渣取汁，麦芽糖适量放入溶化。温服，每日早晚各 1 次。

（2）麻黄根、黄芪各 10g，牡蛎 20g。上药一同入锅，加水适量煎 30 分钟，去渣取汁，用冰糖调味。温服，每日早晚各 1 次。

（3）太子参 10g，炙黄芪 9g，白术 9g，煅牡蛎 15g，麻黄根 6g，浮小麦 30g。每日 1 剂，水煎服。适用于气虚型小儿自汗、盗汗。

（4）生地黄 9g，当归 9g，麦冬 9g，沙参 9g，太子参 10g，五味子4g。每日 1 剂，水煎服。适用于阴虚型小儿自汗、盗汗。

（5）桂枝 3g，白芍 9g，煅龙骨 10g，碧桃干 9g，糯稻根 9g。每日 1 次，水煎服。适用于营卫不和型小儿自汗、盗汗。

（6）煅龙骨 100g，煅牡蛎 100g，五味子 30g。上药煎汤，将手足浸入药液中，每次 30 分钟，每日 1～2 次。

(7)桑叶 12g,山毛桃 10g,山茱萸 12g,大枣 10g。每日 1 剂,水煎服。

(三)中成药

(1)玉屏风口服液:每次 1 支,每日 2 次,口服。适用于肺卫不固汗症。

(2)生脉饮口服液:每次 1 支,每日 2 次,口服。适用于气阴亏虚汗症。

(3)虚汗停颗粒:4 岁以下儿童每次 5g,每日 2 次;4 岁以上儿童每次 5g。均每日 3 次,口服。适用于表虚不固汗症。

(四)食疗方

(1)黑豆 30g,桂圆肉 10g,大枣 30g。以上食材洗净后,放在砂锅内,加适量水,用小火煨 1 小时左右。分 2 次吃完,连吃 15 日为 1 个疗程。

(2)浮小麦 30g,黑豆 15g,乌梅 3g。浮小麦、黑豆、乌梅加水煎汤,代茶饮。

(3)山药 15g,芡实 15g,熟鸡蛋黄 1 个,生薏苡仁 30g,糯米 30g。将山药、薏苡仁、芡实研末,与淘洗干净的糯米一同入锅,加适量的水,用大火烧开,再转用小火熬煮成稀粥,加入鸡蛋黄混匀。每日 1 剂,温热食用。

(4)大枣 10 枚,桂圆肉 50g。大枣、桂圆肉加清水适量,共煮成汤,代茶饮,每日 3 次。

(5)核桃仁、莲子肉各 30g,黑豆、怀山药各 15g。核桃仁、莲子肉、黑豆、怀山药压成细粉,每次按小儿食量,可调成咸味或甜味,煮时也可加适量大米粉和面粉,使汁更黏稠。随量食用。

（五）其他疗法

1. 针灸疗法　主穴取大椎、曲池、合谷；配穴取三阴穴、肺俞。用毫针针刺，隔日 1 次。

2. 贴敷疗法

（1）五倍子粉适量。五倍子粉温水或醋调成糊，每晚临睡前敷脐中，用橡皮膏固定。每晚 1 次，连用 1～3 次。具有止汗的功效。适用于小儿汗症。

（2）五倍子、煅龙骨各等份，醋适量。将五倍子、煅龙骨共研细末，装瓶备用。用时取 5g 药末，用醋调制成药饼，每晚临睡前置脐部，用胶布封贴，日间除去，连用 3 日。具有止汗的功效。适用于小儿盗汗。

（3）茯苓、牡蛎、面粉各等份。茯苓、牡蛎研细末，与面粉过筛，取药末撒于头部出汗部位。具有止汗的功效。适用于小儿头汗。

（4）牡蛎、白术、麦麸、麻黄根、藁本、糯米、防风、白芷各等份。以上 8 味中药共研细末，用纱布包裹，撒于出汗部位或全身。具有止汗的功效。适用于小儿自汗、盗汗。

（5）广郁金 10g，蜂蜜适量。广郁金研细末，分成 3 包，每次取 1 包，用蜂蜜调成糊，临睡前涂敷于两乳头上，用胶布封盖，次日除去，连用 3 晚。具有止汗的功效。适用于小儿自汗、盗汗。

3. 药浴疗法

（1）乌梅 10 枚，生地黄 10g，浮小麦 15g，黄芪 12g，大枣 5 枚，白芷 9g，透骨草 12g。以上 7 味中药加水 600ml 煎煮，等药液煎剩 300ml 时去渣取汁，取 2 块消毒纱布，叠成数层，浸于药汁中，待温度适宜时敷于神阙、气海穴 15 分钟，然后再如法浸敷肺俞穴、心俞穴 15 分钟，每日 1 次。具有滋阴敛汗的功效。适用于小儿阴虚盗汗。

（2）生黄芪 20g，仙鹤草 30g，五倍子 25g。将上药入锅，加水煎煮 40 分钟,去渣取汁,与 50℃ 左右的温水同入桶中,泡足 30 分钟,每日 1 剂,10 日为 1 个疗程。具有益气固表止汗的功效。适用于小儿气虚型自汗。

(3)煅龙骨 30g,煅牡蛎 40g,浮小麦 30g,白矾 15g。将以上前 3 味中药入锅,加水煎煮 40 分钟,去渣取汁,趁热调入研碎的白矾,倒入桶中,每晚泡足 30 分钟,10 日为 1 个疗程。具有益气固表止汗的功效。适用于小儿气虚型自汗。

(4)桂枝 15g,糯稻根 200g,麻黄根 10g。将上药入锅,加水煎煮 30 分钟,去渣取汁,与 50℃ 左右的温水一同倒入桶中,于每晚泡足 30 分钟,10 日为 1 个疗程。具有收敛止汗的功效。适用于小儿汗症。

三、预防调护

1. 预防

(1)进行适当的户外活动,加强体育锻炼,增强小儿体质。

(2)加强预防接种工作,积极治疗各种急、慢性疾病。

2. 调护

(1)注意个人卫生,勤换衣被,保持皮肤清洁和干燥,拭汗用柔软干毛巾或纱布擦干,勿用湿冷毛巾,以免受凉。

(2)汗出过多致津伤气耗者,应补充水分及容易消化而营养丰富的食物。勿食辛辣、煎炒、炙烤、肥甘厚味。

(3)室内温度、湿度要调节适宜。

第四节　性早熟

性早熟是指女孩在 8 岁前、男孩在 9 岁前呈现第二性征发育的一种内分泌疾病。按发病机制性早熟可分为中枢性(真性)性早熟和外周性(假性)性早熟两种。中枢性性早熟患儿其中经检查未发现有器质性的病因,又称特发性性早熟。外周性性早熟是因性激素刺激性征发育,多属假性性早熟或(和)单纯性乳房早发育、单纯性阴毛早发育。性征与真实性别一致者为同性性早熟,不一致者为异性性早熟。本病女孩较多见,男女之比为1:(4~5)。中枢性性早熟是因垂体-性腺轴激素水平升高至青春期水平,与性成熟相应而与年龄不相符,其骨成熟加速,骨骺提前愈合而停止生长,造成部分患儿成年身高不能达到遗传应有身高及出现心理问题。

本病在古代医学文献中论述较少。近年中医中药临床与实验研究逐步深入,临床取得了较好的疗效。

一、诊断要点

1. 临床表现

(1)详细询问病史,包括既往疾病史及用药情况,平时饮食喜好、是否服用营养品或保健品,寻找可能的病因。

(2)了解患儿生长发育史、头颅外伤史及生活的环境。

(3)注意患儿乳房及乳核、外阴和分泌物,以及睾丸和阴茎的检查。

(4)患儿寒热、汗、饮食、情绪及二便的问诊。

2. 辅助检查

(1)血清促性腺激素水平:升高达青春期水平。如果第二性征已达青春中期程度时,血清黄体生成素基础值>5U/L,即可确定其性腺轴已发动。如果促性腺激素基础值不升高者,促性腺激素释放激素激发试验即可作为诊断依据:用免疫化学发光法测定时,黄体生成素峰值>5U/L,黄体生成素峰值/卵泡刺激素峰值>0.6可诊断中枢性性早熟。

(2)性腺增大:女童在B超下见卵巢容积>1ml,并可见多个直径>4毫米的卵泡;男童睾丸容积≥4ml,并随病程延长呈进行性增大;线性生长加速;骨龄超越年龄1年或1年以上。

（3）血清性激素水平：升高至青春期水平。男孩睾酮增高,女孩雌二醇增高。

（4）X线摄片：手腕骨正位片显示骨龄成熟超过实际年龄,与性成熟一致。

（5）阴道脱落细胞涂片检查：观察阴道脱落细胞成熟度是诊断体内雌激素水平高低简单可靠的方法,是衡量雌激素水平的活性指标,也是诊断和鉴别真假性早熟的重要依据。它比血清雌激素测定更稳定、更可靠。

（6）腹部B超：了解患儿子宫、卵巢的发育情况。

（7）CT或MRI检查：怀疑颅内肿瘤或肾上腺疾病所致者,应进行头颅或腹部CT或MRI检查。

3. 鉴别诊断

（1）单纯乳房早发育：为女孩不完全性性早熟的表现,起病常在2岁以下,仅乳房轻度发育,常呈周期性变化。不伴有生长加速和骨骼发育提前。

（2）真性性早熟与假性性早熟的鉴别：促性腺激素水平,真性者升高,假性者水平低下。促黄体激素释放激素（LHRH)兴奋实验,真性者促卵泡生成素、黄体生成素水平显著升高,假性者无此反应。

（3）特发性性早熟与器质性性早熟的鉴别：特发性者,一般查无原因;器质性者,原发性甲状腺功能低下者的骨龄显著落后,性腺肿瘤者的性激素增加极甚。

4. 中医辨证要点　　性早熟的共有症状为第二性征提前出现,临床主要辨别其虚实。虚者为肾阴不足、相火偏旺,症见潮热盗汗,五心烦热,舌红少苔,脉细数。实者为肝郁化火,症见心烦易怒,胸闷叹息,舌红苔黄,脉弦细数。

二、治疗

性早熟以滋阴降火,疏肝泄火为基本治疗原则。

（一）辨证治疗

1. 阴虚火旺

症候：女孩乳房及内外生殖器发育，或月经有提前来潮；男孩生殖器增大，声音变低沉，或有阴茎勃起；伴颧红潮热，盗汗，头晕，五心烦热，舌质红，苔少，脉细数。

病机：本证系各种因素导致小儿阴阳平衡失调，肾阴不足，相火偏旺，第二性征提前出现。阴虚火旺则颧红潮热，盗汗，头晕，五心烦热，舌质红，苔少，脉细数。

治法：滋补肾阴，清泄相火。

方药：知柏地黄丸加减。知母、黄柏各 6g，生地黄、玄参、山药、龟甲各 10g，龙胆草 2g，牡丹皮、泽泻、茯苓各 6g。

用法：每日 1 剂，水煎服。

方解：知母、生地黄、玄参、龟甲、山药滋肾阴；黄柏、龙胆草、牡丹皮清热泄火；泽泻、茯苓健脾以滋肾。

加减：五心烦热者，加淡竹叶、莲子心；潮热盗汗者，加地骨皮、白薇、五味子；阴道分泌物多者，加猪苓、芡实；阴道出血者，加墨旱莲、仙鹤草。

2. 肝郁化火

症候：女孩乳房及内外生殖器发育，月经来潮；男孩阴茎及睾丸增大，声音变低沉，面部痤疮，有阴茎勃起和射精；伴见胸闷不舒，乳房胀痛，心烦易怒，嗳气叹息，舌红苔黄，脉弦细数。

病机：肝藏血，主疏泄，肝失调达，肝经瘀滞，日久化火，致天癸早至，第二性征提前出现；肝气郁结，则胸闷不舒或乳房胀痛，嗳气叹息；肝郁化火，湿热熏蒸，则面部痤疮，心烦易怒。

治法：疏肝解郁，清心泄火。

方药：丹栀逍遥散加减。柴胡、枳壳各 6g，牡丹皮、栀子各 3g，龙胆草 2g，夏枯草、生地黄、当归、白芍各 6g，炙甘草 3g。

用法：每日1剂，水煎服。

方解：柴胡、枳壳疏肝解郁；牡丹皮、栀子清血中之伏火；龙胆草、夏枯草泄肝经之实火，且清下焦湿热；生地黄、当归、白芍养阴和血，以制肝火，祛邪而不伤正；甘草调和诸药。

加减：乳房胀痛者，加香附、郁金、瓜蒌皮，以疏肝理气；形体肥胖、白带绵绵者，加苍术、法半夏、茯苓、椿根白皮，以燥湿化痰；带下色黄、气味秽浊者，加黄柏、生薏苡仁，以清热燥湿。

（二）中成药

(1)知柏地黄丸：每次3～6g，每日2～3次，口服。适用于阴虚火旺证。

(2)大补阴丸：每次3～6g，每日2～3次，口服。适用于阴虚火旺证。

(3)丹栀逍遥丸：每次3～6g，每日2～3次，口服。适用于肝郁化火证。

(4)龙胆泻肝丸：每次3～6g，每日2～3次，口服。适用于肝火上炎证。

（三）其他疗法

1. 西医治疗　本病的治疗应根据病因而定。中枢性性早熟的治疗是控制或减缓第二性征发育，延缓性成熟过程，抑制性激素引起的骨骺早闭合而至成年人身材矮小。适用于病程较长，病情较重的患儿。

(1)促性腺激素释放激素类似物：为首选药物，多用长效制剂。50～60μg/kg，皮下注射或深部肌内注射，每4周1次，连用2～12个月。首次剂量可较大以形成足够抑制，2周后强化1次，再进入4周的维持，疗程最短6个月，最长4年半。用药后监测血清雌二醇水平，要求雌二醇<36.7pmol/L。国外近来采用促性腺激素释

放激素类似物加用生长激素以改善最终身高,生长激素剂量一般为每日 0.1U/kg。主要是拮抗促性腺激素释放激素的作用。

(2)醋酸甲羟孕酮(17 羟孕酮类):用于女童性早熟。每日10～30mg,分次口服,出现疗效后减量维持。作用机制是通过对下丘脑的负反馈作用,抑制垂体促性腺激素的释放,使卵泡不能成熟而达到控制早熟的目的。对生长速度延缓、骨骺融合效果不肯定。长期应用可引起肥胖、多毛、女性男性化等不良反应。

(3)环丙孕酮:每日 70～150mg/m²。此药抑制性发育的作用较强,不良反应较少。

(4)手术治疗:如性早熟是由于肿瘤引起者,应及早手术治疗。

2. 针灸疗法

(1)体针:取三阴交、血海、肾俞、肝俞、太冲等穴。用补法或平补平泻法,不留针,每日 1 次,3 个月为 1 个疗程。

(2)耳针:取耳穴内分泌、卵巢、睾丸、肝、肾点,隔日耳针 1 次。

三、预防调护

1. 预防

(1)儿童期禁止服用含有性激素类的营养滋补品,如蜂王浆、鸡胚、蚕蛹、花粉等制剂,以预防性早熟的发生。

(2)适当控制饮食结构,避免营养过剩,少吃油炸食品,不吃或少吃含类激素样物质的禽畜类食物。

(3)儿童不使用含激素的护肤品。

(4)避免过多光线照射,如长时间看电视,玩电脑或电子产品。

(5)积极参加各种户外体育活动。

2. 调护　对患儿及家长说明特发性性早熟发生的原因,解除其思想顾虑。提醒家长注意保护儿童,避免造成身心创伤。